AF445894

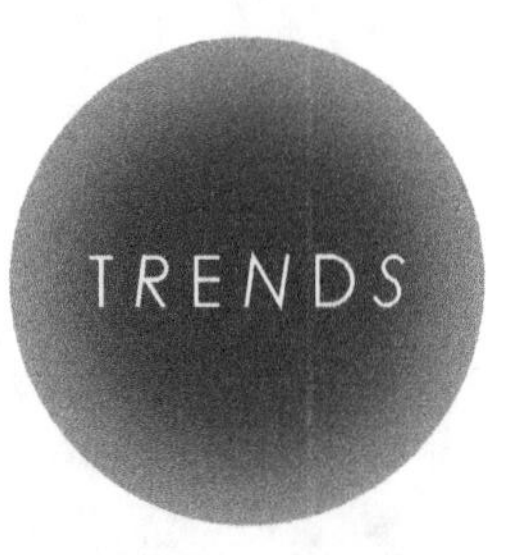

تريندز للبحوث والاستشارات
TRENDS RESEARCH & ADVISORY

إدارة الأزمات العابرة للحدود
مداخل استراتيجية لتحويل المخاطر إلى فرص

إدريس لكريني

الفهرس

الملخص التنفيذي

بعدما ظل العالم منشغلاً بتداعيات الحرب الباردة، حيث اقترن مفهوم السلم والأمن الدولي بغياب التهديدات العسكرية، أتاح انهيار جدار برلين الالتفات إلى كثير من الأزمات والكوارث العابرة للحدود؛ ما سمح ببلورة مفهوم جديد أكثر شمولية.

هذه الأزمات والكوارث التي علاوة على كلفتها المادية فإن المناطق التي تحدث فيها، غالباً ما تشكّل فضاء خصباً، لتموقع وتمدد عدد من المخاطر الفرعية الأخرى التي تهدد الأمن الداخلي للدول والسلم والأمن على الصعيد الدولي أحياناً، وتمتد آثارها للمستقبل.

لذلك سوف نحاول الوقوف في هذا المؤلَّف على عدد من الأزمات الإنسانية التي تمثل تهديداً حقيقياً وخطيراً يلحق بصحة المجتمعات وسلامتها وأمنها واستقرارها وتطورها، والتي تتجاوز في تداعياتها وآثارها حدود الدولة الواحدة، سواء تعلق الأمر بالإرهاب، أو الأمراض الخطيرة المتنقلة، وتلوث البيئة، أو تلك التي تدفع نحو ركوب غمار الهجرة القسرية، التي تنطوي في مجملها على أحداث طبيعية، أو ناجمة عن فعل الإنسان، وتتطلب قرارات وتدابير استثنائية، تجمع بين ما هو داخلي ودولي.

ولهذه الغاية ينطلق الكتاب من ثلاث فرضيات أساسية: الأولى، تحيل إلى أن تعقّد الأزمات والكوارث وخطورتها في عالم اليوم يقتضي إرساء إدارة مستدامة، تستحضر مقومات الحوكمة، وتوظيف التكنولوجيا الحديثة بشكل جيد في هذا الخصوص. بينما تقوم الثانية على أن الجهود الداخلية للدول على مستوى التعامل مع الأزمات والكوارث العابرة للحدود تظل، مهما توافرت لها الإمكانيات البشرية والتقنية والإدارية، دون أهمية أو نجاعة في غياب تعاون وتنسيق على المستويين الإقليمي والدولي. أما الفرضية الثالثة فتنطلق من أن تحويل الأزمات والكوارث إلى فرص حقيقية يتوقف على طبيعة الاستراتيجيات المتبعة، وعلى التدابير المتخذة وتجنيد الطاقات لتدبيرها، وعلى توظيف واستثمار الإمكانيات المتاحة كلها بصورة جيدة في هذا الخصوص.

يتفرع الكتاب إلى مقدمة، تم خلالها رصد السياق العام والتاريخي للكوارث والأزمات، وثمانية فصول، يتناول أولها موضوع إدارة الأزمات والكوارث وصناعة القرار في عالم اليوم، حيث تم تمييز الأزمة عن مجموعة من المفاهيم المشابهة كالصراع والكارثة والنزاع والحرب، قبل تناول مفهوم إدارة الأزمات.

أما الفصل الثاني فتمحور حول مجموعة من الأزمات العابرة للحدود، سواء تعلق الأمر منها بتلوث البيئة، وانتشار الأمراض الخطيرة المتنقلة، وتمدد الإرهاب الدولي، والهجرة الناجمة عن الأزمات

والكوارث. ونظراً إلى الإشكالات التي طرحتها جائحة كورونا على المستويات الوطنية والدولية، فقد تم تخصيص الفصل الثالث كاملاً، لأجل الوقوف عند تداعياتها، والدروس المستخلصة من هذه التجربة المريرة.

وتركز الفصل الرابع حول توظيف المعلومات والتكنولوجيا الحديثة في إدارة الأزمات، مع رصد أهمية تقنيتي الإنذار المبكّر والاستشعار عن بُعد. وتمحور الفصل الخامس حول دور الحوكمة في إدارة الكوارث والأزمات، حيث تم التأكيد على ضرورة استحضار الأبعاد الإنسانية لهذه العملية، قبل التطرق إلى أهمية المقاربة التشاركية في هذا الخصوص.

أما الفصل السادس فتركز حول دور التخطيط الاستراتيجي والتنمية المستدامة في تجويد أسلوب إدارة الأزمات، وتطرق الفصل السابع إلى أهمية ترسيخ ثقافة التعامل مع الكوارث والأزمات، عبر التنشئة الاجتماعية وسنّ تشريعات تدعم الإقبال على التأمين ضد المخاطر المختلفة.

فيما يطرح الكتاب في الفصل الثامن أهمية بناء منظومة دولية متطورة لإدارة الأزمات، وتطوير أداء الأمم المتحدة في هذا الخصوص، ثم تعزيز قواعد القانون الدولي ذات الصلة، ومواءمة التشريعات الداخلية مع مقتضياته.

أما خاتمة الكتاب فتناولت خلاصات تبرز أن الأزمات والكوارث يمكن أن تشكّل في مجملها فرصة للتأمل وللاجتهاد، والاستفادة من المحطات القاسية، وتحقيق مجموعة من المكتسبات، بما يسهم في تحقيق الجاهزية اللازمة لمواجهة الاحتمالات المستقبلية كافة.

إدارة الأزمات العابرة للحدود
مداخل استراتيجية لتحويل المخاطر إلى فرص

مقدمة

فاجأت جائحة «كوفيد- 19» دول العالم بتداعياتها القاسية، وأفرزت ضغطاً كبيراً على صانعي القرار وفي أوساط المجتمع، حيث كشفت عدم جاهزية الدول والأفراد لمواجهة مثل هذه الأزمات، التي تتمدد بسرعة، وتطرح إشكالات خطيرة على مستويات عدة، وهو ما خلف قناعة راسخة بأهمية اعتماد السبل الاستباقية قانونياً وإدارياً وتقنياً وثقافياً. كسبيل للتعامل بصورة مستدامة مع هذه المحطات.

ورغم ذلك لا يشكّل هذا الوباء استثناء أو سابقة؛ فعلى امتداد التاريخ، شهدت البشرية أزمات وكوارث عديدة، تباينت من حيث خطورتها وتداعياتها أو السبل المعتمدة في التعامل معها، فالتاريخ يذكر الكثير من المحطات التي عانت فيها الإنسانية ويلات الكوارث الطبيعية، من زلازل وبراكين وأعاصير خلفت أضراراً بشرية واقتصادية جسيمة في مناطق مختلفة من العالم[1]، فيما أسهم بقاء المشكلات السياسية والاقتصادية دون حل في تفجّر أزمات معقدة، أدت بدورها إلى نزاعات وحروب مدمرة.

وهكذا، حاول الإنسان التعامل مع الأزمات والكوارث التي تواجهه بسبل مختلفة، تباينت بين السبل الوقائية أو العلاجية، واستطاع إلى حد ما تلافيها أو التقليل من آثارها. غير أن هذه الوسائل المستخدمة ظلت في مجملها تقليدية، ولم تكن بالنجاعة والفاعلية المطلوبين، ما جعل مخلفات هذه الكوارث والأزمات ضخمة في كثير من الأحيان.

وخلال العصر الحديث، ومع تطور النظام الرأسمالي وما رافق ذلك من رغبة في جلب الموارد الأولية وتوسيع للأسواق، ظهرت الأزمة المالية لعام 1929 التي أطلق عليها الكساد الكبير، حيث

---

1. نذكر في هذا السياق زلزال أنطاكية (الإمبراطورية البيزنطية) عام 526م، وزلزال شانشي بالصين الذي حدث عام 1556م، وزلزال لشبونة لعام 1755م الذي خلف ما يناهز 100 ألف قتيل، والمجاعة التي أصابت الهند عام 1770م والتي خلفت ما يقدر بعشرة ملايين من الضحايا، والانفجار البركاني في جبل أونزين في اليابان عام 1792م، وفي تامبورا بإندونيسيا عام 1815م، والمجاعة التي حلت في آيرلندا ما بين الأعوام 1845 و1848م وأسفرت عن وفاة أكثر من مليون شخص، ووباء الأنفلونزا الذي انتشر في عدد من دول العالم ما بين عامي 1918 و1919م وأسفر عن مقتل نحو 100 مليون شخص، والفيضانات التي شهدتها الصين عام 1931م، والتي خلفت بدورها دماراً وعدداً كبيراً من الضحايا.

بـدأت مـع انهيـار أصـاب سـوق الأسـهم الأمريكيـة، امتـدت تداعياتهـا السـلبية إلـى عـدد مـن دول العالـم، بعدمـا تدهـورت فيهـا الأوضـاع الاجتماعيـة بسـبب انتشـار البطالـة وتراجـع نسـبة الدخـل الفـردي، كمـا تضـررت التجـارة الدوليـة بشـكل كبيـر، وقـد امتـدت هـذه الآثـار حتـى بدايـة الأربعينيات مـن القـرن الماضـي.

كمـا ظـل العالـم منشـغلاً علـى امتـداد فتـرة الحـرب البـاردة، بالتداعيـات التـي فرضهـا الصـراع بيـن المعسـكرين الشـرقي بقيـادة الاتحـاد السـوفيتي (سـابقاً)، ونظيـره الغربـي بقيـادة الولايـات المتحدة الأمريكيـة، علـى المسـتويات العسـكرية والاقتصاديـة والسياسـية، وظـل الهاجـس الأكبـر هـو كسـب معـارك عسـكرية وأيديولوجيـة، مـع الحيلولـة دون انـدلاع مواجهـة نوويـة مدمّـرة مباشـرة بيـن الطرفيـن، حيـث اقتـرن مفهـوم السـلم والأمـن الدولـي ﭘﻲ هـذه المرحلـة التـي اشـتد فيهـا التوتـر، بغيـاب التهديـدات العسـكرية، مـا فوّت الفرصـة علـى المجتمـع الدولـي للالتفـات إلـى عـدد كبيـر مـن الأزمـات والمخاطـر العابـرة للحـدود، رغـم التحذيـرات التـي أطلقهـا الكثيـر مـن العلمـاء والخبـراء، وعـدد مـن المنظمـات الدوليـة ﭘﻲ هـذا الخصـوص.

وقـد بـرزت خـلال هـذه المرحلـة مجموعـة مـن الأزمـات الخطيـرة التـي كادت أن تُدخـل العالـم برمته ﭘﻲ متاهـات غيـر محسـوبة، ويمكـن الإشـارة ﭘﻲ هـذا السـياق إلـى أزمـة برليـن[2] لعـام 1961، وكذلـك أزمـة الصواريـخ الكوبيـة[3] عـام 1962. كمـا يشـير بعضهـم إلـى أن العالـم شـهد خـلال التسـعين عامـاً الماضيـة، سـبعاً مـن الأزمـات الاقتصاديـة ومراحـل مـن الكسـاد والانكمـاش الاقتصـادي[4]، خلفـت ﭘﻲ مجملهـا الكثيـر مـن الانعكاسـات.

لقـد أسـهمت ظـروف الصـراع الأيديولوجـي ﭘﻲ تعطيـل العديـد مـن آليـات النظـام الدولـي لإدارة الأزمـات، بسـبب تصاعـد الصـراع بيـن الطرفيـن داخـل الأمـم المتحـدة، مـا نتـج عنـه حمـود وشـلل ﭘﻲ وظائـف مجلـس الأمـن باعتبـاره المسـؤول الرئيسـي عـن حفـظ السـلم والأمـن الدولـي، ودفـع الكثيـر مـن الـدول إلـى اعتمـاد سـبل تقليديـة ﭘﻲ تسـوية منازعاتهـا وإدارة أزماتهـا، فيمـا ظلـت أزمـات كثيـرة ورغـم تداعياتهـا الدوليـة الخطـرة تـدار خـارج نطـاق الأمـم المتحـدة.

---

2. ظهـرت هـذه الأزمـة عندمـا قـام الاتحـاد السـوفيتي (سـابقاً) بإطـلاق إنـذار يدعـو مـن خلالـه القـوات العسـكرية كلهـا الموجـودة ﭘﻲ برليـن إلـى مغـادرة المدينـة، وتصاعـدت الأزمـة إلـى مسـتوى خطيـر مـع توجـه ألمانيـا الشـرقية (سـابقاً) إلـى بنـاء جـدار برليـن وتقسـيم المدينـة إلـى شـطرين.

3. انـدلعت هـذه الأزمـة عـام 1962، عندمـا أعلنـت الولايـات المتحـدة الأمريكيـة عـن وجـود صواريـخ سـوفيتية متطـورة علـى الأراضـي الكوبيـة موجهـة ضـد أهـداف أمريكيـة اسـتراتيجية، مـا أدى إلـى توتـر العلاقـات بيـن موسـكو وواشـنطن، وبـروز حالـة مـن الهلـع والشـك علـى المسـتوى الـدولي، قبـل أن تنفـرج الأمـور بالتعهـد بتفكيـك الصواريـخ وإعادتهـا إلـى الاتحـاد السـوفيتي، وﭘﻲ مقابـل ذلـك التزمـت الولايـات المتحـدة بعـدم التعـرض لشـؤون كوبـا الداخليـة، وبسـحبها للصواريـخ النوويـة مـن تركيـا.

4. منـى المنجومـي: «»كورونـا« يسـتعيد تاريـخ الهـزات الاقتصاديـة ﭘﻲ العالـم»، إندبندنـت عربيـة، 18 مـارس/ آذار 2020، علـى الرابـط: https://www. independentarabia.com/node/103506

ومع انهيـار جدار برلـين، وسقوط الاتحـاد السوفيتي (سـابقاً)، ونهاية الحرب البـاردة، بتوترها وانعكاسـاتها الخطرة على أداء الأمم المتحدة وعلى مختلف المؤسسـات الدولية، بات العالم متحرراً مـن الصراعات الأيديولوجية التي أرخت بظلالها القاتمة على العالم زهـاء نصف قرن مـن الزمـن، مـا سمـح لصانعي القرار على المستويين الوطنـي والدولـي، بالالتفات إلـى كثيـر من الأزمـات والمخاطر العابرة للحدود ، والتي فرضت إعادة النظر في المفهوم التقليدي للسـلم والأمـن الدولـي، وفي مختلف العناصـر التي تؤثر فيه بشكل سلبي، وهـو مـا سمـح ببلورة مفهـوم جديد أكثر شـمولية وانفتاحاً على عدد من التهديدات في أبعادها الاقتصادية والإرهابيـة والرقمية والبيئيـة.

ووعيـاً بالتمـدّد الـذي يطبـع انتشارها عبـر الحـدود، لـم يعد الاهتمـام بهـذه المخاطـر والتهديدات مقتصـراً على المقاربات الداخلية للدول، بل فرضت نفسها بقوة ضمن أجندة الأولويات الدولية، ما جعلها تستأثر باهتمـام كبيـر مـن قِبل الأمم المتحدة، وعدد مـن الـدول والمنظمـات الإقليمية.

إن مجمل هـذه التحديات لـم تكن في السابق بالخطورة نفسها التي باتت تطرحها في عالم اليوم، بعدما أسهم تطور الخدمـات والصناعات، وتشابك المصالح والعلاقات بـين الـدول، في تمددها، وفي تعقيدها أكثر.

وفي هـذه الأجـواء، بـدأت المؤتمـرات واللقـاءات الدولية تلتئم تباعاً، لتتصبّ على مناقشـة عدد مـن التحديـات والإشكـالات التي بـات العالم واعيـاً بتداعياتها وخطورتها، ومنشغلاً بإرساء آليات تدعم التعامل البنّـاء معهـا، في إطار مـن التعاون والتنسيق.

إذ كشفت الأزمـات والكوارث التي شهدها العالم خلال العقـود الثلاثة الأخيـرة، أن هنـاك قصوراً واضحاً في الآليـات الدولية التقليدية المعتمدة في إدارتها، فالنزاعات الداخلية التي تفجّرت في هذه المرحلـة لـم تتوقف تداعياتها على المستوى الوطنـي، بـل أفرزت إشكـالات إقليمية ودولية متصلـة بانتهـاكات صارخة لحقوق الإنسـان، وبالنزوحات البشرية الهائلة، فيما تأكد مـع حادث «تشيرنوبيل» في عام 1986، أن تلوث البيئة لا يعترف بالحدود السياسية، كمـا أحدثت الكثير من الأوبئة والأمراض المتنقلـة ارتبـاكات واضحـة على المستوى الدولـي، تضررت إثرها الكثير مـن القطاعات السياحية والاقتصاديـة والخدماتية...، فيما أضحت مكافحة الإرهاب على رأس قائمة الأولويات الدولية مـع انتشـار الجماعات المسلحة واستهدافها عدداً مـن المناطق عبر العالم بسبل غير مسبوقة، وأمام تطور التكنولوجيا وانتشار شبكة الإنترنت، بـرزت جرائم رقمية جديدة، لا تخلو بدورها مـن تداعيات وانعكاسـات خطيـرة على المستوى الدولـي.

وعـلاوة علـى الكلفـة الاقتصاديـة التـي أصبحـت تتسبّب فيهـا الأزمـات والكـوارث، فـإن المناطـق التـي تحـدث فيهـا غالبـاً مـا تشكّل فضـاء خصبـاً لتموقـع وتمـدد عـدد مـن المخاطـر الفرعيـة الأخـرى التـي تهـدد الأمـن الداخلـي للـدول، كمـا أنهـا تهـدد السـلم والأمـن علـى الصعيـد الدولـي أحيانـاً، وهـو مـا ينطبـق علـى خطـر الجماعـات المسلحـة، وشبكـات الهجـرة السـرية، والتهريـب، والاتجـار يخ البشـر، وانتشـار الفقـر والبطالـة، والمجاعـة والهشاشـة، ومظاهـر النهـب والسـرقة، والاعتـداء علـى الأمـلاك العامـة والخاصـة، إضافـة إلـى التداعيـات الاقتصاديـة.

ورغـم الجهـود التـي بذلهـا المجتمـع الدولـي يخ سـبيل محاصـرة الكثيـر مـن الأزمـات، ووضـع مجموعـة مـن المداخـل يخ هـذا الخصـوص، وهـو مـا تجسـده المـادة 33 مـن ميثـاق الأمـم المتحـدة، التـي نصـت علـى عـدد مـن الآليـات السلميـة لإدارة الأزمـات، إلـى جانـب العديـد مـن مقتضيـات القانـون الدولـي والمعاهـدات والإعلانـات الدوليـة، ومواثيـق المنظمـات الإقليميـة التـي أولـت قـدراً مـن الأهميـة لهـذا الموضـوع، فقـد ترسـخت القناعـة بضـرورة مراجعـة وتعزيـز هـذه السـبل، علـى طريـق إرسـاء إدارة استراتيجيـة مسـتدامة للأزمـات والكـوارث، عبـر آليـات مسـتحدثة تأخـذ يخ الاعتبـار المتغيـرات التـي شـهدها العالـم، وتشـابك العوامـل المغذيـة لهـذه الأزمـات، وتسـارع تطورهـا.

وهكـذا بـرزت مقاربـات علميـة، وآليـات متطـورة تقـوم علـى التخطيـط الاستراتيجـي يخ هـذا الخصـوص، مـع توظيـف التكنولوجيـا الحديثـة علـى مسـتوى الرصـد، والتدخـل بسـبل متطـورة ودقيقـة، لتضـاف إلـى مختلـف السـبل والوسـائل التقليديـة التـي اعتمدتهـا الـدول يخ إدارة الكثيـر مـن الإشـكالات الداخليـة والبينيـة التـي واجهتهـا؛ فعلـى مسـتوى التعامـل الداخلـي مـع الأزمـات السياسـية والاقتصاديـة والاجتماعيـة والأمنيـة المعقـدة، بـرزت العدالـة الانتقاليـة[5] كأسـلوب أبـان فاعليتـه يخ إدارة الكثيـر مـن الأزمـات الاجتماعيـة والسياسـية، داخـل عـدد مـن الـدول يخ أمريـكا اللاتينيـة وأفريقيـا وأوروبـا الشـرقية، وتجنيبهـا الكثيـر مـن المشـكلات والمخاطـر، مـن خـلال جهـود رأب الصـدع وتوحيـد المجتمـع، وطـي صفحـات أليمـة مـن تاريخهـا، ومنـع تكـرار الانتهـاكات الإنسـانية القاسـية يخ المسـتقبل.

وتوفـر الحوكمـة بوصفهـا أسـلوباً إداريـاً حديثـاً يقـوم علـى تعبئـة الكفـاءات البشـرية والإمكانيـات التقنيـة والماليـة والمعرفيـة، نحـو تحقيـق الجـودة يخ الأداء، المنـاخ الملائـم لإدارة الأزمـات والمخاطـر، ضمـن مقاربـات حديثـة ومتطـورة مبنيـة علـى المرونـة والتشـاركية والشـفافية، واحتـرام الحقـوق والحريـات، وعلـى ربـط المسـؤولية بالمحاسـبة.

---

5. العدالـة الانتقاليـة: هـي أسـلوب اسـتراتيجي متطـور لإدارة الأزمـات، ينبنـي علـى التوافـق وتحصيـن المكتسـبات، وتأميـن الأجيـال اللاحقـة ضـد مختلـف الانتهـاكات والانحرافـات، وهـي ترتبـط بمرحلـة حاسـمة ومفصليـة مـن تاريـخ الحيـاة السياسـية للـدول، لهـا مظهـر إنسـاني يقـوم علـى إعـادة الاعتبـار إلـى ضحايـا الانتهـاكات الجسـيمة لحقـوق الإنسـان، ومنـع حدوثهـا في المسـتقبل، وآخـر سياسـي، يرتبـط بتعزيـز الحكـم الرشـيد علـى أسـاس متيـن ومنفتـح علـى أطيـاف المجتمـع كلهـا.

أما على المستوى الدولي، ومع عدم قدرة القواعد التقليدية التي أقرها القانون الدولي ومختلف المواثيق والمعاهدات الدولية، على مواكبة التطورات المتسارعة التي شهدتها العلاقات الدولية، وبالموازاة مع تزايد أهمية المُقوّم الاقتصادي كمحدد لسلوكيات الدول، تنامى التوجه نحو بناء التكتلات الاقتصادية الكبرى، وتعزيز الاتفاقيات التجارية بين الدول. كما برزت الدبلوماسية الاقتصادية بوصفها إحدى السبل الناعمة لإدارة الأزمات، والمداخل الاستراتيجية لدعم جهود التنمية والقضاء على عدد من المعضلات الاجتماعية والسياسية، وتطوير الاقتصاد الوطني.

كما ظهرت الدبلوماسية الموازية التي تقودها الكثير من الفعاليات الدولية من جامعات ومراكز بحثية ومجتمع مدني عالمي وإعلام بنّاء أيضاً. إلى جانب الدبلوماسية الروحية التي تنطوي على أهمية كبرى، باعتبارها تدعم ترسيخ قيم نبيلة تستحضر المشترك الإنساني لمواجهة تحديات تهدّد الجميع. وبرز في هذا الإطار أيضاً، مفهوم الدبلوماسية الرقمية، مع بروز شركات رقمية برساميل ضخمة، تؤثر في الرأي العام محلياً ودولياً، واقتناع بعض الدول بالفرص التي يختزنها توظيف التكنولوجيا الحديثة وشبكات الإنترنت في المجال الدبلوماسي، وهو ما يجعلها مرشحة لتحقيق مزيد من الإنجازات على مستوى تشبيك العلاقات الودية بين الدول، والمساهمة في إدارة الكثير من الأزمات، بما ينعكس بالإيجاب على السلم والأمن الدولي.

وتزايد اللجوء إلى التحكيم كآلية مرنة لإدارة الأزمات والنزاعات، بعدما أثبت هذا الأسلوب الذي أصبح يستأثر باهتمام الدول، ومختلف الهيئات العالمية، جدارته وأهميته في تقديم حلول سريعة ومستدامة بصدد عدد من الأزمات الداخلية والدولية. ويحيل التحكيم إلى تلك العملية المتعلقة بالفحص والنظر في النزاع أو الأزمة، وفي جذورهما من قِبل شخص أو هيئة، وهي وسيلة يلجأ إليها المتنازعون أنفسهم، مع إقرارهم المسبق بالتزامهم بتنفيذ القرار الذي سيصدر في النزاع، وبهذا يتميز التحكيم عن بعض المفاهيم المشابهة كالوساطة والتوفيق.

وبالنظر إلى عدم مشروعية استخدام القوة أو التهديد باستعمالها في العلاقات الدولية، وكلفتها الغالية كأسلوب تقليدي لإدارة الأزمات، بدأت الكثير من الدول توظّف القوة الناعمة بعناصرها الثقافية والفنية والاقتصادية والتكنولوجية في هذا الخصوص[6].

وعلاقة بالأزمات والكوارث العابرة للحدود، والتي فرضت نفسها بقوة على طاولة صانعي القرار، وطنياً ودولياً، وتحت ضغط الأوضاع الخطرة والتكلفة الباهظة التي تخلّفها، تزايد اللجوء إلى

---

6. للاستزادة، يراجع، علي جلال معوض: مفهوم القوة الناعمة وتحليل السياسة الخارجية، (الإسكندرية، مكتبة الإسكندرية - مركز الدراسات الاستراتيجية، 2019).

أسلوب إدارة الأزمات بوصفها تقنية متطورة تجمع بين الفن والعلم، وتقوم على المرونة والانفتاح، واستحضار القوانين والتشريعات، والتفاعل مع المتغيرات في هذا الشأن، مع توظيف أنماط إدارية حديثة تتبنى على الحوكمة والتخطيط الاستراتيجي والنجاعة، واستثمار التقنية الحديثة، على مستوى التعامل الوقائي والعلاجي مع هذه الأزمات والمخاطر.

وهكذا، حظيت الأزمات الإدارية والاقتصادية والسياسية والعسكرية بقدر كبير من العناية من صانعي القرار في كثير من دول العالم، وباهتمام عدد من الباحثين والخبراء، حيث صدرت بشأنها الكثير من المؤلفات والأبحاث الجامعية والتقارير العلمية، وفي المقابل مازال هناك بعض النقص على مستوى تناول إدارة الأزمات والكوارث العابرة للحدود[7]، ضمن إطار تحويلها إلى فرص محفزة على الاجتهاد، وابتكار الحلول، رغم الإشكالات والأضرار الكبيرة التي باتت تطرحها في عالم اليوم، وهو ما يعطي أهمية للموضوع.

ورغم التطور الحاصل في تعامل الدول مع الأزمات والكوارث، فقد اعتادت كثير من الدول على إدارتها بأساليب تقليدية، تتراوح بين التنكر للأزمة وعدم الاعتراف بحدوثها، والتفاعل مع الوضع بشكل اعتيادي، مع مراقبة وسائل الإعلام، ومواجهة الأصوات المشككة جميعها بقدر من الصرامة، أو محاولة تأجيلها وتنفيسها، بدل حلها وإدارتها بشكل مستدام، أو التقليل من خطورتها، أو من خلال التعامل معها بشكل جزئي دون مقاربة شمولية، أو بإحداث فريق متخصص يتعامل مع الأزمات والكوارث كلها بأسلوب واحد.

وقد وفّرت جائحة كورونا فرصة حقيقية للدول، لأجل مراجعة مختلف الأساليب المعتمدة في هذا الشأن، لتتماشى وتتناسب مع المخاطر المستحدثة، الناجمة عن انتشار وتنقل الأمراض والفيروسات، بعدما انكشفت الكثير من الهفوات في الأساليب المعمول بها في هذا الإطار. فالأمر يتعلق بفيروس متحوّر عابر للحدود بشكل متسارع، وبتداعيات متشابكة وشمولية، أربك العلاقات بين الدول برمتها في زمن العولمة الذي تراجعت فيه الحدود السياسية، وبوباء فرض اعتماد تدابير صارمة وغير مسبوقة، وطرحت معه الاحتمالات الصعبة والسيئة كلها.

كما أنه كشف زيف المقومات التقليدية في إدارة الأزمات، وخاصة على مستوى توظيف القوة بمفهومها الكلاسيكي، أو التعامل مع الأمر بمنطق سيادي ضيق، أو المبالغة في إدارة الانعكاسات الآنية على حساب التداعيات المستقبلية، أو التركيز على الأزمة الرئيسية وإغفال الأزمات الأخرى المتفرعة عنها.

---

7. نشير في هذا السياق، إلى الإرهاب وتلوث البيئة والأمراض الخطيرة والهجرة القسرية.

وهكذا، شكّلت الأزمة فرصة لقياس مدى جاهزية الترسانة القانونية للدول، ودفعت باتجاه مراجعتها، وتطويرها لتكون في مستوى خطورة الأزمات وتعقدها، ومثّلت مناسبة لوضع خطط استراتيجية أكثر نجاعة وشمولية، ولإرساء نظم إدارية مرنة ومحوكمة، تقوم على التواصل والشفافية، الكفيلين ببناء الثقة بين المواطن والدولة، بما يعزز جهود إدارة الأزمات.

سنركز في هذا المؤلف على عدد من الأزمات الإنسانية التي تمثل تهديداً حقيقياً وخطيراً يلحق بصحة المجتمعات أو سلامتها وأمنها أو استقرارها وتطورها، تلك الأزمات التي تتجاوز في تداعياتها وآثارها حدود الدولة الواحدة، سواء تعلق الأمر بالعمليات الإرهابية، أو الأمراض الخطيرة المتنقلة، والكوارث أو الأزمات الناجمة عن تلوث البيئة، أو تلك التي تدفع نحو ركوب غمار الهجرة القسرية، التي تنطوي في مجملها على أحداث طبيعية، أو ناجمة عن فعل الإنسان، وتتطلب قرارات وتدابير استثنائية، تجمع ما بين هو داخلي ودولي.

ينطلق الكتاب من ثلاث فرضيات أساسية: الأولى، تحيل إلى أن تعقّد الأزمات والكوارث وخطورتها في عالم اليوم المتشابك، يقتضي إرساء إدارة مستدامة، تستحضر مقومات الحوكمة، وتوظيف التقنيات الحديثة بشكل جيد في هذا الخصوص. بينما تقوم الثانية على أن الجهود الداخلية للدول على مستوى التعامل مع الأزمات والكوارث العابرة للحدود، ومهما توافرت لها الإمكانيات البشرية والتقنية والإدارية، تظل دون أهمية أو نجاعة في غياب تعاون وتنسيق على المستويين الإقليمي والدولي. أما الفرضية الثالثة فتنطلق من أن تحويل الأزمات والكوارث إلى فرص حقيقية، يتوقف على طبيعة الاستراتيجيات المتبعة، وعلى التدابير المتخذة وتجنيد الطاقات لإدارتها، وعلى توظيف الإمكانيات المتاحة كلها بصورة جيدة في هذا السياق.

سيتم مقاربة الموضوع، اعتماداً على المنهج التحليلي الذي يتجاوز الاكتفاء بسرد المفاهيم والوقائع والمعلومات، إلى رصد التقاطعات، والمقارنات، وطرح الخلاصات، من خلال ثمانية فصول نتعرض فيها إلى الجوانب المفاهيمية للموضوع، ولعدد من المخاطر الدولية العابرة للحدود، مع التركيز على جائحة «كورونا»، ثم التطرق إلى أهم الأساليب الاستراتيجية الكفيلة بإعمال إدارة مستدامة للأزمات والكوارث، قبل الختم بسرد أهم المداخل الكفيلة بتحويل الأزمات والكوارث إلى فرص.

إن الحرص على استحضار الكوارث إلى جانب الأزمات في تناول هذا الموضوع، لا ينمّ عن خلط بين المفهومين، بل يرجع أساساً إلى أن الأزمة، يمكن أن تتحوّل إلى كارثة بأضرار بشرية ومادية فادحة في حال فشل إدارتها، وخروجها عن نطاق السيطرة، كما أن الكوارث الطبيعية أو تلك

التي يتسبب فيها الإنسان تتمخض عنها الكثير من الأزمات الاقتصادية والسياسية والاجتماعية والنفسية والأمنية، ما يجعل العلاقة قائمة بينهما كل حين.

ونشير إلى أن دراسة موضوع إدارة الأزمات والكوارث، تنطوي على قدر كبير من الأهمية في الوقت الراهن، بالنظر إلى حجم التهديدات والمخاطر العابرة للحدود التي أصبحت تواجه العالم برمته. وتزداد أهمية الموضوع في المنطقة العربية التي تعيش الكثير من دولها على إيقاع الأزمات بأصنافها المختلفة.

ونأمل أن يسهم هذا الكتاب - الذي بدأنا في الاشتغال عليه منذ سنوات، قبل أن تسمح ظروف الحجر الصحي التي يعيشها العالم، تحت ضغط وباء «كوفيد- 19»، بتعميقه وتسريع وتيرة إنجازه - في إغناء هذا الحقل، وأن يجد فيه الباحثون والطلاب ومختلف الفاعلين وصناع القرار في مختلف المجالات الاقتصادية والاجتماعية والسياسية والإدارية... ما يشبع فضولهم العلمي والمعرفي، ويثري خبراتهم في هذا الإطار.

الفصل الأول

إدارة الأزمات والكوارث وصناعة القرار في عالم اليوم

تتصل الأزمات بأوضاع مفاجئة، تثير الفزع والخوف والارتباك أحياناً، في المحيط الذي تجري فيه، وهي تعبير عن خلل قائم، أو عن وجود مشكلات لم تحل في وقتها. وتختلف الأزمة عن مجموعة من المفاهيم الأخرى كالصراع والكارثة والنزاع والحرب. وبالنظر إلى تسارع تطوراتها وتأثيراتها السلبية المحتملة، فهي تتطلب اعتماد قرارات وتدابير غير مألوفة لمواجهتها، وللحدّ من تفاقمها وانتشارها، ضمن ما يعرف بأسلوب إدارة الأزمات.

المبحث الأول: الأزمة وتمييزها عن بعض المفاهيم

ثمّة فرق كبير بين الأزمة وبعض المفاهيم المشابهة، كالمشكلة والحرب والصراع والنزاع والكارثة؛ فالمشكلة هي حادث عرضي يقتضي التعامل معه بجدية على اعتبار أن بقاء المشكلات دون حل يفضي إلى حدوث الأزمات والكوارث أحياناً.

وفي هذا المبحث سنفصل في مفهوم الأزمة (المطلب الأول)، قبل تناول مفاهيم النزاع، والصراع، والكارثة، والحرب (المطلب الثاني).

المطلب الأول: مفهوم الأزمة

تعني الأزمة في الدراسات السياسية والإدارية والاقتصادية والطبية، تلك الحالة الخطرة التي تكاد تخرج فيها الأمور عن نطاق التحكّم والسيطرة، كما تشير إلى وجود خلل في بنية ما يعرقل وظائفها الطبيعية أيضاً.

ويعرّفها بعضهم بكونها سيرورة بطيئة أو مفاجئة تقطع مع وضع قائم معروف ومعترف به، كأن يرفض بعض السكان أو القوى السياسية الالتزام بالقواعد والمؤسسات المعتادة، فهي نوع من الذوبان التدريجي والمتواصل للأشكال التقليدية، يصاحبها اضطرابات في التوازن القائم[8].

ويعرّفها آخرون باعتبارها حالة من اللاتوازن بين نظام قديم بائد وفوضى مستقبلية متوقعة، قد تتوّج بحالة توازن جديدة، وقد لا تفضي إلا إلى مزيد من الفوضى المستمرة[9]. وتعرّف في إطار

---

8. شبيب دياب: سوسيولوجيا النزاعات، (بيروت: ديموغرافيا، 2007)، ص 17.

9. أحمد ضيف الله القرني: نحو عقل استراتيجي جديد، (الرياض: المعهد الدولي للدراسات الإيرانية، 2018)، ص 212.

مدرسة صنع القرار بكونها موقفاً فجائياً ينطوي على درجة خطيرة من التهديد، يضع صناع القرار أمام وضعية حرجة تتطلّب اتخاذ قرارات دقيقة وفعالة[10].

ويرى آخرون بأنها عبارة عن حدث أو خطر أو مشكلة أو موقف أو قوة قاهرة، تحدث فجأة وبشكل مباغت وفي وقت قصير، وتترك أحداثاً وآثاراً سريعة ومتلاحقة تهدّد جوانب المجتمع وأبعاده، وخاصة الجانب الأمني؛ ما يؤدي إلى حدوث صدمة وارتباك وخلل في سير عجلة الحياة[11].

وتتصل الأزمات كذلك بتنامي الفوضى، وغياب اليقين ضمن نظام ما (أكان فردياً أم جماعياً)، وتنجم هذه الفوضى عن تجميد الآلية التنظيمية، وآلية الضبط على وجه الخصوص (...)، أو تتسبب فيها. وتنجم عن هذه الفوضى تصلبات في النظام من جهة، فيما تفتح إمكانات كانت مكبوتة من جهة أخرى، فتتطور الأخيرة بصفة جامحة، بينما تتحول الاختلافات إلى تعارض، والتكاملات إلى تضاد[12].

وعموماً، فالأزمة هي خلل طارئ يواجه السير العادي لوضع أو نسق ما، ويثير قدراً من الهلع، والارتياب من المستقبل. وهي تتميز بمجموعة من الخصائص، إذ تمثل لحظة تحوّل فجائي حاسم، يهدد المصالح بشكل جدي، وتتطور بسرعة، وتثير قدراً كبيراً من الارتباك والذهول والخوف داخل المجتمع، وفي أوساط صانعي القرار، كما تتسم بالتعقيد والتشابك في عناصرها وأسبابها، وعادة ما يتفرع عنها العديد من الأزمات الثانوية؛ ما يفرض على صانعي القرار بذل مجهود كبير ومضاعف، واتخاذ قرارات حاسمة، وغير عادية، تنسجم وخطورة الوضع، مع الحرص على عدم إضاعة الوقت.

أما فيما يتعلق بالأسباب والعوامل التي تؤدي إلى حدوث الأزمات فهي متعددة، ويمكن إجمالها في وجود خلافات ومشكلات عديدة لم تحسم من خلال حل استراتيجي ومستدام، وحدوث خلل في بِنَى داخلية أو دولية، إضافة إلى تنازع المصالح، والابتزاز بين الدول، أو تورط صانعي القرار في أخطاء أو سوء تقدير، أو اتخاذ قرارات مرتجلة أو يائسة، وغير مؤسسة على معطيات علمية أو معلومات دقيقة، أو السقوط في خرق للقوانين والاتفاقيات المختلفة، كما تحدث الأزمات بسبب الكوارث الطبيعية.

---

10. لمزيد من التفاصيل في هذا الخصوص، يراجع، إدريس لكريني: إدارة الأزمات في عالم متغير: المفهوم والمقومات والوسائل والتحديات، (الأردن: المركز العلمي للدراسات السياسية، 2010).

11. فيصل بن معيض القحطاني: «استراتيجيات إدارة الأزمة في القرن الحادي والعشرين، دراسة وصفية تحليلية لاستخدامات الشبكات الاجتماعية الحديثة»، المجلة العربية للدراسات الأمنية، جامعة نايف العربية للعلوم الأمنية، المملكة العربية السعودية المجلد 28، العدد 55، بتاريخ 30 يونيو/ حزيران 2012، ص 313.

12. إدغار موران: في مفهوم الأزمة، ترجمة بديعة بوليلة، (بيروت: دار الساقي، 2018)، ص 25.

تتعدد التصنيفات الواردة بشأن الأزمات سواء من ناحية حدتها، حيث يتم التمييز بين أزمات شديدة الخطورة أو متوسطة أو أقل خطورة أو من حيث مداها، بين أزمات داخلية وأخرى دولية، أو من حيث طبيعتها، حيث تتوزع بين أزمات اجتماعية أو اقتصادية أو سياسية أو طبيعية.

ويرى بعضهم أن للأزمة أربع مراحل[13]:

1. **مرحلة ما قبل الأزمة**: مرحلة التحذير.

2. **المرحلة الحادة**: مرحلة الانفجار.

3. **المرحلة المزمنة**: فترة التحقيق والشك والتحليل الذاتي، وتتوقف أهميتها على حسن الأداء.

4. **مرحلة الحل**.

وعادة ما تفرز الأزمات الرئيسية، بأشكالها كلها مع مرور الوقت، أزمات فرعية أخرى مرتبطة بتدهور الأوضاع الاجتماعية والاقتصادية والسياسية والأمنية، وتفاقم المعاناة النفسية.

إذ قد تفضي إلى فقدان بعض الفئات لمصادر العيش والشغل، وتتسبّب في انتشار الأمراض، وتعرض البيئة ومصادر المياه ومختلف الموارد الطبيعية للتلف والخسائر، كما قد تدفع بالكثير من السكان إلى الهجرة تحت ضغط الظروف الصعبة، بل تتيح بروز تجار الأزمات أيضاً، الذين يستغلون الأوضاع لكسب الأموال والمصالح المختلفة، وهي التداعيات التي قد تطول أو تقصر تبعاً للتدابير والسياسات المتخذة.

المطلب الثاني: النزاع، والصراع، والكارثة، والحرب

يحيل مفهوم النزاع إلى خلاف قانوني أو اختلال في العلاقة بين طرفين أو أكثر ينطوي على قدر من التوتر، ويمكنه أن يتطور إلى أزمة في حال إصرار طرف ما على فرض وجهة نظره على الآخر، أو استمراره (النزاع) دون حل.

وهو يدور عادة بين إرادتين تحاول كل منهما كسر الأخرى، أو السيطرة لفرض الحل الذي تريده، لذا يتضمن النزاع إظهاراً لكل القدرات، تبعاً للوسائل المتوافرة ابتداء من الابتزاز، وحتى استخدام العنف المباشر أو غير المباشر[14].

---

13. Patrick Lagadec : La gestion des Crises, Outils de réflexion à L'usage des Décideurs, McGraw-Hill, France, Mars 1991, P 52.

14. شبيب دياب، مرجع سابق، ص 22.

أمـا أسـباب النزاعـات فهـي كثيـرة؛ إذ تكـون إقليميـة، أو في سـياق منافسـة اقتصاديـة، أو مـن أجـل الوصـول إلـى منابـع الطاقة، أو بتهديدات الأمـن علـى الأرض، أو خلافـات عقائديـة أو قوميـة أو دينيـة، أو هويـة أو حضاريـة، تغذيهـا عوامـل ديموغرافيـة وبيئيـة، وتزيـد مـن حدتهـا العولمـة، وحركات التنقـل، والهجـرة ونـدرة المـوارد[15].

وغالبـاً مـا تنتـج النزاعـات، سـواء كانـت داخليـة أو دوليـة، عـن تصـادم المصالـح المختلفـة، وعـدم القـدرة أو الرغبـة في بلـورة حلـول توافقيـة في هذا الشـأن.

وقـد يتحـول النـزاع إلـى صـراع شـامل، في حـال تدخّـل أطـراف أخـرى خارجيـة للتأثيـر في نمطـه، أو إذا اسـتخدمت أطـراف الصـراع وسـائل مـن شـأنها إضفـاء أبعـاد أيديولوجيـة أو عقائديـة علـى موضـوع النـزاع، بمـا يمكـن أن يؤجـج المشـاعر القوميـة لمواطنيهـا، وقـد لا تجـد الدولـة مفـراً مـن السـير قدمـاً في هـذا الاتجـاه الصراعـي[16].

يمثل الصـراع Conflict سـلوكاً يعكـس طبيعـة الإنسـان، المبنيـة علـى تضـارب المصالـح الشـخصية المختلفـة، وهـو يحيـل إلـى الديناميـة والتنافسـية التـي تميـز المجتمعـات علـى المسـتويين الداخلـي والدولـي سـلباً أو إيجابـاً. ويرتبـط هـذا المفهـوم بعـدد مـن المجـالات، حيـث يوظـف في السـياقات السياسـية والاقتصاديـة والاجتماعيـة والحضاريـة والعسـكرية.

ويحفـل عالـم اليـوم بكثيـر مـن الصراعـات الخفيـة و/ أو العلنيـة، سـواء تلـك التـي تنصـب علـى مصـادر الطاقـة، ومناطـق النفـوذ، أو علـى المـوارد الطبيعيـة مـن معـادن وخيـرات بحريـة...، أمـا علـى المسـتويات الداخليـة، وعـلاوة علـى الصراعـات السياسـية التـي تنشـأ بيـن الفرقـاء المتنافسـين، فكثيـراً مـا تبـرز صراعـات عرقيـة وإثنيـة.

كمـا يتصـل الصـراع بوجـود قـدر مـن تناقـض المصالـح بقصـد إرهـاق الخصـم ودفعـه إلـى الخضـوع للأمـر الواقـع، وغالبـاً مـا ينصـب المفهـوم علـى وصـف الحالـة التـي تتصـادم وتتناقـض فيهـا المصالـح والمواقـف بيـن الأطـراف، كسـبيل لبسـط السـيطرة، دون تحـول الأمـر إلـى مواجهـة عسـكرية مفتوحـة تعكـس خـروج الأمـور عـن السـيطرة.

ويعـرّف الصـراع بأنـه شـكل مغيّـر ومحـدّد للنـزاع أيضـاً، وقـد يكـون أحيانـاً وحشـياً ولا يتناسـب مـع حجـم المشـكلة. ويضـم الصـراع جماهيـر أو مجموعـات يصعـب بشـكل عـام حصرهـا؛ لأن

---

15. هوبير فيدرين، وباسكال بونيفاس: أطلس الأزمات والنزاعات، ترجمة أنطوان إ. الهاشم، (بيروت: عويدات للنشر والطباعة، 2011)، ص 8.

16. جمال سلامة علي: تحليل العلاقات الدولية، دراسة في إدارة الصراع الدولي، (القاهرة: دار النهضة العربية، 2013)، ص 54.

المنخرطين في الصراع هم في حركة دائمة، فبعضهم ينسحب وبعضهم الآخر ينخرط، بسبب جاذبية الأحداث أو بسبب الرعب الذي يحدثه النزاع. ويصعب توقع مجريات الصراع بشكل عام، لأنه يمر بأوقات عصيبة وأخرى هادئة يصعب تفسيرها، ويمكن للصراع أن يظهر بشكلين: العنف المباشر الظاهر، والآخر المبطن الماكر الذي يُفعَّل على المدى البعيد[17].

كما يعد مفهوم الصراع من أبرز وأهم المفاهيم التي فرضت نفسها على ساحة الفكر السياسي منذ نهاية الحرب العالمية الثانية، خاصة في فترة الحرب الباردة، التي لم تحمل نهايتها بشرى بانتهاء ظاهرة الصراع الدولي[18].

ويعتبر بعضهم أن الكثير من الصراعات الحالية هي داخل الدول، أو مزيج من الاثنين، ويميز بين حالتين: حالة الدول القوية القمعية والدول الضعيفة جداً، حيث تنشأ الصراعات في إطار الدول القمعية أو الاستبدادية، غالباً من ردود فعل الأقليات والجماعات المتنوعة التي تعتبر نفسها مضطهدة أو مقهورة. أما في إطار دولة ضعيفة جداً، فلأن هذه الأخيرة كثيراً ما تكون عاجزة عن منع نشوء النزاعات وتطورها، وهي فريسة سهلة لذلك[19].

أما الكارثة فتحيل إلى حادث أو اضطراب مفاجئ وقع فعلاً، تتمخض عنه – بحسب طبيعته – مجموعة من الخسائر في الأرواح، والمنشآت، والبنى التحتية والمصالح الاقتصادية.

ويقصد بها أيضاً حدوث خلل خطير في سير شؤون مجتمع ما، على نحو يشكّل تهديداً مهماً، وواسع النطاق لحياة البشر أو لصحتهم أو لممتلكاتهم أو للبيئة، سواء كان ذلك الخلل ناجماً عن حادث أو عن الطبيعة أو عن نشاط بشري، وسواء حدث بصورة مفاجئة أو وقع نتيجة لعمليات معقدة طويلة الأجل[20].

كما يتم ربط الكارثة بالوضع المتّسم بالدمار والخسائر الفادحة في الأرواح والإصابات والممتلكات، وإرباك الحياة العادية داخل المجتمعات. فهي حدث مفجع أو سلسلة أحداث مفجعة تؤدي إلى وقوع

17. شبيب دياب، مرجع سابق، ص 25.

18. جمال سلامة علي، مرجع سابق، ص 52.

19. هوبير فيدرين، وباسكال بونيفاس، ص ص 16- 18.

20. الأمم المتحدة، الجمعية العامة: التقرير الثاني عن حماية الأشخاص في حالات الكوارث، لجنة القانون الدولي، الدورة الحادية والستون جنيف، 2009، وثيقة رقم A/ CN.4/615، ص 17.

خسائر في الأرواح على نطاق كبير، أو إلى معاناة وكربٍ إنسانيين شـديدين، أو إلـى حـدوث أضـرار مادية أو بيئية بالغة، بما يخلّ بشكل خطيـر بسير المجتمع[21].

وتمثل الكوارث تحدياً كبيراً أمام الدول، وقد تربكها وتدفع بها أحياناً إلى طلب المسـاعدات الدوليـة للتغلب على تداعياتها، وعلى العكس مـن الأزمـات، فإن مسـتوى توقع حـدوث الكوارث يكون صعبـاً بل مستحيلاً في معظم الأحيان. وبالإضافة إلى خسـائرها المتصلة بالأشخاص والممتلكات، فهي تؤثـر في القيم العالمية الاستثنائية الممثّلة في ممتلكات التراث العالمي وعلى نظمها الأيكولوجية[22].

وهـي تُحـدِث بذلك تغيرات حادة خلال فترة معينـة في أداء المجتمع لوظائفه العادية؛ بسـبب ظواهـر طبيعيـة خطيـرة، تتفاعل مـع ظروف اجتماعيـة شـديدة التأثـر، وتسـفر عـن آثار سـلبية بشـرية أو ماديـة أو اقتصاديـة أو بيئيـة واسـعة النطـاق، وتتطلب مواجهـة طارئـة وفوريـة لتلبيـة الاحتياجـات البشـرية الحاسـمة الأهميـة، وقد يتطلب التعافي منها دعمـاً خارجيـاً[23].

وتتفرع الكوارث إلى عـدد مـن الأصنـاف تبعـاً لخطورتها وللعوامل المسببة لها ولطبيعتها، وعمومـاً هنـاك كـوارث طبيعيـة تحدثهـا البراكـين والأعاصيـر والـزلازل والجفـاف والفيضانـات والانهيـارات الأرضيـة وانتشـار الأوبئـة والأمـراض الخطيـرة المعديـة ...إلخ، وأخرى بشـرية عمديـة أو تحدث من جراء الأخطـاء، كمـا هـو الأمـر بالنسـبة إلـى الأحداث الإرهابية ونتائجها، وتلك الناجمة عـن تلوث البيئة. وهنـاك كـوارث مشـتركة أيضـاً، يسـهم فيها الخطأ البشـري وإهمالـه، إلـى جانب العوامل الطبيعيـة، كما هـو الأمـر بالنسـبة إلـى تسـرب الغـازات السـامة والإشـعاعات والحرائـق وحـوادث الطائـرات والسـفن.

كما توجد مجموعة مـن الأخطار الأكثر شيوعاً، والتي تؤدي إلى الكوارث، أوردتها المنظمـة العالميـة للأرصـاد والمجلس الدولـي للعلـوم، وهـي تتجسّد فيمـا يلي[24]:

- **الأخطار المناخية**: الأعاصير، وموجات الحرارة، والبرق، والحرائق.

- **الأخطار الهيدروجينية**: الفيضانات، والطوفان المفاجئ، وأمواج التسونامي.

- **الأخطار الجيولوجية**: البراكـين، والـزلازل، وتحـرّك الكتـل الأرضيـة الضخمـة (الشـلالات، والانزلاقـات، والانهيـارات (...).

---

21. الأمم المتحدة: تقرير لجنة القانون الدولي الدورة السادسة والستون 2014، وثيقة رقم A/69/10، ص 120.

22. منظمة الأمم المتحدة للتربية والعلوم والثقافة، اليونسكو: إدارة مخاطر الكوارث للتراث العالمي، اليونسكو، 2016، ص8.

23. إدارة مخاطر الظواهر المتطرفة والكوارث للنهوض بعمليـة التكيف مـع تغيـر المناخ، ملخص لمقرري السياسـات، تقرير الفريقين العاملين الأول والثاني، التابعين للهيئـة الحكوميـة الدوليـة المعنيـة بتغير المنـاخ، 2009، الموقع الإلكترونـي للهيئـة الحكوميـة الدولية المعنية بتغيـر المناخ، جنيـف، سـويسرا، ص 3، علـى الرابـط: https://bit.ly/3dSGJ0L

24. منظمة الأمم المتحدة للتربية والعلوم والثقافة، اليونسكو: إدارة مخاطر الكوارث للتراث العالمي، مرجع سابق، ص 9.

- **الأخطار الفيزيائية**: النيازك (...).

- **الأخطار البيولوجية**: الأوبئة والآفات (...).

- **الأخطار البشرية**: النزاع المسلح، والحرائق، والتلوث، وانهيار البنية التحتية، والاضطرابات المدنية والإرهاب (...).

- **أخطار التغيير المناخي**: ازدياد تواتر العواصف وشدتها، وفيضان البحيرات الجليدية (تحدث عند انهيار السدود التي تحتوي على بحيرة جليدية).

وتنتج الكوارث أحياناً عن مجموعة من الأخطاء والأزمات التي يتم إهمالها، أو لا يتم التعامل معها بشكل فعال، وهي في مجملها تطرح تهديداً حقيقياً لمجموعة من المصالح المحلية والوطنية، حتى الدولية أحياناً، كما أنها تخلف الكثير من الخسائر والأضرار البشرية والاقتصادية والاجتماعية، وتطرح إشكالات أمنية، تفرض التعامل معها بقدر من السرعة والنجاعة. وبسبب تداعياتها ومخاطرها وضحاياها، تحتاج الكوارث إلى تدابير استعجالية، بل إلى طلب المساعدة الدولية أحياناً لتجاوزها.

ويعتقد بعضهم[25]، أن هناك القليل مما يمكن للإنسان أن يقوم به لمنع حدوث الكوارث الطبيعية، ومن ذلك القيام بالنشاطات التالية:

- تحليل مخاطر الكوارث الطبيعية التي سوف تحدث في منطقة مفترضة.

- التنبؤ بحدوث الكارثة، وتُستحضر هنا التجربة الصينية الناجحة في التنبؤ بزلزال كبير حدث عام 1975، وكان ذلك سبباً في تقليل الخسائر إلى أدنى حدّ ممكن.

- تخمين الدمار الناجم عن الكوارث، ويكون التقييم المبكر للدمار الناجم عن الفيضانات والزلازل ضرورياً لتنفيذ خطط الإنقاذ، والإسعاف وإعادة التأهيل.

أما الحرب فتعرّف بكونها تلك المواجهة العسكرية التي تتم لمدة طويلة أو قصيرة من خلال استخدام قوات مسلحة منظمة بين طرفين أو أكثر، بهدف تحقيق أهداف ومكاسب معينة، وعادة ما تسفر عن ضحايا بشرية ومادية وطبيعية.

---

25. عماد عبدالرحمن الهيتي، وعبدالسلام أحمد الوحيشي: الاستشعار عن بُعد، المبادئ والتطبيقات، (ليبيا، منشورات جامعة ناصر الأممية، 2005)، ص 253.

والحرب ترتبط بالصدام العسكري المباشر، واندلاعها تعبير عن فشل إدارة الأزمة، استناداً إلى اعتماد سبل القوة بدل القانون، ومختلف السبل السلمية لإدارة الأزمات والنزاعات.

وقد اعتبر «كارول فون كلاوزفيتس» (1780 – 1831) Carl Von Clausewitz الحرب مجرد امتداد للسياسة بوسائل أخرى عنيفة، تروم إرغام الخصم على التنازل[26] والانصياع.

وقد صنف كثير من فقهاء العلاقات الدولية والقانون الدولي الحرب من حيث مشروعيتها، إلى حروب عادلة[27] وأخرى غير عادلة، ومن حيث حدودها إلى حرب شاملة وأخرى محدودة، ومن حيث نطاقها إلى حروب دولية وأخرى داخلية.

ووعياً بخطورة الحرب سعى المجتمع الدولي منذ أواخر القرن التاسع عشر لعقد عدد من الاتفاقيات الدولية وإرساء مجموعة من القواعد القانونية التي تنظم سير العمليات العسكرية، بهدف الحد من الآثار التي تخلفها، وتجاوز مظاهر القسوة والجرائم والانتهاكات الجسيمة التي تطال المدنيين، أو الذين يتوقفون عن المشاركة في الأعمال العدائية، ضمن ما يعرف بالقانون الدولي الإنساني (قانون الحرب) الذي يضع ضوابط لسير العمليات العسكرية، تقيد وسائل الحرب وأساليبها، وتنظم شروط الحياد. وهو قانون يقوم على فكرة الضرورة التي تسمح باستخدام مختلف السبل التي تستهدف إخضاع الخصم من جهة أولى، وعلى فكرة الإنسانية التي تنحو إلى عدم استهداف المدنيين بالعمليات العسكرية وحمايتهم من جهة ثانية.

وتشكل اتفاقيات جنيف الأربع (1864 و1906 و1949 و1977) الأساس الذي تقوم عليه مبادئ القانون الدولي الإنساني في صورته الحديثة، فهي التي تشكل الإطار القانوني والمفاهيمي لهذا القانون. فيما تمحورت اتفاقات «لاهاي» لعامي 1899 و1907 حول تنظيم سير العمليات العسكرية ومنع استخدام بعض الأسلحة البالغة الخطورة، أما اتفاقية جنيف لعام 1949 والمكملة ببروتوكول عام 1977 فعملت على حماية ضحايا الحرب من أسرى وجرحى ومرضى.

ورغم تأكيد ميثاق الأمم المتحدة تحريم اللجوء إلى القوة أو التهديد باستخدامها في العلاقات الدولية، وحثه الدول على تسوية نزاعاتها عبر وسائل سلمية، قضائية ودبلوماسية مختلفة، فإن واقع العلاقات الدولية يبرز لجوء الكثير من الدول وبصورة مكثفة إلى استعمالها (القوة) في إدارة

---

26. محمد سيلا ونوح الهرموزي وآخرون: موسوعة المفاهيم الأساسية في العلوم الإنسانية والفلسفية، (ميلانو، الرباط: منشورات المتوسط - المركز العربي للأبحاث والدراسات الإنسانية، 2017)، ص ص 197 و198.

27. لمزيد من التفاصيل حول مفهوم الحرب العادلة، يراجع، حمدي الشريف: نظرية الحرب العادلة بين اليوتوبيا والأيديولوجيا، 18 إبريل/ نيسان 2016، مؤسسة مؤمنون بلا حدود، على الرابط: https://www.mominoun.com/pdf1/2016-02/youtoubia.pdf

خلافاتها، فيما يستنزف التسلح إمكانات ضخمة من ميزانيات الدول الضعيفة، التي كان من الأفضل توجيهها نحو قطاعات حيوية متصلة بتخفيض نسب المديونية التي تثقل عاتق الكثير منها، وفي تحقيق التنمية والرّفاه، وتجاوز عدد من المعضلات الاقتصادية والاجتماعية.

وأمام تطور صناعة الأسلحة، من حيث دقتها وخطورتها ومداها، يستبعد الكثير من الباحثين إمكانية نشوب حروب عسكرية كبرى في الوقت الراهن، على شاكلة ما شهده العالم في النصف الأول من القرن العشرين.

المبحث الثاني: اتخاذ القرارات في مواقف الأزمات

إن حدوث الأزمات داخل مختلف الأنساق الإدارية والتقنية والسياسية والاجتماعية والاقتصادية أمر طبيعي، بل هو مطلوب أحياناً لأجل مراجعة الذات، وتطوير الأداء واتخاذ الاحتياطات اللازمة في مواجهة مختلف الإشكالات والتهديدات.

تفرض الأزمة أوضاعاً ضاغطة أمام صانعي القرار، تتطلب التركيز على هدفين رئيسيين؛ **أولهما**، يتعلق بالسعي لحماية المصالح المهددة، والخروج منها (الأزمة) بأقل كلفة وخسائر ممكنين، **وثانيهما**، يرتبط بالعمل بشكل عقلاني وحذر ومحسوب، لتلافي خروج الوضع عن نطاق السيطرة.

المطلب الأول: تأثير ضغوط الأزمة على عملية صناعة القرار

تتطلب الأزمات اتخاذ قرارات سريعة؛ لأن التقاعس أو التأخر يمكن أن يعقد الأوضاع أكثر، كما ينبغي طرح مجموعة من الخيارات، مع الأخذ في الاعتبار التطورات التي قد تحدث في المستقبل، وتلافي اتخاذ قرارات غير محسوبة بشكل جيد، وبلورة قرارات استراتيجية في هذا الخصوص، مع حسن التعامل مع مجموعة من المصالح والأهداف المتضاربة[28].

ثمة سبيلان يمكن التعامل من خلالهما مع الأزمات؛ **الأول** وقائي، ويقتضي توفير مجموعة من الشروط والخطط والتدابير الكفيلة بمنع حدوث الأزمات والكوارث أو التقليل من مخاطرها ومنعها من الخروج عن السيطرة، **والثاني** علاجي، يرتبط بالتدخل العملي عند حدوث الكوارث والأزمات، والعمل على إدارتها والحد من تفاقمها والتقليل من انعكاساتها.

---

28. Patrick Lagadec: La gestion des Crises, Outils de réflexion à L'usage des Décideurs, Op Cit, P52.

وتنطوي المقاربات الوقائية على أهمية قصوى في هذا الصدد، بل إن الأمم المتحدة نفسها أكدت أهمية هذا السبيل في حفظ السلم والأمن الدولي، وهو ما ترجمه الكثير من مقتضيات ميثاقها، التي تضمنت مجموعة من المبادئ التي يقوم عليها تحقيق هذا الهدف[29]، كما تم إحداث المجلس الاقتصادي والاجتماعي كجهاز رئيسي للمنظمة، يعكس الوعي بأهمية التنمية في الحد من الإشكالات الاجتماعية والاقتصادية، كمدخل يعزز الجهود الرامية إلى كسب رهانات السلم والأمن الدولي.

ويلاحظ أن الضغط الذي تفرضه الأزمات على مختلف الواجهات يتطلب اتخاذ قرارات صارمة وسريعة، لمنع الأمور من الخروج عن نطاق التحكم والسيطرة. وتحيل صناعة القرار إلى تلك الإمكانية التي تقوم على الاختيار العقلاني والممكن بين مجموعة من الخيارات المتاحة، على سبيل التعامل مع إشكالية أو قضية معينة، وهي إمكانية تتم من موقع المسؤولية والسلطة، سواء كانت اقتصادية أو سياسية أو إدارية أو أمنية.

ولا تخلو عملية اتخاذ القرار في مواقف الأزمات من صعوبات أسهمت التحوّلات التي حدثت داخل المجتمعات الوطنية وعلى المستوى الدولي في تعقدها (عملية اتخاذ القرار)، من حيث طبيعتها والمستهدفين بتأثيراتها والمعنيين بها، وتتباين طبيعة القرارات ونجاعتها بحسب طبيعة النخب التي تصدرها وكفاءتها واستقلاليتها، وتبعاً لتضافر عوامل ومحددات داخلية وأخرى خارجية، كما تختلف من مجال إلى آخر، ومن بلد إلى آخر أيضاً.

ولضمان نجاعة القرار، ينبغي تأسيسه على مرتكزات متينة، بما يجعله استراتيجياً وقادراً على الاستجابة للحاجات المطروحة في الوقت الراهن والمستقبل أيضاً.

إن اختيار البديل هو أهم وأخطر ما في عملية صنع القرار، ويعتبر جوهر هذه العملية، حيث يستخدم المدير تحليله للموقف والأهداف التي حددها والبدائل المختلفة، وتقييمها بغرض اختيار البديل الأمثل من بينها، الذي يتوقع له أكبر نجاح في تحقيق أهداف القرار وحلّ الموقف[30].

ولا تخلو عملية صنع القرار من صعوبات حتى في الأوقات العادية؛ فهي، سواء تمّت بشكل فردي أو جماعي، تمثل لحظة الحسم على مستوى الاختيار من بين اقتراحات وبدائل عديدة بصدد قضية ما.

---

29. تتركّز مبادئ الأمم المتحدة بموجب المادة الثانية من الميثاق على: المساواة في السيادة بين الدول، وتنفيذ الالتزامات الدولية بحسن نية، وتسوية المنازعات بسبل سلمية، والامتناع عن استخدام القوة في العلاقات الدولية أو التهديد باستعمالها، وتقديم العون للأمم المتحدة في مهامها المرتبطة بحفظ السلم والأمن الدولي، مع الامتناع عن مساعدة الدول المعنية بعقوبات الأمم المتحدة، والتزام الدول غير الأعضاء بالانضباط لمبادئ الهيئة، ثم تحريم التدخل في الشؤون الداخلية للدول.

30. أثرف السعيد أحمد: تكنولوجيا المعلومات وإدارة الأزمات، (القاهرة، دار النهضة العربية للنشر والتوزيع، 2013)، ص 123.

وجدير بالذكر أن تعقد هذه العملية والمسؤوليات التي تطرحها على مستوى توخي الدقة وتحمّل تبعات النتائج تقتضي الانفتاح على عدد من الفاعلين، في إطار ما يعرف بالمقاربة التشاركية أو الجماعية، كسبيل لضمان جودة القرار وتكامله، حتى يكون في مستوى الانتظارات والحاجات المطروحة.

وتصبح هذه العملية أكثر صعوبة خلال فترات الكوارث والأزمات التي تنتج عنها حالة من الهلع والارتباك، التي تجعل صانعي القرار في مواجهة هامش ضيق للتحرك، أمام معادلة ضغط الوقت من جهة، وتصاعد المخاطر من جهة أخرى، وما يقتضيه الأمر واللحظة من حسم عبر اتخاذ قرارات عاجلة ومحسوبة في الآن نفسه.

ويقوم مجال إدارة الأزمات في جزء كبير منه على المعلومات، وعلى التنسيق بين تعدّد المهام والتخصصات. كما أن صناعة القرارات المتصلة بالأزمات والكوارث، وبرغم الظروف الضاغطة والمناخ الصعب الذي تجري فيه، تتطلب قدراً من التشاركية كأساس لإدارة ناجعة، مع الحرص على الاستفادة من مختلف الإمكانيات والكفاءات الداعمة لجودة القرار وانفتاحه على متغيرات المحيط.

ومن الطبيعي أن تقطع عملية صنع القرار مجموعة من المراحل، تبدأ بتحديد المشكل المطروح، وطرح الهدف أو الأهداف المتوخاة قبل وضع الخيارات والبدائل في هذا السياق، وتقييم أهميتها ونجاعتها وتداعياتها، ثم الانتقال إلى مرحلة التنفيذ والمتابعة والمواكبة.

فيما تقوم الإدارة الجيدة للمخاطر والأزمات في كثير من الأحيان على اعتماد تدابير وآليات جيدة، مع الحرص على تحقيق توازن بين الفائدة المتوقعة والمخاطر عند اتخاذ القرار[31].

كما يعتمد مستوى جودة إدارة الأزمات على أربعة متغيرات أساسية؛ تتركز في قدرة المديرين على إظهار القيادة، وقدرة المؤسسات على إشراك السكان، إضافة إلى تدريب خبراء المستقبل وصناع القرار، ثم هناك الحاجة إلى القدرة على ممارسة التأمل، والتفكير الاستراتيجي بصورة تدعم تنفيذ الخطط المرسومة مسبقاً بصدد التعامل مع الأزمة[32].

وعموماً، تتحكم في طبيعة هذه العملية مجموعة من العوامل الذاتية المتصلة بكفاءة الطاقم المعني بإدارة الأزمة، ومدى الانضباط للخطط والاستراتيجيات المعتمدة، والالتزام بالعمل الجماعي، واتخاذ القرارات في الوقت المناسب، واستثمار الإمكانيات المتاحة، وكذا العوامل الموضوعية، المرتبطة

---

31. Marie Lyan: La gouvernance, Un Outil Pour limiter Les risques, Les Affaires, Canada, 01/03/2014, https://bit.ly/3dQ5jPN

32. Olivier Hassid: La gestion des risques, 2e édition, Dunod, Paris, 2008, PP 109 et 110.

بامتلاك المعلومات الدقيقة، ووجود نظم للإنذار المبكر، وتوافر شبكات متطورة للاتصال، وبنى تحتية تدعم هذه الإدارة.

المطلب الثاني: أهمية صناعة القرارات في إدارة الأزمات

تقوم إدارة الأزمات على نهج مجموعة من التدابير اللازمة في التعامل مع أوضاع غير مألوفة، على سبيل التحكم في الوضع، والسّعي للحد من الخسائر.

وعموماً، تشمل عملية إدارة الأزمات، ثلاث مراحل أساسية: الأولى، تكون قبل اندلاع الأزمة، وهي تتبنى على القيام باستعدادات احترازية مسبقة، مرتبطة بتوفير البنى التحتية المناسبة لمواجهة الكوارث والأزمات، وبمواكبة الأوضاع، وإعداد البرامج والاستراتيجيات، وتكوين الكفاءات المتخصصة، وتعزيز القدرات في مجال الاتصالات وتكنولوجيا المعلومات الحديثة، في هذا المجال، ووضع نظم للرصد والإنذار المبكر، إضافة إلى إحداث بنوك للمعلومات والمعطيات، واستحضار الأزمات والكوارث ضمن السياسات العمومية والتشريعات، وضمن مختلف المخططات المعتمدة، ونشر معطيات وتعليمات وقائية في أوساط المجتمع بشكل مستمر.

أما الثانية فترتبط بإحداث خلية لإدارتها، في إطار استراتيجية تقوم على اتخاذ القرارات والتدابير المناسبة، والتواصل المستمر والمنتظم مع الجمهور، ثم الوقوف على حجم الخسائر وتقييمها وتحليلها، ورصد مختلف المعلومات، ووضع خطط لمحاصرتها والتغلب عليها، واتخاذ قرارات وتدابير على قدر من السرعة والنجاعة للحد من الخسائر البشرية والاقتصادية والاجتماعية، والتنسيق مع مختلف المصالح والفاعلين في سياق تنفيذ هذه المخططات والسياسات، ثم تقديم العون والإغاثة للفئات المتضررة أو المهددة بالخطر، قبل العمل على إعادة الأمور إلى طبيعتها، من خلال العمل على تجاوز آثار الأزمة وتأهيل البنى التحتية وإعادة ترميم ما خلفته هذه الكارثة أو الأزمة وإصلاحه، وهي عملية تقتضي دخول عدد من القنوات على خط المشاركة في هذه التدابير في إطار من التنسيق والتكامل في الأدوار.

بينما تقوم المرحلة الثالثة على الوقوف على حجم الأضرار التي خلّفتها الأزمة، ومحاولة إصلاح الوضع، علاوة على استخلاص الدروس والعبر، لأجل الاستفادة منها مستقبلاً.

ولا يحول أسلوب إدارة الأزمات دون وقوع هذه الأخيرة، بقدر ما يقلّل من تداعياتها، ويوفّر أجواء سليمة لاتخاذ قرارات صائبة، تتحول معها هذه المحطات الصعبة إلى مناسبات لتحصين الذات، وتقييم الأوضاع ومراجعتها، والاستفادة من الأخطاء المرتكبة.

ولذلك، تنحو إدارة الأزمة في جزء كبير منها إلى تخفيف حالة الخوف والذعر، كإجراء سريع لمعرفة كيفية مواجهة الخطر ونشر الأمان. على أنه يمكن السيطرة على الأزمات والقضاء على المشكلات في غضون الساعات القليلة من اندلاعها[33].

وهناك من يقسم إدارة الأزمة إلى ست مراحل، كما يلي[34]:

- المرحلة الأولى: التحضير.

- المرحلة الثانية: الكشف والتحقق وإعداد تقرير حول الوضع.

- المرحلة الثالثة: تأمين القيم، ومكافحة الحوادث وحماية الأنشطة.

- المرحلة الرابعة: تقييم الحالة.

- المرحلة الخامسة: استئناف الأنشطة.

- المرحلة السادسة: تقييم الأزمة.

إن مآلات إدارة الأزمات، سواء باتجاه النجاح أو الفشل، هي نتاج وتعبير موضوعي عن جدوى أو عدم نجاعة الخيارات المعتمدة والجهود المتخذة لمحاصرتها. وفي هذا السياق تطرح الكثير من الإشكالات التي تؤثر بالسلب في هذا الشأن، سواء تعلق الأمر بعدم وجود كفاءات متخصصة ضمن طاقم أو خلية إدارة الأزمة، أو غياب استراتيجية واضحة معززة بإمكانيات مالية وتقنية وأهداف محددة، أو عدم توافر معلومات كافية ودقيقة بصدد الأزمة أو الكارثة وملابساتها.

ويمكن التمييز بين أسلوبين لإدارة الأزمات: الأول تقليدي متجاوَز؛ يقوم على عدم الاعتراف بالأزمة والتعتيم عليها، والتقليل من خطورتها، أو على محاولة تأجيلها بإهمالها، أو باعتماد سبل ترقيعية في التعامل معها، كما يمكن في أفضل الأحوال التعامل معها بقدر من المركزية والانفراد والمزاجية، وهو أسلوب غالباً ما يفضي إلى الفشل، وإلى تداعيات خطيرة، أو إلى تفجّر الوضع، وتحول الأمر إلى كارثة.

أما الثاني والذي سنركز عليه في هذا المؤلَّف، فيقوم على أسس علمية، وعلى إدارة حديثة ومنفتحة، تستند إلى التخطيط والتشاركية والحوكمة، وتوظيف التكنولوجيا الحديثة، والانفتاح

---

33. محمد سرور الحريري: إدارة الأزمات الاقتصادية وطرق حلّ المشاكل الإدارية، (عمان، دار الحامد للنشر والتوزيع، 2012)، ص 33.

34. Paul Robrechts et Jeroen Wils: Gestion de Crise Guide Pratique, Fédération des enterprises de Belgique, Graphius, JUIN 2015, P 29.

على المحيطين الداخلي والخارجي (الإقليمي والدولي)، بما يدعم الحدّ من خطورة الأزمات والكوارث بأنواعها كلها.

وإلى جانب المقومات الموضوعية التي توفر الأساس اللازم لإدارة ناجعة للأزمة، لا تخفى كذلك أهمية المقوم الذاتي، فالكفاءة والخبرة مطلوبة في مدير الأزمة والطاقم المكون لخليتها، علاوة على القدرة على التواصل، والتحلي بالصبر، والثقة بالنفس، والاتزان، وعدم التسرع، مع القدرة على التكيف مع الأوضاع الطارئة، واتخاذ القرارات في الوقت المناسب، والتفاوض والإقناع، واتخاذ زمام المبادرة.

إن أول إجراء يتطلب إعماله عند البدء في إدارة الأزمة، هو الاعتراف بوجود هذه الأخيرة، وتشكيل طاقم ذي كفاءة لإدارتها، قبل تحديد مداها وخطورتها والعوامل المسبّبة لها وتداعياتها المحتملة، ورصد الأزمات الفرعية المترتبة عنها، والاستمرار في مراقبة تطوراتها، مع الحرص على جمع أكبر عدد ممكن من المعلومات بصددها، قبل تحليلها، ووضع استراتيجية لمواجهتها والحد من تطورها، مع تحديد الهدف المتوخى تحقيقه بدقة، ثم وضع مجموعة من السيناريوهات والخيارات والقرارات اللازمة للتعامل مع الوضع، والحرص الدائم على التحكم في هذا الأخير، وجعله تحت السيطرة، من خلال تأمين سلامة الأفراد، والمنشآت والمصالح المختلفة، ثم تعبئة الإمكانات المتاحة في إطار من التنسيق والتكامل والمرونة والابتكار في هذا الخصوص، مع فتح قنوات الاتصال داخل الخلية، وارتباطها بصانعي القرار، ومختلف الشركاء المعنيين بإدارتها من جهة، والمجتمع والرأي العام من جهة أخرى.

وفي هذا السياق يشير أحد الباحثين[35] إلى أن فريق الاستجابة للأزمات يحتاج إلى وضع إجراءات وهياكل واضحة تسمح للجهات المعنية المختلفة بأداء دور فعال في احتواء الأزمة وحلها، يشمل التنسيق والتعاون وتطوير خطة إدارة الأزمات، وتحديد الأشخاص أو المؤسسات أو المنظمات التي يجب استشارتها. ويجب على الفريق إنشاء آليات لتحديد الاحتياجات والموارد والميزانيات الضرورية اللازمة للاستجابة للأزمة ومواصلة العمليات أيضاً. كما يحتاج كذلك إلى تحديد المسؤوليات بشكل واضح بالنسبة إلى جميع المعنيين، وتحديد المواعيد النهائية لإنجاز التسليم، وضمان أن الأفراد المعنيين كلهم لديهم الدعم اللوجستي والتنظيمي والإداري اللازم لتأدية مسؤولياتهم.

---

35. المعهد الديمقراطي الوطني: صنع القرار السياسي أثناء الأزمات، دليل عملي للسياسيين خلال جائحة فايروس كورونا المستجد «Covid-19»، مايو/ أيار 2020، ص 10، الموقع الإلكتروني على الرابط: https://bit.ly/3gMNyT8

كما أكد أحد الباحثين أن التحدي لا يكمن في قدوم أزمات أكثر تعقيداً ممّا هو قائم فقط، ولكن في ضعف أداء المشرفين على إدارة هذه الأزمات والوصول بها إلى بر الأمان في أبعاد الأزمة السياسية والإعلامية والمجتمعية كلها[36].

وقد أسهمت الممارسات والتجارب الميدانية، إضافة إلى الاجتهادات العلمية في هذا المجال، في إرساء قواعد علم إدارة الأزمات، الذي يعمل على الارتقاء بالمستوى الوظيفي والإداري لكل الشركات والإدارات والمؤسسات والمنظمات الإدارية والمالية والاقتصادية والسياسية على حد سواء[37].

ويحيل هذا العلم إلى مجموعة من القواعد والضوابط والتدابير التي ينبغي استحضارها كسبيل للتعامل العقلاني مع الكوارث والأزمات، وللتقليص من فرص حدوثها أو من خطرها وانعكاساتها.

وينطوي علم إدارة الأزمات في عالم اليوم، بإشكالاته ومخاطره المعقدة، على أهمية قصوى بالنظر إلى أدواره المفترضة على مستوى التعامل بنوع من المرونة والفاعلية مع مختلف القضايا والتهديدات المطروحة.

وقد أولت العديد من البلدان المتقدمة أهمية قصوى لهذا الأمر، منذ وقت مبكر من القرن الماضي، سواء داخل الهيئات والمؤسسات العمومية أو في عمل الشركات الخاصة، أو ضمن سياساتها (الدّول المتقدمة)، وخططها الاستراتيجية المختلفة، كما أحدثت مراكز علمية تختص بالموضوع، وأدرجته كمواد أساسية ضمن برامجها التعليمية داخل عدد من الأقسام والتخصصات المدنية والعسكرية أيضاً، كما حرصت على ترسيخ ثقافة إدارة الأزمات من خلال إدراجها ضمن عدد من البرامج التعليمية والإعلامية أيضاً، بصورة تجعل المواطن نفسه في صلب العملية، من خلال دفعه إلى توخي الحذر والتعامل العقلاني مع الأزمات والعوامل التي تغذيها، واتخاذ الاحتياطات اللازمة في هذا الخصوص.

أضحى اعتماد أسلوب إدارة الأزمات ضرورة لا ترفاً، مع تزايد التهديدات والمخاطر في عالم اليوم. وتُبرز الكثير من الدراسات والتقارير ذات الصلة أن تعزيز هذا الأسلوب واستحضاره بجدية ضمن السياسات العمومية للدولة، أو داخل المؤسسات الحكومية والشركات الخاصة، لا يمنع من وقوع الأزمات، لكنه في مقابل ذلك يحد بشكل كبير من تداعياتها وانعكاساتها. وبناء على ذلك، فالأزمات والكوارث التي تقع في عدد من الدول التي لا تولي اهتماماً كبيراً لهذه التقنية غالباً ما تكون كلفتها ضخمة وقاسية.

---

36. أحمد ضيف الله القرني، مرجع سابق، ص 208.

37. محمد سرور الحريري، مرجع سابق، ص 163.

ولا تخفى التطورات التي حققها علم إدارة الأزمات استناداً إلى التجارب الميدانية والكتب والمؤلفات الصادرة في هذا الخصوص. وأخذاً في الاعتبار لأهمية إحداث مراكز متخصصة في هذا الشأن ومنفتحة على عدد من التخصّصات العلمية، يؤمن الأستاذ «إدغار موران» بإمكانية «علم للأزمات» وجدواه، ويؤكد أنه يجب أن يتضمن طريقة ملاحظة شبه سريرية تكون بذاتها مرتبطة بالأخلاقيات، فمراكز الأزمات يجب ألا تكون مراكز طبّية فقط، بل يمكن أن تشمل المجالات جميعها[38].

لا يخلو أسلوب إدارة الأزمات من صعوبات وإكراهات، يطرحها غياب معلومات دقيقة تسمح برصد حدود الأزمة وخلفياتها وتطوراتها، والعوامل المغذية لها، أو ما يحذر منه أحد الباحثين بخصوص التزييف والتغيير الذي قد يطال المعلومات الصادرة والواردة في الملفات والتقارير الرسمية من الإدارة العليا وإليها[39].

ومن الإشكالات التي تحيط بإدارة الأزمة أيضاً، وتؤثر سلبياً في مجراها، تعدد المتدخلين في غياب خطة استراتيجية في هذا الخصوص أو تنسيق يحدد الأدوار ويدعم تناغمها.

وتبقى الإشارة أنه إلى جانب مفهوم إدارة الأزمات، هناك مفهوم آخر، هو «الإدارة بالأزمات»، ويختلف في معناه تماماً عن الأول، وهو يرتبط بمختلف التدابير والإجراءات الرامية إلى صنع الأحداث والحيل والخديعة، على سبيل تحقيق أهداف خاصة وضيقة، من خلال تفجير أو اختلاق أزمات وهمية أو عابرة بهدف إلهاء الرأي العام، وتصريف أنظاره عن الأزمة أو الأزمات الحقيقية القائمة أو لتحقيق أهداف أخرى.

إنه أسلوب للتمويه عن الحقائق، بسبل لا أخلاقية وغير قانونية، يرتكز عادة إلى إطلاق الشائعات وإثارة الصراعات، والتحريض على العنف أو على خرق القوانين والالتزامات. وهو يقترب كثيراً مما أصبح يطلق عليه بـ «الفوضى الخلاقة»، يلجأ إليه كثير من الدول والزعماء، كلما اشتد عليهم الخناق والنقد، أو لتخفيف تداعيات الإخفاقات والسياسات التعسفية، فقد لجأت إليه إسرائيل أكثر من مرة للتمويه عن سياستها في الأراضي العربية المحتلة، كما أن الرئيس الأمريكي السابق «بيل كلينتون» قام بقصف العراق في عام 1998 في عز اشتداد الأزمة التي حاصرته، بسبب الفضيحة الأخلاقية المعروفة بـ «مونيكا لوينسكي».

وينطوي أسلوب الإدارة بالأزمة على قدر كبير من الخطورة، لكونه يتم على حساب القوانين والأخلاق والمعاناة الإنسانية، ويتخذ أشكالاً عديدة؛ كالابتزاز وإطلاق الشائعات والأكاذيب، بصورة تكرس الصراع، وتوفر المناخ المناسب لتصاعد الأزمات الحقيقية والقبول بها كواقع.

---

38. إدغار موران، مرجع سابق، ص 77.

39. محمد سرور الحريري، مرجع سابق، ص 52.

وأخذاً في الاعتبار لطبيعة بعض الأزمات، هناك ما يسمى بـ «الإدارة من الخلف» أيضاً، وهو أسلوب ينحو إلى تحقيق الجودة في الأداء، من خلال التركيز على معالجة الأسباب، بدل الانشغال بالنتائج، كما يحيل إلى تواري الفاعل الحقيقي في الأزمة أيضاً، تلافياً لبعض الضغوطات والانتقادات التي تواكب إدارة الأزمة، ليسمح لأطراف إدارية أو تقنية أخرى بالظهور في الواجهة، كما يطلق على توجّه بعض الدول الكبرى إلى تكليف دول أخرى بخوض «معارك» استراتيجية بالوكالة أيضاً، و/أو تنفيذ أجندات مختلفة على المستويات الداخلية و/أو الإقليمية و/أو الدولية نيابة عنها، دون أن تبرز هذه الدول (الكبرى) في الواجهة.

الفصل الثاني

الأزمات العابرة للحدود في عالم متشابك

تعقّدت الأزمات في عالم اليوم، وأصبح من الصعب في كثير من الأحيان أن نفصل بين أزمات داخلية وأخرى خارجية، بالنظر إلى التشابك الذي يطبع العلاقات الدولية في عالم اليوم بطوق من المصالح. فقد تمدد نشاط الجماعات الإرهابية وانتشر على امتداد مناطق مختلفة من العالم، وتبيّن أن الكوارث البيئية، سواء كانت ناجمة عن التلوث، أو عن التحولات المناخية والطبيعية، لا تعترف بالحدود السياسية والجغرافية.

وتفرز الأزمات الاقتصادية الوطنية ارتدادات دولية لا تخلو من خطورة وانعكاسات سلبية، فيما ازدادت التحديات، مع تطور تكنولوجيا الاتصال الحديثة، وبروز تهديدات تطال الأمن الرقمي، فلا تخفى خطورة الجرائم الإلكترونية التي باتت تطرح أزمات وإشكالات دولية عابرة للحدود، تتعطل معها الخدمات، وتهدد معها المصالح والحقوق والحريات. كما أضحت الأمراض المتنقلة، والأوبئة العابرة للحدود تثير إشكالات وتداعيات خطيرة على الأمن والاستقرار العالميين.

عندما تخلّص العالم من عبء صراعات الحرب الباردة، بدأ يلتفت إلى هذه المخاطر والتحديات التي أصبحت تفرض معالجات مبتكرة ومستدامة، بعدما تبيّن أن الحدود السياسية للدول لا تمنع من انتقال هذه المخاطر الآخذة في الانتشار، تحت تأثير تشابك العلاقات الدولية، وتبادل المصالح وتزايد مظاهر الاعتماد المتبادل.

فهذه التحديات التي تأكد معها أن التهديدات التي تمس بالأمن بمفهومه الشامل والواسع لم يعد مصدرها الدول فقط – أصبحت تفرض بقوة تجاوز المقاربات الانفرادية الداخلية واعتماد تدابير وسياسات أكثر نجاعة في إطار من التعاون والتنسيق الدولي.

المبحث الأول: تلوث البيئة

كان لانفجار مفاعل «تشيرنوبيل» عام 1986 بأوكرانيا، الناتج عن تسرب نووي خطير تجاوز حدودها إلى باقي الدول الأوروبية، أثر كبير في اقتناع كثير من صناع القرار في العالم بأن تلوث البيئة لا يعترف بالحدود السياسية والاعتبارات الجغرافية، أو سيادة الدول بمفهومها التقليدي. ومنذ بدايات التسعينيات من القرن الماضي حظي موضوع البيئة باهتمام دولي كبير، وانعقد بشأنه كثير من

المؤتمرات الدولية، لتضاف إلى عدد من اللقاءات والاتفاقيات التي سبق أن تمحورت حول الثروات الطبيعية وحسن استثمارها[40].

أضحت البيئة بوصفها نظاماً فيزيائياً وبيولوجياً لحياة الإنسان وباقي الكائنات الحية والعناصر الطبيعية غير الحية، من ماء وهواء وتربة وما يحيط بهما، مهددة بكثير من المخاطر جراء النشاطات المختلفة للإنسان، ورغبته في تطوير حياته ومحيطه. وبفضل الجهود التي بذلتها كثير من المنظمات الدولية والحركات البيئية، انتقل الاهتمام بهذا الموضوع الحيوي من المختبرات العلمية إلى أروقة السياسة، وخاصة مع التحذيرات المتتالية التي أبداها العلماء بخصوص ما يلحق الكرة الأرضية والحياة البشرية من مخاطر حقيقية تهدد المحيط البيولوجي للإنسان في الوقت الراهن، وكذا حياة الأجيال القادمة، بسبب الاستغلال غير المعقلن للثروات الطبيعية وتطور الصناعات.

المطلب الأول: تلوث البيئة وتصاعد الكوارث الطبيعية

تزايدت التقارير والدراسات والأبحاث العلمية المحذرة من الأخطار البيئية التي باتت تهدد وجود الإنسان، وباقي الكائنات الحية الأخرى على الأرض، بفعل الأنشطة البشرية العشوائية التي تُلحق بالطبيعة آثاراً مدمرة (صناعات كيماوية، واستخدام مصادر الطاقة الملوثة، وحرق الغابات، وتوجيه المياه العادمة والملوثة كيماوياً نحو الأنهار والمحيطات...).

ويشير العلماء في هذا الصدد، إلى أن التغيرات التي تلحق بالمناخ، تعد من ضمن العوامل التي تسهم في تفجّر الكوارث الطبيعية وتزايد مخاطرها، حيث تزداد الكوارث التي يتفاقم الكثير منها بفعل تغير المناخ تواتراً، وتعيق بشدة أي تقدم نحو تحقيق التنمية المستدامة[41].

وقد شهد العالم في العقود الأخيرة مجموعة من الكوارث الطبيعية، من فيضانات وأعاصير وجفاف وتصحر، كانت تداعياتها خطيرة، وخاصة داخل عدد من بلدان الجنوب. وتبرز التقارير الدولية إلى أن ما يقارب 50 في المئة من أنهار العالم أضحت ملوثة بمواد صناعية وكيميائية سامة، فيما تعرضت الغابات في مناطق مختلفة من العالم إلى القطع، وفقدت معظم الأراضي الزراعية خصوبتها، وتمدد زحف الرمال بشكل مخيف، كما ارتفعت درجة الحرارة بالأرض بصورة ملحوظة، ووقعت العديد من الكوارث الطبيعية (أعاصير، وفيضانات...) يُرجع العلماء أسبابها إلى تنامي ظاهرة الاحتباس الحراري التي تسهم في توسع ثقب طبقة الأوزون.

---

40. يمكن الإشارة في هذا الصدد إلى مؤتمر «استوكهولم» حول بيئة الإنسان عام 1972 الذي نظم برعاية الأمم المتحدة.

41. مكتب الأمم المتحدة للحد من مخاطر الكوارث: إطار سنداي للحد من مخاطر الكوارث للفترة 2015-2030، (جنيف: الأمم المتحدة، 2015)، ص 10.

وتفيد معطيات صادرة عن الأمم المتحدة أنه خلال المئة عام الماضية تسبب 58 حادث تسونامي في قتل ما يزيد على 260.000 شخص، أو ما معدله 4600 شخص لكل كارثة، وهذا يتجاوز المخاطر الطبيعية الأخرى. وأدى التسونامي الذي وقع بالمحيط الهندي في ديسمبر 2004 إلى أكبر عدد من الوفيات في تلك الفترة، وتسبب فيما يقدر بـ 227000 حالة وفاة في 14 بلداً، حيث كانت إندونيسيا وسريلانكا والهند وتايلاند الأكثر تضرراً[42].

إن التصحر العالمي، ولاسيما بعد إزالة الغابات الاستوائية وتحويلها إلى أراض زراعية آخذ في التباطؤ، إلا أن معدل التصحر لايزال مرتفعاً في كثير من الدول؛ فعلى مدى العقد الماضي تم تحويل نحو 13 مليون هكتار من الغابات في أنحاء العالم كله إلى استخدامات أخرى، أو فقدت لأسباب طبيعية سنوياً، مقارنة مع 16 مليون هكتار سنوياً في فترة التسعينيات[43].

ووفقاً لتقرير المخاطر العالمية لعام 2013 خلّفت الكوارث الطبيعية في أفريقيا آثاراً من قبيل الفقر. وعلاوةً على المحن الإنسانية التي تسفر عنها هذه الكوارث، فإنها تؤدّي إلى تفاقم مخاطر أخرى أيضاً، مثل تفشي الأمراض[44].

ولا تخفى التأثيرات المدمرة التي يلحقها نقل النفايات السامة، وتنامي الحروب والنزاعات الداخلية على البيئة بكل عناصرها، ويضاف إلى ذلك إجراء التجارب النووية والكيماوية والبيولوجية، وعدم ترشيد استخدام المياه ومصادر الطاقة، واستخدام الأسمدة الكيماوية بصورة مفرطة، إضافة إلى تدمير الغابات، وانتشار السكن غير اللائق الذي يفتقر إلى شروط السلامة الصحية.

وتتحمل العديد من الشركات والمؤسسات الصناعية الكبرى في الدول المتقدمة قسطاً وافراً في مسؤولية تلويث البيئة، سواء من خلال المخلفات الصناعية، أو من حوادث تسريب الغازات السامة في الهواء، والنفط في البحار والمحيطات.

وأمام هذه التحديات، تتزايد التحذيرات التي يصدرها العلماء بصدد المستقبل القاتم الذي ينتظر البيئة، فقد أشارت بعض الدراسات إلى أن أكثر من نصف سكان العالم سيعانون نقصاً كبيراً في المياه، ونبهت إلى التزايد اللافت للانتباه في الكوارث الطبيعية الناجمة عن سوء أحوال

---

42. تعزيز الخطط الوطنية والمحلية للحد من المخاطر في عام 2020، الموقع الإلكتروني للأمم المتحدة، (دون تاريخ)، على الرابط:
https://www.un.org/ar/events/tsunamiday/

43. الأمم المتحدة: تقرير عن الأهداف الإنمائية للألفية، عام 2010، (نيويورك: الأمم المتحدة، 2010)، ص 52.

44. الأمم المتحدة، الجمعية العامة، لجنة استخدام الفضاء الخارجي في الأغراض السلمية، أنشطة الدعم الاستشاري التقني المنفّذة في عام 2013 في إطار برنامج الأمم المتحدة لاستخدام المعلومات الفضائية في إدارة الكوارث والاستجابة في حالات الطوارئ، 5 ديسمبر/ كانون الأول 2013، وثيقة رقم A/AC.105/1056، ص 4.

الطقس، والارتفاع الملحوظ في درجات الحرارة خلال العقود الأخيرة، بفعل انبعاث الغازات الدفيئة؛ كثاني أوكسيد الكربون والميثان وأوكسيد النيتروز، فيما أكدت أخرى إلى أن ما يزيد على نسبة 70 في المئة من سطح الكرة الأرضية يمكن أن تتعرض للتلوث تحت تأثير الطرق المعبدة والتعدين، وتمدد المدن في السنوات المقبلة، إذا لم تتخذ إجراءات عاجلة على طريق الحد من التلوث.

وقد يؤدي تغير المناخ إلى تفاقم عمليات تدهور الأراضي، من خلال حدوث زيادات في شدة سقوط الأمطار والفيضانات وتواتر حالات الجفاف والإجهاد الحراري والرياح وارتفاع مستوى سطح البحر وحركة الأمواج وذوبان التربة الصقيعية. وأدى تغير المناخ إلى انخفاض معدلات نمو الحيوانات وإنتاجيتها في النظم الرعوية في أفريقيا، وهناك أدلة قوية على أن الآفات والأمراض الزراعية استجابت بالفعل لتغير المناخ، وأدى ذلك إلى حدوث زيادات وانخفاضات على السواء في تفشي الأوبئة والأمراض. واستناداً إلى المعرفة الأصلية والمحلية، يؤثر تغير المناخ في الأمن الغذائي في الأراضي الجافة، ولاسيما تلك الموجودة في أفريقيا، والمناطق الجبلية العالية في آسيا وأمريكا الجنوبية [45].

وجدير بالذكر أن افتقار دول الجنوب إلى استراتيجيات وأساليب تنموية دفعها إلى استنزاف الأرض والموارد الطبيعية الأخرى؛ بسبب زيادة حركة التصحر بإهمال الزراعة والسهول، وتوالي الفيضانات بسبب قطع الغابات، وإغراق الموارد المائية بالفضلات، وهي أخطار تضافرت مع افتقارها إلى الإمكانات العلاجية والوقائية لمواجهة هذه التحديات البيئية [46].

وتزداد هذه المشكلات التي تعكس اختلالاً في العدالة البيئية، إذا استحضرنا أن هناك توزيعاً غير متكافئ من المياه العذبة حسب المناطق في العالم. فأقل من عشر دول تنتمي إلى الدول الصناعية؛ كالولايات المتحدة الأمريكية وأوروبا الغربية وكندا وأستراليا ودول أمريكا اللاتينية، تستحوذ على 60 في المئة من الموارد الطبيعية المائية في العالم، فيما يلاحظ أن 80 في المئة من الأمراض الموجودة في الدول المتخلفة سببها قلة المياه العذبة أو فقدانها [47].

---

45. الهيئة الحكومية الدولية المعنية بتغير المناخ: تغير المناخ والأراضي، تقرير خاص لهيئة (IPCC) عن تغير المناخ، والتصحر، وتدهور الأراضي، والإدارة المستدامة للأراضي، والأمن الغذائي، وتدفقات غازات الاحتباس الحراري في النظم الأيكولوجية الأرضية، ملخص لصانعي السياسات، جنيف، سويسرا 2020، ص 10، على الرابط: https://bit.ly/3sSI0ct

46. حنان مراد وآخرون: أثر التغيرات المناخية في التنمية بالضفة الجنوبية للبحر المتوسط، ضمن، الإنسان والبيئة، رهانات الصراع المستدام من أجل البقاء، (المغرب: المرصد المغربي للأجيال المقبلة، 2019)، ص 44.

47. أحمد كرار: الجغرافية الاقتصادية، سلسلة الكتب، العدد 26، (مراكش: منشورات كلية العلوم القانونية والاقتصادية والاجتماعية، 2002)، ص 133.

وهناك اتفاق قائم، بأن تفسخاً خطيراً لحق بالبيئة الطبيعية التي نعيش فيها، مقارنة مع ما كان عليه الوضع قبل ثلاثين عاماً، أو بالأحرى قبل مئة عام على الرغم من تواصل المبتكرات التقنية المهمة وتوسع المعرفة العلمية[48].

ويلفت أحد الباحثين الانتباه إلى أننا نعيش داخل كبسولة من الاقتصاد الكوكبي، يبدو أنها غافلة عن الأحداث المناخية التي يمكنها قتل الآلاف، في زمن تفجرت فيه الزيادة السكانية وصارت المدن هي الشكل الغالب للاستيطان البشري. ويضيف أننا خطونا مع الثورة الصناعية خطوة عملاقة إلى عصر نتعرض فيه على نحو مخيف إلى جوائح كامنة[49].

المطلب الثاني: مستقبل الأمن البيئي في ضوء الجهود الدولية

رغم الإقرار الدولي بخطورة التلوث الذي يطال البيئة، وبتداعياته على الأمن الإنساني، فإن المقاربات تتباين فيما بين الدول في هذا الخصوص، بل وصل الأمر إلى تبادل التهم بصدد المسؤولية عن الأضرار التي تلحق بالبيئة، وتنامي الحديث عن التنمية المستدامة والعدالة المناخية.

وقد سعى المجتمع الدولي إلى عقد مجموعة من الاتفاقيات والتدابير على طريق مواجهة التحديات والمخاطر الحقيقية التي باتت تواجه البيئة في إطار من التنسيق والتعاون، وإذا كان الكثير من الدول قد انخرط بقدر كبير من الجدية والمسؤولية في هذا الصدد، فإن دولاً أخرى لم تكن متحمسة لهذه الجهود، كما هو الشأن بالنسبة إلى الولايات المتحدة الأمريكية.

انعقد مؤتمر «ريو دي جانيرو» في الفترة الممتدة ما بين 03 و14 يونيو عام 1992، وحظي بحضور مكثف ووازن (40 ألف شخص، 1200 منظمة دولية غير حكومية، و178 دولة، و130 رئيس دولة)، ورغم الصعوبات التي واجهت المنظمين، من حيث تبادل التهم بين دول الشمال ومثيلاتها في الجنوب بصدد المسؤولية عن تزايد نسب التلوث في العالم، فإن المؤتمر قد أفرز نقاشات مهمة، وتوصيات وإجراءات تدعم الموازنة بين تحقيق التنمية من جهة، والمحافظة على سلامة البيئة من جهة أخرى، لتتوالى بعد ذلك اللقاءات والمؤتمرات ذات الصلة، حيث انعقد عام 2002 مؤتمر «جوهانسبورغ» في جنوب أفريقيا، الذي تطرق إلى عدد من القضايا البيئية المهمة، كما هو الشأن بالنسبة إلى تراجع المخزون السمكي والثروات البحرية، وقضايا التصحر، والتغيرات المناخية والمخاطر المحيطة بالتنوع

---

48. إيمانويل فالرشتاين: نهاية العالم كما نعرفه، نحو علم اجتماعي للقرن الحادي والعشرين، ترجمة فايز الصباغ، (المنامة: هيئة البحرين للثقافة والآثار، 2017)، ص 149.

49. براين فاغان: الصيف الطويل، دور المناخ في تغيير الحضارة، ترجمة مصطفى فهمي، سلسلة عالم المعرفة، العدد 340، (الكويت: المجلس الوطني للثقافة والفنون والآداب، يونيو/ حزيران 2007)، ص 307.

البيولوجي، كما تمخض عن أشغاله تبنّي تنفيذ خطة بيئية ناجعة بحلول عام 2015، تقضي بخفض نسبة الفقر على المستوى العالمي، وتوفير مياه الشرب، وتقليص معدلات وفيات الأطفال والأمهات بمقدار الثلثين.

وقد مثّل اتفاق باريس لعام 2015 حول تغير المناخ (COP 21)، الذي شارك فيه ممثلو 195 دولة، مناسبة للإحساس بمخاطر الاحتباس الحراري، وبضرورة بلورة مداخل كفيلة للحدّ منه، حيث تم الاتفاق على تحويل الاقتصاد الدولي من الاعتماد على الغاز الأحفوري، والعمل بشكل جماعي للحد من الارتفاع المتزايد لدرجة حرارة الأرض أيضاً، مع توجيه الدعم للدول الضعيفة الأكثر تضرراً من تلوث البيئة، قصد مساعدتها على التغلب على مختلف الإكراهات والمشكلات المطروحة في هذا السياق.

وبعد دخول اتفاق باريس للمناخ حيز التنفيذ، شهدت مدينة مراكش المغربية، ما بين 07 و18 نوفمبر/ تشرين الثاني 2016 انعقاد الدورة الـ 22 لمؤتمر الأطراف في الاتفاقية الإطار للأمم المتحدة بشأن تغير المناخ، بمشاركة نحو 20 ألف مندوب مما يزيد على 196 دولة، إضافة إلى عدد كبير من ممثلي فعاليات المجتمع المدني العاملة في المجال البيئي، سعى خلالها المشاركون إلى تفعيل توصيات وقرارات مؤتمر باريس (COP 21)، باتجاه ترسيخ أمن بيئي عالمي شامل، يوازن بين متطلبات التنمية المستدامة، والمحافظة على سلامة بيئة الأرض.

ورغم الجهود التي بذلها المجتمع الدولي في سبيل الحد من الإشكالات والتحديات التي تواجه البيئة، سواء فيما يتعلّق منها بالتشريعات والسياسات الداخلية، أو فيما يتصل بالاتفاقيات والجهود الدولية، فإن الواقع يبرز أن البيئة مازالت تتعرض للدمار، بسبب عدم تنفيذ عدد من الدول التزاماتها الواردة في هذا الشأن بحسن نية، ما خلف قدراً كبيراً من الاستياء والرفض في أوساط الحركات الاجتماعية البيئية المنتشرة في عدد من الدول المتقدمة، كفرنسا والولايات المتحدة الأمريكية، التي بادرت إلى القيام بمجموعة من التحركات والاحتجاجات، كسبيل للضغط والمرافعة بشأن القضايا البيئية.

ولا يمكن للتنمية أن تتحقق دون استحضار متطلبات المحافظة على البيئة، التي توفر مقومات الحياة كلها من ماء وهواء وطاقة، سواء بالنسبة إلى الإنسان أو مختلف الكائنات الحية الأخرى.

كما أن تحقيق السلم والأمن بالمفهوم الشامل لا يمكن أن يتأتى دون استحضار المقوّم البيئي، وما يتصل بذلك من عقلنة لاستغلال الموارد الطبيعية وعدم تعريضها للتلف والتلوث، ولا تخفى أهمية توظيف الطاقة المتجددة بشكل واسع، وتشجيع قيام اقتصاد أخضر، يوازن بين تحقيق الربح والمصالح من جهة، واحترام المحيط البيئي من جهة أخرى.

وأمام هذه المعطيات أضحى استحضار الأمن البيئي، كمكون أساسي للسلم والأمن الدولي، أمراً ضرورياً تقتضيه مصلحة البشرية جمعاء ويستدعي تجنيد الطاقات والإمكانات المتوافرة لتنظيم إدارة الموارد الطبيعية وعقلنة استغلالها.

المبحث الثاني: الأمراض الخطيرة العابرة للحدود

على امتداد التاريخ البشري، شهد العالم عدداً من الأوبئة والأمراض الخطيرة المعدية كالطاعون والكوليرا....، خلفت الكثير من المصابين والضحايا. ورغم قساوتها وتأثيراتها الاقتصادية والاجتماعية والنفسية...، فإن الإنسان قد تمكن من الانتصار عليها دائماً، بجعلها محطة لاكتشاف الأدوية واللقاحات وبناء المستشفيات وإرساء منظومة صحية لمواجهة هذه المخاطر.

المطلب الأول: الأمراض والأوبئة في عالم متشابك

إن التشابك الذي أصبح يميز العلاقات الدولية في الوقت الراهن على المستويات السياسية والاقتصادية والاجتماعية والتقنية...، وما تبع ذلك من تطور لوسائل الاتصال والمواصلات، جعل من العالم مجرد قرية صغيرة توفر شروط الانتقال السريع والواسع لعدوى الأوبئة والأمراض الخطيرة في حال ظهورها في منطقة ما.

فلا تخفى الآثار السلبية التي تطرحها الأمراض والأوبئة بالنسبة إلى الأمن بمفهومه الإنساني الواسع، فبالإضافة إلى سيادة حالة الهلع التي يترافق ظهورها داخل المجتمعات، فهي تؤدي إلى تراجع الاقتصاد والمعاملات التجارية، وارتباك أداء الخدمات والمرافق المختلفة....، وتضع السلطات السياسية أمام محك حقيقي تحت ضغط المطالب الاجتماعية المتزايدة، وهي التداعيات التي تزداد ضراوتها وحدتها داخل البلدان التي تفتقر إلى بنَى طبية كافية، تضمن الأمن الصحي للمواطنين.

وكثيرا ما تتسبب الكوارث في تدمير المنشآت الصحية وشلل الخدمات الصحية، من خلال التسبب بالضرر المادي للأبنية والتجهيزات، والفقدان المباشر للفريق الصحي، فيما يكون الطلب على الرعاية الصحية أكثر إلحاحاً[50].

وعلاوة على الانعكاسات الصحية التي تتسبب فيها الأمراض والأوبئة الخطرة، من حيث الإصابة وسقوط عدد من الضحايا، فهي تخلف تداعيات اقتصادية واجتماعية ونفسية صعبة.

---

50. الاتحاد الدولي لجمعيات الصليب الأحمر والهلال الأحمر، دليل لتعميم الحد من مخاطر الكوارث والتكيف مع التغير المناخي، جنيف، 2013، ص 45.

فعلى امتداد مناطق مختلفة من القارة الإفريقية، ينتشر مرض النوم الناجم عن حشرة «تسي تسي»، الذي يهدد صحة ملايين الأشخاص في 36 بلداً من بلدان أفريقيا جنوب الصحراء الكبرى، وتعيش كثير من الفئات السكانية المتضررة في مناطق نائية لا تستفيد إلا بشكل محدود من الخدمات الصحية المناسبة؛ ما يحول دون الاضطلاع بأنشطة الترصد ويحول بالتالي دون تشخيص الحالات وعلاجها[51].

ويعمّق المرضَ الأزماتُ الاجتماعية والاقتصادية والسياسية؛ فقد أرغم هذا المرض الكثير من المزارعين داخل هذه البلدان على مغادرة أراضيهم ومناطق سكناهم نحو فضاءات آمنة وغير موبوءة، كما أدى إلى نفوق ملايين الرؤوس من الماشية.

وهناك نحو 10 ملايين كيلومتر مربع من القارة الأفريقية موبوءة بذبابة «تسي تسي»، وثمة جزء خصب من هذه المساحة الشاسعة تتعذر زراعته، ويطلق عليه اسم الصحراء الخضراء التي لا يقربها بشر ولا حيوان. وفي حال استئصال هذه الذبابة، ومن ثم القضاء على مرض «التريبانوزوما» (مرض النوم) الذي تنقله، فإن ذلك سيتيح للريفيين الأفارقة استرداد بقاع واسعة من قارتهم وتعزيز الإنتاج الغذائي إلى حد بعيد[52].

ورغم أن بعض الدول الأفريقية مثل السنغال[53] بدأت تحقق تقدماً ملموساً على مستوى محاصرة المرض، من خلال تقنية الحشرات العقيمة، لم يستطع العلماء بعد، تطوير تطعيم للآدميين والماشية يستطيع أن يمنع هجوم مرض النوم[54].

ومن جهة أخرى، ففي عام 1997 أصيب أشخاص بأنفلونزا الطيور في «هونغ كونغ»، قبل أن ينتشر الفيروس بعد ذلك في عدد من البلدان على امتداد مناطق مختلفة من العالم، ورغم الجهود التي بذلتها منظمة الصحة العالمية، ومنظمة الأمم المتحدة للأغذية والزراعة، والبنك الدولي لمحاصرة الفيروس، فإن الخطر ظل قائماً.

وبالنظر إلى أن الدواجن أصبحت تمثل مصدراً أساسياً يعزز الأمن الغذائي العالمي، فقد أثار الداء هلعاً كبيراً في عدد من الدول، كما أثر بشكل ملحوظ في نشاط عدد من الشركات الدولية الكبرى.

---

51. «داء المثقبيات الأفريقي (مرض النوم)»، منظمة الصحة العالمية، 17 فبراير / شباط 2020، على الرابط: https://bit.ly/3gFe0Ox

52. «ذبابة «تسي تسي»: لعنة تطارد المزارعين الأفارقة»، منظمة الزراعة والأغذية، على الرابط: https://bit.ly/2QTWbR7

53. آبها ديكسيت: استئصال ذباب تسي تسي: السنغال تقترب من خلال تحقيق أول انتصار، نشرة الوكالة الدولية للطاقة الذرية، مارس/ آذار 2015، ص17.

54. إيريكا رينهارت: العمل معاً: وكالات الأمم المتحدة تكافح ذبابة تسي تسي والفقر في الريف، مجلة الوقائع، (نيويورك: الأمم المتحدة، رقم 2، 2002)، ص17.

وقد قُدِّر عدد المصابين بالفيروس في عام 2005 بنحو 38,6 مليون شخص، وبلغ عدد المتوفين بسببه نحو 2,8 مليون شخص[55].

وفي السياق نفسه، تشير البيانات الإحصائية إلى أن انتشار وباء فيروس نقص المناعة البشرية، على الصعيد العالمي الذي بلغ ذروته في عام 1996، أخذت نسبة المصابين الجدد به في الانخفاض مع حلول عام 2008، فيما بلغ مرض «الإيدز» ذروته في عام 2004، حيث بلغ عدد الوفيات نحو 2,2 مليون حالة[56].

كما ورد في تقرير صادر عن صندوق الأمم المتحدة لمكافحة الإيدز عام 2004، أن هذا الأخير انعكس بصورة ملحوظة على متوسط عمر حديثي الولادة (منذ عام 1999) في 23 دولة أفريقية. بل ذهبت بعض التقارير الصادرة عن الأمم المتحدة إلى أن متوسط عمر الفرد انخفض لأقل من 40 عاماً نتيجة لهذا المرض، داخل عدد من الدول في جنوب الصحراء الأفريقية، كما هو الأمر بالنسبة لكل من جمهورية أفريقيا الوسطى، ولوسوتو، ومالاوي، وموزمبيق، وسوازيلاند، وزيمبابوي، وزامبيا ... حيث تراجعت مؤشرات التنمية البشرية بهذه البلدان، لتصل إلى المستويات التي سجلت عام 1990، وقد أصبح عمر الفرد المولود بين عامي 1995 و2000 في هذه الدول السبع أقل بـ 13 عاماً عن متوسط عمر الفرد المولود قبل بداية ظهور الوباء في البلاد نفسها، وخلال عام 2003 تسبب الإيدز في وفاة 2,2 مليون شخص في شبه الصحراء الأفريقية وحدها[57].

أثار انتشار هذا الفيروس في مناطق عدة من العالم مخاوف كبرى، وخلّف نقاشات حادة داخل أروقة الأمم المتحدة، واعتبر قبل عقدين من الزمن بأنه أول قضية صحية في العالم تمثل تهديداً حقيقياً للسلم والأمن الدولي، حيث طالب الكثير من الدول المتضررة وخاصة الأفريقية منها، ببلورة شراكة دولية كفيلة بالتغلب على الداء في القارة، عبر توفير لقاحات تستفيد منها الدول المتضررة كلها[58].

وبحسب تقرير صادر عن الأمم المتحدة عام 2006، أودى هذا المرض منذ ظهوره بحياة أكثر من 25 مليون نسمة، وأصاب باليتم 15 مليون طفل، وأدى إلى تفاقم وطأة الجوع والفقر. وأصبح الإيدز

---

55. كوفي ع. عنان: مواجهة تحديات عالم متغير، التقرير السنوي عن أعمال المنظمة 2006، (نيويورك: الأمم المتحدة 2006)، ص 22.

56. الأمم المتحدة: تقرير عن الأهداف الإنمائية للألفية، مرجع سابق، ص 40.

57. بياترز بافون: أزمة التنمية، الإيدز يخفض متوسط عمر الفرد في 23 دولة أفريقية، مجلة الوقائع (نيويورك، الأمم المتحدة، رقم 3 2004-)، ص 54.

58. الأمم المتحدة، مجلس الأمن، السنة الخامسة والخمسون 4172، نيويورك 2000، وثيقة رقم S/Pv.4172.

هو السبب الرئيسي لوفاة الرجال والنساء الذين تتراوح أعمارهم ما بين 15 و49 عاماً، وأصبحت النساء يمثّلن حالياً 50 في المئة من المصابين بالفيروس على مستوى العالم[59].

وعلى الرغم من الجهود الدولية المبذولة على سبيل تطويق الداء، وخاصة مع إحداث الصندوق العالمي لمكافحة الإيدز والسّل والملاريا عام 2002، فإن التقارير الصادرة عن الهيئات المتخصصة تبرز استمرار تمدد المرض مع ارتفاع تكاليف الأدوية في الأسواق الدولية، حيث لم تستطع معظم الدول الضعيفة تأمينها لمواطنيها.

وقال المدير التنفيذي لبرنامج الأمم المتحدة المشترك المعني بفيروس نقص المناعة البشرية «الإيدز»: إن مجلس الأمن بإبرازه أن انتشار الفيروس سيشكّل خطراً على الاستقرار والأمن، قد غير من خلال القرار 1308/ 2000 نظرة العالم إلى الإيدز، وأعرب عن أسفه لأنه رغم تنفيذ برامج واسعة النطاق لمنع فيروس نقص المناعة البشرية وبرامج العلاج، فإن التهديد الذي يشكله الوباء لم ينخفض[60]. ومازال القضاء على الإيدز يمثل أحد أهم الأهداف التي تسعى الأمم المتحدة إلى تحقيقها خلال هذا العقد.

هذا، وظل داء «إيبولا» منذ اكتشافه عام 1976 في دولة الكونغو وجمهورية أفريقيا الوسطى، ينتشر في صمت، وأبرزت الإحصائيات الصادرة عن منظمة الصحة العالمية عام 2014 أن نحو 7300 شخص توفوا بسبب الفيروس، وقد انعكس الأمر بشكل سلبي ملحوظ على حركة الطيران المدني والسياحة الدوليين، وحظي الأمر باهتمام كبير خلال أشغال الدورة التاسعة والستين للجمعية العامة للأمم المتحدة المنعقدة ما بين 24 سبتمبر و01 أكتوبر لعام 2014، التي تميزت بمشاركة عدد كبير من رؤساء الدول والحكومات والمنظمات الدولية والخبراء، حيث تم التأكيد على ضرورة التعاون والتنسيق للحد من انتشاره.

وأمام خطورة الوضع، الذي تسبب فيه الوباء بعدما وصلت نسبة الوفيات إلى ما يقرب من 90 في المئة من المصابين، بادرت مجموعة من الدول المتضررة، كما هو الشأن بالنسبة إلى ليبيريا إلى طلب المساعدة الدولية، ومع ذلك كانت الاستجابة ضعيفة للغاية.

---

59. كوفي عنان، ص 21.

60. «مرجع ممارسات مجلس الأمن»، 2004-2007، الموقع الإلكتروني للأمم المتحدة، على الرابط: https://bit.ly/32MQoiY

وقد وجهت انتقادات كبيرة للمجتمع الدولي لعدم تحركه بسرعة، والقيام بما يجب للسيطرة والحد من انتشار الوباء الذي اعتبر ذاك الوقت أخطر وباء يعرفه العالم منذ ظهور الإيدز في مطلع الثمانينيات[61].

إذ مازال خطر الوباء قائماً؛ فبتاريخ 1 يونيو/حزيران 2020، أعلنت جمهورية الكونغو الديمقراطية عن تفشي الإيبولا على أراضيها بعد تسجيل عدد من الإصابات في مقاطعة إكواتور شمال غرب البلاد[62].

وعندما اعتبرت منظمة الصحة العالمية في 11 مارس/ آذار من عام 2020 فيروس «كورونا» المستجد وباءً عالمياً، بدأت دول العالم تستشعر خطورة الأمر لتبدأ في اتخاذ مجموعة من التدابير التي لم تكن كافية وناجعة لوقف انتشار الفيروس.

فالتطورات العلمية والطبية التي حققها العالم في العقود الأخيرة، وخاصة بعد حل الشفرة الوراثية للجينوم البشري ولبعض الحيوانات الأخرى، بما فيها الفيروسات والجراثيم التي تسبب أمراضاً خطيرة للإنسان والحيوان وكذلك النبات – وهو ما اعتبر أحد أخطر الاكتشافات في تاريخ البشرية[63] – لم تمنع الوباء من التمدّد؛ ما أربك الحياة الطبيعية في مجمل دول العالم.

كما أن الجائحة التي انتشرت بشكل سريع في مناطق عديدة من العالم، مخلّفة الكثير من الضحايا على مستوى الإصابات والوفيات، دفعت الدول إلى اعتماد تدابير مرحلية غير مألوفة، كسبيل لمحاصرة الوباء وحفظ الصحة العامة. وقد تباينت هذه التدابير التي لم يشهدها العالم حتى في فترات الحروب من حيث صرامتها، حيث تم إغلاق المدارس والمطارات، فيما توقف الكثير من المؤسسات والمصالح الحكومية والخاصة عن العمل بشكل كلي أو جزئي في إطار الاستجابة للتعليمات الصحية، فيما بادرت دول عديدة إلى فرض حالتي الطوارئ والحجر الصحي.

وعلاوة على التداعيات الصحية للجائحة، أفرزت هذه الأخيرة مجموعة من الأزمات الفرعية داخل الدول، سواء تعلق الأمر منها بالإشكالات الاجتماعية والاقتصادية والأمنية، وقد حذرت الأمم المتحدة دول العالم بأنها مقبلة على أزمات صعبة متصلة بتفشي البطالة والفقر وسوء

---

61. "إيبولا أخطر وباء منذ ظهور الإيدز"، إذاعة صوت ألمانيا الدولية، 9 أكتوبر/تشرين الأول 2014، على الرابط: https://p.dw.com/p/1DSjv

62. «تفشي الإيبولا في الكونغو الديمقراطية، آخر تطورات تفشي الإيبولا الحالي»، 26 يونيو/حزيران 2020، منظمة أطباء بلا حدود، على الرابط: https://bit.ly/2QqzWTa

63. موسى الخلف: العصر الجينومي، استراتيجية المستقبل البشري، سلسلة عالم المعرفة، العدد 294، (الكويت: المجلس الوطني للثقافة والفنون والآداب، يوليو/ تموز 2003)، ص195.

التغذية...، مع إغلاق عدد من الشركات وإفلاسها، وتوجه عدد من الدول نحو الاستدانة الخارجية، وهي الأوضاع التي ستكون أكثر قساوة داخل الدول الهشة التي تشهد نزاعات وصراعات دامية على السلطة.

كما أظهرت الجائحة أهمية الاستثمار في البنى المتعلقة بالصحة، وتطوير البحث العلمي في هذا الخصوص، ولم تخل الجائحة من تداعيات استراتيجية، بعدما أبرزت هشاشة نظم الوقاية المتوافرة، وضعف منظومة إدارة الكوارث والأزمات المعتمدة من قبل عدد من الدول.

ونظراً إلى تعدد الإشكالات التي طرحها وباء «كوفيد- 19» على المستويات الوطنية والدولية، فإننا سنفرد له فصلاً خاصاً (الفصل الثالث).

المطلب الثاني: الأمن الصحي العالمي ودروس الأوبئة

رغم التطورات الطبية، والاكتشافات العلمية المذهلة، التي أسهمت بشكل ملحوظ في تحسين المستوى المعيشي للإنسان، من حيث توفير شروط السلامة الداعمة للصحة العامة، فإن واقع الحال، يؤكد أن الطريق مازال طويلاً، نحو إرساء أمن صحي مستدام، يتيح مواجهة مختلف الأوبئة التي مازالت تهدد الإنسانية وحضارتها.

حيث ينطوي الأمن الصحي على أهمية قصوى، لارتباطه بحياة الإنسان ووجوده. ويظل تحقق هذا الرهان مرتبطاً بمدى توافر الإمكانات الاقتصادية والبنى التحتية والكفاءات البشرية. ورغم الجهود المبذولة عالمياً في هذا الخصوص، فإن الطريق مازال طويلاً أمام المجتمع الدولي لكي يصل مستوى من التأهب؛ فهناك ما يقدر بنحو 400 مليون شخص لا يستطيعون الحصول على أبسط الخدمات الصحية[64].

وقد أولى المجتمع الدولي اهتماماً كبيراً لقضايا الصحة، بالنظر لانعكاساتها على مختلف الشؤون والقضايا الاجتماعية والاقتصادية والسياسية الأخرى داخل المجتمعات، ولكون توافرها يمثل مؤشراً أساسياً لقياس مستويات التنمية داخل دول العالم.

فأمام انتشار الأمراض المتنقلة والأوبئة، وتزايد مخاطرها على صحة الإنسان وعلى السلم والأمن الدولي، أصبح الأمن الصحي العالمي يحظى باهتمام متزايد تخطّى المختبرات الطبية إلى صانعي القرار السياسي في العالم، فيما تنامى الوعي أيضاً بضرورة نهج مداخل أكثر نجاعة في التفاعل

---

64. «الأمن الصحي: هل أصبح العالم متأهباً على نحو أفضل؟»، منظمة الصحة العالمية، على الرابط: https://bit.ly/3evgvQZ

مع الإشكالات والتحديات التي تواجهه، في إطار من التنسيق بين مختلف المصالح الصحية والبيئية والأمنية والاقتصادية والتعليمية، وطنياً ودولياً.

وهكذا، انتقل التركيز على الصحة باعتبارها حالة الخلو من الأسقام إلى حالة الرفاه، وتلا ذلك بلوغها أجندة السياسات العالمية، فأمست محوراً لنشاط المؤتمرات الدولية، ويجري النظر إلى الصحة كمكافئ لقوة المجتمع؛ ففي حالة الصحة تتحقق شروط العمل، وتتحرك فعاليات التنمية، كذلك للصحة أثر إيجابي في تحديد مستويات الشعوب الاجتماعية والاقتصادية والثقافية[65].

لقد كشفت الأوبئة والأمراض الخطيرة التي تعرض لها الإنسان خلال العقود الأخيرة هشاشة البنى الصحية والتقنية، وضعف الخطط الإدارية والإمكانات المالية والبشرية المرصودة لمواجهة مثل هذا النوع من التهديدات في عدد من الدول، وهو الأمر الذي يطرح أكثر من سؤال بصدد الأسباب والعوامل التي تجعل الأمن الصحي لا يحظى بالأولوية المطلوبة في مناطق مختلفة من العالم.

ويميز الباحثون بين الأزمات الصحية وباقي الأزمات الأخرى، على اعتبار أن الصحة هي قيمة أساسية داخل المجتمع، ورغم الاهتمام الذي يفترض أن يلقاه هذا النوع من الأزمات، فإن المصالح الاقتصادية عندما تكون على المحك، فإنها تحظى بالأولوية على حساب حماية الصحة؛ ولذلك ينبغي أن يكون المبدأ الوقائي مدعوماً بمقتضيات دستورية[66].

إن العالم شهد على مر السنين أوبئة وأمراضاً معدية وخطيرة، خلّفت الكثير من الضحايا، غير أنها أضحت أكثر خطورة في عالم اليوم مع انتشار العولمة، وتشابك العلاقات الدولية على مختلف الواجهات، ويبدو أن الدول المالكة لمقومات القوة الاقتصادية، والماسكة بزمام البحث العلمي هي الأكثر قدرة على طرح أدوية أو لقاحات للقضاء على مختلف الأوبئة والأمراض الخطيرة المتنقلة.

فعندما تأسست الأمم المتحدة عام 1945 أحدثت مجموعة من الوكالات المتخصصة، إلى جانب أجهزتها الخمسة الرئيسية (الجمعية العامة، ومجلس الأمن، ومحكمة العدل الدولية، والأمانة العامة، والمجلس الاقتصادي والاجتماعي)، لتوسع من دائرة اهتمامها بمختلف القضايا والشؤون الدولية.

وفي هذا السياق استأنفت منظمة الصحة العالمية مهامها عندما دخل دستورها حيز النفاذ بتاريخ 7 إبريل/ نيسان 1948 [67]، وتنص ديباجة هذا الأخير على أن «صحة الشعوب جميعها أمر أساسي

---

65. عبدالسلام مرابط. (2018 - 2019): الأمن الصحي في العلاقات الدولية، بين الضرورة الإنسانية والرهانات التجارية، مذكرة مقدمة لنيل الماجستير في العلوم السياسية، غير منشورة، جامعة 08 ماي 45-قالمة، كلية الحقوق والعلوم السياسية، قسم العلوم السياسية، الجزائر، ص 17.

66. William Dab: Gestion des crises sanitaires, Techniques de l'Ingénieur, France, 10 juillet 2017, P 4.

67. اعتمدت الأمم المتحدة هذا التاريخ للاحتفاء كل عام باليوم العالمي للصحة.

لبلوغ السلم والأمن، وهي تعتمد على التعاون الأكمل للأفراد والدول». وتعتبر «تفاوت البلدان المختلفة في تحسين الصحة ومكافحة الأمراض، ولاسيما الأمراض السارية، خطراً على الجميع»، كما تؤكد أيضاً أن «إتاحة فوائد العلوم الطبية والنفسية، وما يتصل بها من معارف لجميع الشعوب، أمر جوهري لبلوغ أعلى المستويات الصحية».

وتحدد المادة الثانية من دستور المنظمة مجموعة من المهام التي تضطلع بها هذه الأخيرة، من ضمنها العمل كسلطة التوجيه والتنسيق في ميدان العمل الصحي الدولي، ومساعدة الحكومات، بناء على طلبها، على تعزيز الخدمات الصحية، وتشجيع الجهود الرامية إلى استئصال الأمراض الوبائية والمستوطنة وغيرها.

ومن جهة أخرى تشغل الصحة مكانة مهمة في مسار التنمية، بحيث تشكّل عملية تحسين الخدمات الاستشفائية ونظم الرعاية والتغطية الصحية إطاراً لترسيخ منظومة صحية متماسكة، وفي الآن نفسه تشكل تحدياً أساسياً لأداء الحكومات والهياكل البيروقراطية والمصالح الخدمية[68].

فرغم إقرار الدول بمجموعة من الحقوق التي تدعم الأمن الصحي للأفراد ضمن دساتيرها وتشريعاتها المختلفة، فإن السياسات العمومية المعتمدة في المجال الصحي مازالت يعتريها الكثير من النقائص والصعوبات في عدد من البلدان؛ ما دفع بمنظمات دولية، كما هو الشأن بالنسبة إلى الأمم المتحدة إلى إطلاق التحذيرات في هذا الخصوص، مع الدعوة إلى ربط البرامج التنموية بتحسين الأوضاع الصحية للمجتمع.

وتتضمن خطة التنمية المستدامة لعام 2030، التي أصدرتها الجمعية العامة للأمم المتحدة بتاريخ 25 سبتمبر/ أيلول 2015، سبعة عشر هدفاً تسترشد بها جهود التنمية في العالم، على امتداد خمسة عشر عاماً مقبلة، حظي فيها الأمن الصحي العالمي بأولوية كبيرة[69].

ولا يمكن إنكار الجهود الأممية المبذولة في هذا الخصوص، ومع ذلك، فالعديد من بلدان العالم لم تستطع بعد القضاء على مجموعة من الأوبئة والأمراض الفتاكة، فيما كشفت جائحة «كوفيد- 19» لعام 2019، عن هشاشة البنى الصحية في عدد من بلدان العالم، وعدم جاهزيتها لمواجهة هذه التهديدات الخطرة، بل حتى داخل الدول المتقدمة، كما هو الشأن بالنسبة إلى الولايات المتحدة الأمريكية وفرنسا وإيطاليا وإسبانيا.

---

68. عبدالسلام مرابط، مرجع سابق، ص 28.

69. انظر في هذا الشأن، منظمة الصحة العالمية: الصحة في خطة التنمية المستدامة لعام 2030، المجلس التنفيذي، الدورة الثامنة والثلاثون بعد المئة، 11 ديسمبر/ كانون الأول 2015، وثيقة رقم EB138/14.

إن ضمـان الأمـن الصحـي ضـرورة تفرضهـا أهميـة الحـق في الصحـة الجسمية والعقلية، وفي محيـط سـليم يضمـن الكرامـة للأفـراد داخـل المجتمـع، سـواء في الفتـرات العاديـة أو تلك المرتبطـة بالأزمات والكـوارث التـي تشـتد فيهـا الحاجـة إلـى الرعايـة الصحيـة إلـى جانب الاستجابـة لأولويـات أخـرى.

فالأوبئـة والأمـراض عـادة مـا تفـرز تداعيـات سـلبية موازيـة علـى المسـتويات الاجتماعيـة والاقتصاديـة والنفسية؛ ففـي عـام 2010 أنفـق 800 مليـون شـخص أكثـر مـن 10 في المئة من ميزانيـة أسـرهم علـى الرعاية الصحيـة، و97 مليـون شـخص انزلقـوا إلـى دائـرة الفقـر المدقـع بسـبب الإنفـاق علـى الرعايـة الصحيـة[70].

وتتضاعـف معانـاة الـدول الضعيفـة في هـذه المحطـات الصعبـة والضاغطـة، بفعـل النقـص الحاصـل في البنـى التحتيـة، ويشـير البنـك الدولـي في هـذا الخصـوص إلـى أن بعـض البلـدان المرتفعـة الدخـل لديهـا 15 ضعفَ عـدد الأطبـاء في البلـدان المنخفضـة الدخـل[71].

وأمـام هـذا الوضـع، تزايـدت المطالـب الدوليـة الداعيـة إلـى إرسـاء علاقـات تعـاون، في إطـار شـمال – جنـوب، تسـمح بالاستفـادة مـن الإنجـازات والاختراعـات العلميـة في المجـال الطبـي، ويدعـم النظم الصحيـة للـدول الفقيـرة، بمـا يسـهم في تحقيـق أمـن صحـي عالمـي مسـتدام.

وانطلاقـاً ممـا سـبق، يمكـن القـول إنـه برغـم الانعكاسـات القاسـية التـي أفرزتهـا الأوبئـة والأمـراض الخطيـرة، فإنهـا قـد أبـرزت بصـورة لا لبـس فيهـا الأولويـة والمكانـة المهمـة التـي ينبغـي أن يسـتأثر بها الأمـن الصحـي ضمـن مقومـات السـلم والأمـن الدولـي، مـا يفـرض بـذل المزيـد مـن الجهـود العالميـة، في إطـار مـن التعـاون والتضامـن، وتبـادل التجـارب والخبـرات والمعلومـات، وإتاحـة الأدويـة واللّقاحـات[72]، وإحـداث صنـدوق دولـي بإمكانيـات بشـرية وماليـة وتقنيـة عاليـة، يعنـى بتمويـل الأبحـاث والدراسـات العلميـة حـول الأوبئـة بشـكل مسـتدام، تحـت إشـراف الأمـم المتحـدة، لمحاصـرة هـذه الآفـات الخطيـرة.

المبحث الثالث: الإرهاب الدولي

يرتبـط الإرهـاب بالترويـع والقتـل والإقصـاء وفـرض الـرأي الواحـد، وإربـاك الحيـاة العامـة والخاصـة للأفـراد، فهـو يمثـل اعتـداء علـى أسـمى الحقـوق والحريـات المكفولـة للإنسـان، وعلـى رأسـها الحـق في الحيـاة، والحـق في بيئـة آمنـة وسـليمة. إنـه تجسيد لإلغـاء العقـل، وأسـلوب منحـرف وعنيـف للدفـاع عـن المواقـف والآراء، مـا يجعـل ممارسـته تمثـل خرقـاً سـافراً لكـل القوانيـن والضوابـط الدينيـة والأخلاقيـة.

---

70. البنك الدولي للإنشاء والتعمير (البنك الدولي): أطلس أهداف التنمية المستدامة 2018، واشنطن 2018، ص 13.

71. البنك الدولي للإنشاء والتعمير، ص 12.

72. في زمـن الأوبئـة والكـوارث، والأزمـات الإنسانيـة القاسـية، كثيراً مـا عبّرت شركـات الأدويـة الكبـرى والـدول المتقدمـة التـي تحتضنهـا عـن تهافـت كبيـر لتحقيـق الربـح علـى حسـاب المعانـاة والآلام الإنسانيـة.

المطلب الأول: الجهود الدولية لمكافحة الإرهاب في عالم متغير

يمثل «الإرهاب» أحد أهم المخاطر العابرة للحدود التي أصبحت تشكل تحدياً كبيراً أمام المجتمع الدولي، بالنظر إلى الإشكاليات الأمنية والسياسية والاقتصادية والاجتماعية التي بات يطرحها بالنسبة إلى دول العالم برمتها.

فلم تعد العمليات «الإرهابية» تتم بأساليب تقليدية تخلّف ضحايا وخسائر محدودة، بل أصبحت تتسم بالدقة والجسامة، مستفيدة في ذلك من التكنولوجيا الحديثة، كما تستهدف منشآت حيوية ومصالح استراتيجية، وهو ما تؤكده أحداث 11 سبتمبر 2001، التي تم خلالها تحويل طائرات مدنية في الجو من وسائل لنقل ركاب عزل إلى ما يشبه صواريخ موجهة، نحو أهداف حساسة، وما خلفه ذلك من ضحايا وخسائر اقتصادية ومالية فادحة.

وقد استفادت المنظمات «الإرهابية» من مختلف الإمكانيات التي تتيحها التكنولوجيا الحديثة، وذلك باستثمارها، سواء على مستوى التواصل بين أعضائها، والترويج لأيديولوجيتها وعملياتها وبرامجها من خلال شبكة الإنترنت، أو في تنفيذ عملياتها بدقة متناهية وأمان. فقد تزايد ابتكار أشكال جديدة من العمليات الإرهابية، تقوم على القيام بعمليات نوعية عن بُعد، واختراق المواقع الإلكترونية، وتدمير المعلومات الخاصة بالحكومات وكبريات الشركات والأفراد ....، وهو ما يخلّف خسائر مالية وخدماتية كبيرة، ويتسبب في انتشار الهلع والخوف بين مالكي هذه المواقع والمستفيدين من خدماتها.

كما تتعدد وتتنوع العوامل التي تغذي الإرهاب، ما بين انتشار التطرف وعدم إرساء تنشئة اجتماعية سليمة وضعف القنوات التعليمية وتفشي المعضلات الاجتماعية والاقتصادية وعدم وجود نظم وممارسات ديمقراطية...إلخ، وهو ما يفرض بلورة تدابير شاملة تتجاوز المقاربات الأمنية إلى سبل منفتحة وتركز على تدابير عمودية وأخرى أفقية.

ويفرز الإرهاب تداعيات خطيرة داخل المجتمع؛ فهو عامل من ضمن عوامل أخرى تعرقل تحقيق التنمية، من حيث تكريسه للفقر والبطالة والعجز الاقتصادي، فالتنمية والتطور لا يمكن أن يتحققا إلا في وسط مستقر قوامه الأمن والطمأنينة واحترام القوانين، وهي الشروط الداعمة للمبادرات والاستثمارات في مختلف المجالات، كما أن في ممارسة الإرهاب إجهازاً على الكثير من الحقوق والحريات، فكثيراً ما سعت الجماعات الإرهابية إلى تهديد وتكفير الأصوات كلها التي تخالف أفكارها، بل وصل الأمر بها إلى حد ممارسة الاعتداء والقتل في مواجهة أفراد عزل لا يملكون غير أقلامهم وآرائهم ومواقفهم.

فيما بذلت الأمم المتحدة مجهودات كبرى على طريق محاصرة الإرهاب، حيث أدرجته الجمعية العامة ضمن جدول أعمال دورتها رقم 27 عام 1972، قبل أن تصدر مجموعة من التوصيات دعت فيها إلى نبذه ومكافحته، بينما تبنّت عام 1973 قراراً دعت فيه إلى اعتماد تدابير صارمة لمنعه.

وهكذا أشرفت الهيئة الأممية على مجموعة من الاتفاقيات المهمة في هذا الصدد، ونذكر من بينها: اتفاقية طوكيو الموقعة بتاريخ 14 سبتمبر/ أيلول 1963، واتفاقية لاهاي لعام 1970، واتفاقية مونتريال لعام 1971 المتعلقة بأمن الطيران المدني وسلامته، ثم الاتفاقية الدولية لقمع الأعمال غير المشروعة ضد الملاحة البحرية الموقعة في روما بتاريخ 10 مارس/آذار 1989، علاوة على الإشراف على تنظيم العديد من المؤتمرات التي تركزت حول الموضوع، وفي الذكرى الخمسينية لإنشاء هيئة الأمم المتحدة في شهر أكتوبر/ تشرين الأول من عام 1995، تم التأكيد على أهمية التعاون الدولي في القضاء على الإرهاب.

ومن جهته، قام مجلس الأمن باعتباره المسؤول الرئيسي عن حفظ السلم والأمن الدولي بإحداث لجنة الجزاءات المفروضة على تنظيم «القاعدة»، بموجب القرار 1267 المؤرخ بتاريخ 15 أكتوبر/تشرين الأول 1999، كما أنشأ لجنة مكافحة الإرهاب في عام 2001 لأجل متابعة تنفيذ القرار 2001/1373 الذي يفرض على الدول جميعها اتخاذ التدابير لتجريم الأنشطة المتصلة بالإرهاب، ورفض توفير التمويل والملاذ الآمن للإرهابيين، وتبادل المعلومات بشأن الجماعات الإرهابية، ثم أنشأ في عام 2004 الفريق العامل بموجب القرار 1566 وذلك لوضع توصيات فيما يتعلق بالتدابير العملية التي ستفرض على الأفراد أو الجماعات التي يثبت ضلوعها في الأنشطة الإرهابية أو الارتباط بها.

وبغض النظر عن هذه التدابير والجهود المتخذة في إطار الأمم المتحدة، بادر الكثير من الدول، تحت ضغط العمليات الإرهابية وتزايد مخاطرها، إلى سنّ تشريعات صارمة واعتماد مجموعة من السياسات والاستراتيجيات لتطويق الظاهرة.

ولم تخلُ المقاربات المعتمدة لمواجهة الإرهاب من بعض الانحرافات، سواء على مستوى استغلال الأمر في التضييق على المعارضين والمنافسين السياسيين، أو على المهاجرين داخل عدد من الدول الغربية، أو على مستوى ارتكاب خروقات لقواعد القانون الدولي لحقوق الإنسان، وهو ما دفع الكثيرين إلى التأكيد على أن الإجراءات التي تعتمدها الدول في سبيل مكافحة الإرهاب، بما في ذلك التدابير الأمنية، ينبغي أن تتم بموجب القانون[73].

---

73. Équipe spéciale de lutte contre le terrorisme, Groupe de travail sur la promotion et la protection des droits de l'homme et de l'état de droit dans le contexte de la lutte antiterroriste: Guide de référence sur les droits de l'homme fondamentaux, Infrastructure de sécurité Deuxième édition mise à jour mars 2014 Haut-Commissariat des Nations Unies aux droits de l'homme, Nations Unies, New York, 2015, P 2.

لقد قادت الولايات المتحدة الأمريكية حملة قوية لمواجهة «الإرهاب» في أعقاب أحداث 11 سبتمبر/ أيلول 2001، التي تأكد معها أن الإرهاب الدولي تطور بشكل كبير على مستوى تمدده وأساليبه ومخاطره، غير أن جهودها لم تفض إلى نتائج مرضية، حيث تزايدت مخاطر الظاهرة، وتمددت الجماعات المسلحة – كما هو الشأن مع تنظيم القاعدة – في عدد من مناطق التوتر المنتشرة حول العالم.

ورغم الخطورة التي يمثلها الإرهاب الدولي بالنسبة إلى السلم والأمن الدولي، فإن هناك تبايناً واضحاً في تحديد مفهومه وسبل مكافحته ومواجهة العوامل التي تغذيه؛ بسبب تباين الخلفيات الأيديولوجية والثقافية والسياسية للباحثين وصناع القرار، فهناك من يختزل «الإرهاب» في كل أشكال العنف، وهناك من يميّز بين العنف المشروع والعنف المحرم، وثمة من يفرّق بين «إرهاب» الأفراد، و«إرهاب» الدولة أيضاً.

ولا توجد حالياً معاهدة شاملة للأمم المتحدة بشأن الإرهاب أو تعريف ملزم دولياً لمصطلح «الإرهاب». ومع ذلك، فالدول الأعضاء في الأمم المتحدة بصدد صياغة اتفاقية شاملة بشأن الإرهاب الدولي، يُنتَظر أن تتضمن تعريفاً دولياً عاماً للإرهاب[74].

المطلب الثاني: نحو مقاربة شاملة وجماعية للإرهاب

من خلال تقييم الجهود المبذولة في سبيل مكافحة الإرهاب، سواء في صورها الجماعية أو الانفرادية، يمكن القول إنها اعتمدت في جزء كبير منها على مقاربات علاجية، وتحكّم فيها الهاجس الأمني أكثر من أي اعتبارات أخرى؛ ما جعل نتائجها دون الطموحات والتحديات المطروحين في هذا الشأن.

لقد أضحى الإرهاب بتمدده في مناطق مختلفة من العالم، ومخاطره المختلفة أحد العوامل المهددة للسلم والأمن الدولي، وهو ما أكدته العديد من قرارات مجلس الأمن خلال العقود الثلاثة الأخيرة[75].

وعبّرت الكثير من الدول عن الطبيعة المعقدة والعابرة للحدود التي تطلبع تمويل العمليات الإرهابية وتوظيفها وتخطيطها، وثمّة قناعة دولية متزايدة حول ضرورة الانضباط للمبادئ المنصوص عليها في ميثاق الأمم المتحدة، واحترام حقوق الإنسان، وسيادة القانون، ومقتضيات القانون الدولي عند مكافحة الإرهاب، خصوصاً أن عدم الامتثال لهذه الضوابط سيعزز الإرهاب والتطرف العنيف، ويسهم في إفشال مختلف التدابير المتخذة على سبيل محاصرتها[76].

---

74. Office des Nations Unies contre la drogue et le crime, Vienne: Programme de formation juridique contre le terrorisme, Module 2 cadre juridique universel contre le terrorisme, Nations Unies, Vienne, 2018, P 2.

75. نشير في هذا السياق، وعلى سبيل المثال، إلى قرار مجلس الأمن رقم 748 بتاريخ 13 مارس/آذار 1992 بصدد قضية «لوكربي»، وكذلك قراره رقم 1368 بتاريخ 12 سبتمبر/ أيلول 2001 بصدد أحداث 11 سبتمبر في الولايات المتحدة الأمريكية.

76. Rapport de la conférence de haut niveau des Nations Unies sur la lutte contre le terrorisme 28-29 juin 2018, Siège des Nations Unies New York, P 10.

لا تخلو مكافحة الإرهاب من صعوبات وإشكالات؛ فمواجهة الظاهرة لا تتوقف على الجهود الوطنية فقط، بل تظل بحاجة إلى تنسيق وتعاون دولي، وهو الرهان الذي مازال لم يتحقق بصورة جدية إلى حدود الساعة، في غياب تعريف دقيق ومحدد للظاهرة، كما أن مجمل الدول تركز على المقاربات البعدية، دون استحضار كل العوامل المختلفة التي تسهم في ظهوره وتمدده.

إن المواجهة الناجعة للإرهاب تتطلب استيعاب التطورات التي طالت آلياته، والوقوف على العوامل التي تغذيه في أبعادها المختلفة؛ ففي معرض حديثه عن السبل الدولية اللازمة بتحقيق السلم والأمن الدولي، أكد الأستاذ «دانييل كولار» أهمية التنمية ونجاعتها إلى جانب مداخل أخرى في هذا الصدد[77].

كما لا تخفى أهمية سن تشريعات صارمة تواكب تطور الجريمة الإرهابية، إلى جانب الجهود الأمنية[78] على مستوى تفكيك الخلايا الإرهابية، والقبض على الضالعين في العمليات، لكن تبقى هناك تدابير وإجراءات ينبغي استحضارها أيضاً، من قبيل بلورة تنشئة اجتماعية سليمة، تستحضر العوامل النفسية[79] الدافعة لارتكاب الجرم الإرهابي، وقادرة على تحصين الفرد ضد الأفكار العنيفة والمتطرفة كلها، وهي مسؤولية تُسائل عدداً من القنوات التقليدية؛ كالأسرة والمدرسة...، والحديثة كالمجتمع المدني والإعلام....، إضافة إلى ترسيخ المبادئ الديمقراطية وقيم المواطنة، كمدخل يدعم المشاركة السياسية والمدنية، وخاصة أن الاستبداد يضعف الشعور بالمواطنة، ويكرّس الاختباء خلف انتماءات ضيقة إثية كانت أو عرقية أو دينية، ما يهدد وحدة الدولة وتماسك المجتمع.

وفي هذا السياق يمكن القول إن القيم الإنسانية، سواء التي نادت بها الحضارات والمعتقدات القديمة أو التي تضمنتها الشرائع السماوية الثلاث، من شأنها أن تكون بمنزلة الزاد والعدة لصياغة الإنسان، وجعله يتحلى بالحكمة والتبصر، حتى يسهم في بناء مجتمع سلمي، ينعم بالطمأنينة والهناء[80].

ونعتقد بأهمية العدالة الانتقالية كأسلوب توافقي ومتطور لإدارة الأزمات والمشكلات السياسية والأمنية داخل بعض الدول أيضاً، بصورة تدعم تصفية مخلفات الماضي بسبل راقية في هذا الشأن، تسمح برأب الصدع،

---

77. لمزيد من التفاصيل، يراجع، دانييل كولار: العلاقات الدولية، ترجمة خضر خضر، الطبعة الثانية (بيروت: دار الطليعة، 1980).

78. للاستزادة في هذا الشأن، يراجع:

Philippe Bonditti, Colombe Camus... Et Autres: Le rôle des militaires dans la lutte contre le terrorisme, Centre D'Études en sciences sociales de la défence, France 2008

79. لمزيد من التفاصيل في هذا الخصوص، يراجع:

Mario Nasr: Gestion psychologique De la lutte contre le terrorisme, Comment Un Etat de droit peut gérer de manière efficace sa lutte contre le terrorisme, Center for Security Studies, Zurich, Suisse, Septembre 2014 (Version Numérique), Vue Le 13/05/2020.

https://www.files.ethz.ch/isn/184241/Gestion%20Psychologique%20de%20la%20Lutte%20Contre%20le%20Terrorisme_st_sec.pdf

80. مولاي الحسن تمازي: «مكافحة الإرهاب بين المقاربة الأمنية وخطاب القيم الإنسانية»، مجلة الدراسات السياسية والاجتماعية، منشورات حوارات، المغرب، العدد 05، 2018، ص 150.

وتقطع الطريق على مظاهر العنف والتطرف والانتقام كلها، وهو ما تؤكّده الكثير من التجارب الناجحة في هذا الخصوص في أمريكا اللاتينية وأفريقيا وأوروبا الشرقية، ومن المؤكد أن تحقّق التعاون الدولي يترتب عليه تدعيم القدرة الأمنية على مواجهة الجريمة بصفة عامة، والإرهاب بصفة خاصة أيضاً[81].

ولا يمكن تبرير العمليات الإرهابية بأي ذريعة كيفما كانت، فهي تتم في مجملها عن سلوكيات مرفوضة بالمقاييس كلها، وفي مقابل ذلك، ينبغي مواجهتها بأساليب استراتيجية وشمولية، تدعم القطع مع الظاهرة من جذورها الحقيقية، بدل المبالغة في الانشغال بتجلياتها وأطرافها. فإلى جانب الجهود الداخلية التي تبادر إلى اتخاذها الدول، يظل من الضروري بلورة تعاون دولي وإقليمي ناجع وفعال لمواجهة هذه الظاهرة العابرة للحدود بقدر من الصرامة.

المبحث الرابع: الهجرة تحت ضغط الأزمات والكوارث

يحيل هذا الشكل من الهجرة، إلى تلك التحركات البشرية القسرية نحو البحث عن مناطق آمنة، تحت ضغط الأزمات والكوارث بكل أصنافها الطبيعية والبشرية، وقد تصاعدت حدة هذا الصنف من الهجرة بشكل قوي في أعقاب نهاية الحرب الباردة، وما تلا ذلك من تفجر للأوضاع في عدد من الأقطار، على امتداد مناطق مختلفة من العالم، ما طرح إشكالات سياسية وأمنية وإنسانية، فرضت نفسها كتحديات أمام المجتمع الدولي.

المطلب الأول: أسباب الهجرة القسرية وتداعياتها

شهدت الفترة ما بين الأعوام 2008 و2012 تشرد 144 مليون شخص جراء الكوارث[82]، وتتنوع العوامل المغذية للهجرة القسرية، بين دوافع عسكرية وسياسية، وأخرى بيئية واجتماعية، تهدد حياة الفرد أو حرياته وحقوقه؛ ما يجعله ملجّأً على البحث عن مناطق آمنة، سواء عبر سبل علنية وقانونية، أو سرية وغير شرعية، بصورة طوعية أو قسرية.

ويعتقد بعضهم أن مسببات الهجرات بشكل عام[83] لا تقتصر على انعدام العدالة الاقتصادية أو الاضطرابات السياسية أو تدهور الظروف البيئية، بل تتعلق بسبل العيش التقليدية القائمة على

---

81. علي الحوات: العنف والإرهاب، تحليل اجتماعي، (طرابلس: منشورات المركز القومي للبحوث والدراسات العلمية، 2018)، ص 138.

82. «إطار سنداي للحد من مخاطر الكوارث للفترة 2015-2030»، مكتب الأمم المتحدة للحد من مخاطر الكوارث، ص 10، على الرابط:
https://bit.ly/3gChd1v

83. لمزيد من التفاصيل حول تطور الهجرة الدولية، يراجع:
Sous la direction de Christophe Bertossi: Dossier Emigration, Ramses, Rapport Annuel Français des Relations Internationales (IFRI), DUNOD 2011, P 56- 81

الترحـال والتنقـل التـي لـم توقفهـا الحـدود الوطنيـة التـي رُسـمت في مرحلـة مـا بعـد الاستعمار أيضاً. وبالإضافة إلى ذلك، يُعد التهجيـر النـاتج عن الكـوارث المسـتحدثة مناخياً ظاهـرة متكـررة، علمـاً أن عـدد المهجرين بسبب الكـوارث في منطقـة غرب أفريقيـا، وصـل إلـى نحـو 9.3 مليـون شخص مـا بين الأعـوام 2008 و2013 [84].

وتشير معظم الأبحـاث إلـى أن الآثار المدفوعـة بالتغيـرات المناخيـة والبيئيـة لهـا أثر مضاعـف علـى المسـببات التـي تؤثـر في القـرارات المتعلقـة بالتحرك[85]، ويشير مكتب الأمم المتحدة للحـد من مخاطـر الكـوارث إلـى أن هـذه الأخيـرة، خصوصاً المفاجئة منهـا، تتسـبب خـلال الوقت الحالـي في نـزوح 25 مليـون شـخص كل عـام، وهـو مـا يعـادل اضطرار فـرار شـخص مـن منزلـه كل ثانيـة تقريباً. وإذا تم تضمـين النزوح المصاحب للكوارث البطيئة الظهور، مثل الجفـاف، فـإن الرقم العالمـي سيكون أعلـى بكثـير، ويحـدث معظم النزوح نتيجـة الكـوارث داخـل البلدان (النـزوح الداخلـي) ولكن في بعض الحـالات يتم تهجيـر الأشـخاص عبـر الحـدود الدوليـة[86].

ومـن المتوقـع أن يـؤدي تغيـر المنـاخ إلـى زيـادة «تهجيـر الكـوارث»، حيـث إن الأحـداث المناخيـة القاسيـة تصبح أكثـر تواتراً وشـدّة، وخصوصاً في البلدان الناميـة. ومـن المتوقـع أن تـؤدي عوامل الخطـر الأخرى أيضاً، مثل النمـو الحضـري السـريع وغيـر المخطط لـه والنمـو السـكاني والفقـر والصـراع وعـدم تطبيق مبـادئ الحكـم الرشـيد والتدهـور البيئـي، إلـى تغذيـة هـذه الظاهـرة وزيـادة حاجـات المتضرريـن[87].

وبحسـب معطيات صـادرة عـن البنك الدولي عـام 2016، فـإن واحـداً مـن بين كل 122 شخصاً في العالم يعانـي التشـرّد القسـري، فيمـا يصل عـدد اللاجئـين والمشـردين داخلياً وطالبـي اللجـوء إلـى أكثـر من 60 مليـون شـخص علـى مسـتوى العالم[88].

وتشير التقاريـر الـواردة عـن المنظمـات الدوليـة العاملـة في مجـال اللجـوء والهجـرة، إلـى أن أكثـر المعنيين بهاتـين الظاهرتـين هـم الأطفـال والنسـاء عبـر العالـم، وهـذا أمـر طبيعـي، إذا مـا اسـتحضرنا كـون النزاعـات المسـلحة والأزمـات، غالبـاً مـا تفـرز حركـة لجـوء كثيفة بفعل الانتهاكـات الخطيـرة التـي تطال

---

84. جوليـا بلوتشر ودليلـة غربـاوي وسـارة فيجيل: غـرب أفريقيـا، قاعـدة اختبـار للحلـول الإقليميـة، نشـرة الهجـرة القسـرية، (أوكسـفورد: مركـز دراسات اللاجئـين، العـدد 49، مايو/أيار 2015)، ص 19.

85. سـوزان مارتـن وسـانجولا فيراسـنغي وآبي تايلـور: مـا هـي هجـرة الأزمـات؟ نشـرة الهجـرة القسـرية، (أوكسـفورد: مركز دراسات اللاجئـين، العدد 45، مـارس/ آذار 2014)، ص 7.

86. النزوح النـاجم عـن الكـوارث: كيفيـة الحـد مـن الخطـر، معالجـة الآثار وتعزيـز القـدرة علـى التكيّـف، مكتـب الأمـم المتحدة للحـد مـن مخاطـر الكـوارث، إصـدار المشـاورات العامـة 2018، ص 9.

87. مكتب الأمم المتحدة للحد من مخاطر الكوارث، ص 9.

88. البنك الدولي: التقرير السنوي 2016، الموقع الإلكتروني للبنك، على الرابط: https://bit.ly/3xu5V5A

هـذه الفئـات، فالتقديـرات المتحفظة تحذر مـن أن مـا يقـرب مـن 50 مليـون طفل في أرجاء العالم جميعه عبروا الحدود أو شردوا بصورة قسرية، فيما فر نصف هذا العدد مـن الفتيان والفتيات هرباً مـن العنف وانعدام الأمن، حيـث يبلغ مجموعهم 28 مليوناً[89].

كمـا أن الصراعـات الداميـة علـى السـلطة، أدت إلـى تدهـور الأوضـاع الاقتصاديـة والاجتماعيـة والأمنيـة داخـل عـدد مـن البلـدان الأفريقيـة؛ كالصومـال وسـيراليون والسـودان والكونغو...إلـخ.، كمـا اندلعت الحـرب في منطقة القوقـاز في أوروبـا الشرقيـة في سـياق الاقتتـال الـذي أعقب تفكك الاتحاد اليوغسـلافي السـابق، واستهداف مسـلمي البوسـنة والهرسك من قِبل الصرب. أما في أمريكا اللاتينية فقـد شـهدت هاييتـي انقلابـات علـى السـلطة أصـدر أعقابها مجلـس الأمن قرارات متعلقـة «بالتدخـل الديمقراطـي»[90]، أثـارت جـدلاً قانونيـاً كبيـراً في أوسـاط عـدد مـن الفقهـاء والباحثين. ولـم تسـلم القارة الآسـيوية بدورهـا مـن هـذه الموجـة مـن النزاعـات والصراعـات الجديدة، وهـو مـا عكسـه تدهـور الأوضـاع في كل مـن تيمـور الشـرقية والعراق وباكسـتان والفلبيـن، وأفغانسـتان.

كمـا أدت هـذه النزاعـات والأزمـات إلـى جانـب عـدد مـن الكـوارث الطبيعيـة الناجمـة عـن الأعاصيـر والفيضانـات والتصحـر إلـى نـزوح عـدد مـن الأشـخاص ضمـن «هجـرات» قادتهـم نحو أقاليـم أخـرى، داخـل البلـد نفسـه أو خـارج الحـدود الوطنيـة.

وأفرزت أحـداث مـا عـرف بـ «الربيـع العربـي» ضمـن موجتـه الأولـى التـي لحقـت عـدداً مـن البلـدان، أزمـات اقتصاديـة وسياسـية واجتماعيـة وأمنيـة أسـهمت في تمـدد الظاهـرة، سـواء تعلـق الأمـر بمواطنـي هـذه الـدول أنفسـهم، كمـا هـو الشـأن بالنسـبة إلـى سـوريا، أو تعلـق الأمـر بأشـخاص قدمـوا مـن دول أفريقيـة أخـرى، بعدمـا تم استغلال الانفلاتـات الأمنيـة وضعـف المراقبـة البحريـة، والانشغـالات المرتبطـة بتحـولات الأحـداث في تونـس وليبيـا، اللتيـن أضحتـا معبـراً مفضـلاً لعـدد مـن المهاجريـن نحـو الضفـة المقابلـة مـن المتوسـط.

لقـد دفعـت الأوضـاع المأسـاوية التـي شـهدتها سـوريا في خضـم الصـراع الدمـوي الـذي تفجـر في البـلاد منـذ عـام 2011 ومـا نتـج عـن ذلـك مـن قصـف وتدميـر- دفعـت عـدداً مـن السـكان إلـى مغـادرة ديارهـم في اتجاهـات مختلفـة داخـل البـلاد وخارجهـا طلبـاً للأمـن والاسـتقرار، حيـث وصـل عـدد كبيـر منهـم إلـى الأراضـي الأوروبيـة كاليونـان وإيطاليـا وإسـبانيا، عبـر المغـرب وتونـس وليبيـا والجزائـر....، وتشـير

---

89. المهجر، الأزمة المتفاقمة للأطفال اللاجئين والمهاجريـن: نـشرة اليونيسـف، (نيويـورك: قسـم البيانـات والأبحـاث والسياسـة، سـبتمبر/ أيلـول 2016)، ص 2.

90. لمزيد مـن التفاصيـل في هـذا الشـأن، يراجـع، باسـكال بونيفـاس: كارثة هاييتـي وخلفيـات التدخـل الأمريـكي، الاتحـاد (أبوظبي)، بتاريخ 02 فبرايـر/ شباط 2010

المعطيات الإحصائية إلى أن عدد النازحين السوريين بلغ نحو 5 ملايين و684 ألفاً، ينتشر معظمهم في عدد من دول الجوار؛ كالأردن وتركيا ولبنان ومصر والعراق.

وفي نيجيريا، يعاني شرق البلاد عدم الاستقرار الأمني، بفعل نشاط جماعة «بوكو حرام» التي تتخذ من المنطقة فضاء لتمددها وإقامة تدريباتها ومنطلقاً لضرب أهدافها في المنطقة، رغم الجهود المبذولة للتغلب على الكثير من المعضلات السياسية والنزاعات العرقية والدينية والعسكرية التي تفجرت بالبلاد، وهو ما أدى إلى نزوح أكثر من 2.5 مليون شخص في منطقة حوض بحيرة تشاد منذ مايو 2013؛ لينتهي الحال بالغالبية العظمى منهم، ما يقدر بـ 90 في المئة، ليس في المخيمات بل في المراكز الحضرية التي لاتزال تعاني الصراع، وكانت بالفعل فقيرة للغاية، فيما لم تسلم مخيمات النازحين نفسها مستهدفة بعمليات «بوكو حرام» أيضاً، وكذلك المناطق الحدودية للمناطق المجاورة كالكاميرون وتشاد والنيجر[91]؛ ما خلّف عدداً كبيراً من الضحايا.

وبعد انفصال جنوب السودان عام 2011، شهد هذا الأخير بدوره حرباً أهلية طاحنة نتيجة الصراع على السلطة، وتفجر الخلافات الطائفية والعرقية، وتحت ضغط عدد من الإكراهات العسكرية وسوء الأحوال المعيشية والمجاعة؛ ففي أغسطس/آب 2015، كان أكثر من 2.2 مليون شخص قد فروا من منازلهم، منهم 1.6 مليون نزحوا داخلياً، وأجبر أكثر من 600 ألف شخص إلى التماس اللجوء في البلدان المجاورة[92].

ومنذ تفجر الاحتجاجات الشعبية في اليمن في يناير من عام 2011، والبلاد تعيش على إيقاعات العنف والصراعات، مع الارتباك الحاصل في تعامل الأمم المتحدة مع الوضع، ما عقّد الأوضاع الاجتماعية والاقتصادية والأمنية في البلاد، وأسهم إلى حد كبير في تصاعد النزوح والهجرة القسرية، سواء باتجاه مناطق مختلفة من البلاد أو نحو الخارج.

ويضطر الكثير من سكان منطقة أمريكا الوسطى، كما هو الشأن بالنسبة إلى كولومبيا، وتحت ضغط الكثير من الإكراهات والمعضلات الاجتماعية والاقتصادية التي يجسدها انتشار الفقر والبطالة، وتفشي الجريمة المنظمة التي تباشرها الكثير من العصابات في هذا الخصوص، إلى ركوب مغامرة القيام برحلات غير محسوبة العواقب عبر المكسيك؛ أملاً في الوصول إلى الولايات المتحدة الأمريكية.

---

91. أزمات الهجرة المنسية هذا العام، شبكة الأنباء الإنسانية، 28 ديسمبر/ كانون الأول 2015، على الرابط: https://bit.ly/2R1kFIl

92. أزمات الهجرة المنسية هذا العام، المرجع السابق.

أما في «ميانمار» فتتضاعف معاناة آلاف النازحين مع شبكات التهريب، وقد أشارت المفوضية السامية لشؤون اللاجئين، إلى «اختفاء مئات اللاجئين «الروهينجا» من المخيمات في المناطق الشمالية من جزيرة سومطرة الإندونيسية، ما يثير مخاوف من أن يكونوا قد بدؤوا يلجؤون مرة أخرى لعصابات التهريب الخطيرة في محاولة للوصول إلى ماليزيا»[93].

فيما أحصت المفوضية السامية للأمم المتحدة لشؤون اللاجئين حتى عام 2013، أكثر من 50 مليون لاجئ ونازح داخلياً؛ بسبب الاضطهادات والنزاعات وحالات العنف قسراً وانتهاكات حقوق الإنسان[94]، وفي عام 2015 نبّهت إلى أن العالم مقبل خلال العام نفسه على نزوح أكثر من 60 مليون شخص، مستحضرة في ذلك ما يعرفه الكثير من البلدان من صراعات ونزاعات مختلفة تغذي الظاهرة بشكل غير مسبوق، حيث أشارت إلى وصول أكثر من 190 ألف أفغاني إلى اليونان، عبر إيران وتركيا ضمن رحلات شاقة، رغبة في الدخول إلى بلدان أوروبية أخرى[95].

وبرغم الإمكانات والثروات المهمة التي تزخر بها القارة الأفريقية، فإنها تحتل موقعاً مهماً ضمن المناطق المعنية بقضايا الهجرة القسرية، بالنظر إلى الإشكالات الاجتماعية والسياسية والأمنية التي يعرفها كثير من بلدانها؛ ما يدفع عدداً من الأشخاص إلى النزوح في اتجاهات مختلفة.

وتشير الكثير من التقارير المتعلقة بالهجرة، إلى وجود تحدٍّ رئيسي في أفريقيا يتمثل في السكان المشردين، الذي يسببه الصراع والإرهاب والضغط المناخي. وتستضيف أفريقيا غالبية اللاجئين في العالم، حيث تستوعب القارة التي تضم أكبر 10 بلدان[96] مستضيفة اللاجئين في العالم، زهاء 21 ٪ من اللاجئين في العالم، فيما يبلغ عدد النازحين داخل القارة نحو 18.5 مليون نسمة، منهم أكثر من 27 ٪ من اللاجئين، و67 ٪ من النازحين داخلياً[97].

المطلب الثاني: الهجرة القسرية بين الهاجس الأمني والاعتبارات الإنسانية

تُطرح قضية الهجرة القسرية بوصفها أحد التحديات التي ترخي بإشكالاتها وانعكاساتها بالنسبة إلى المناطق المتجاورة المعروفة بتباينها من حيث مستويات التنمية والاستقرار، كما هو الشأن بالنسبة إلى المكسيك والولايات المتحدة الأمريكية، والدول المطلة على ضفتي البحر الأبيض المتوسط.

---

93. أزمات الهجرة المنسية هذا العام، المرجع السابق.

94. الأمم المتحدة والمنظمة الدولية للهجرة: تقرير الهجرة الدولية لعام 2015، الهجرة والنزوح والتنمية في منطقة عربية متغيرة، (بيروت، 2015)، ص 117.

95. أزمات الهجرة المنسية هذا العام، مرجع سابق.

96. من ضمن هذه البلدان نشير إلى جمهورية الكونغو الديمقراطية، وتشاد، وإثيوبيا، وكينيا، وأوغندا.

97. الاتحاد الأفريقي: الإطار المُنقح لسياسة الهجرة في أفريقيا وخطة العمل (2018-2027)، ص 4. على الرابط: https://bit.ly/3dUfPFS

وعلاقة بهذه الأخيرة، تبرز الممارسات الميدانية أن التعامل الأوروبي في هذا الصدد يغلّب الهاجس الأمني على حساب المعاناة الإنسانية[98]، من جهة، كما يحاول تصدير الأزمة إلى دول الضفة الجنوبية من المتوسط، واعتبارها بمنزلة «شرطي مرور» لوقف الراغبين في عبور البحر المتوسط نحو الضفة الشمالية، بدون تقديم الدعم والعون اللازمين للتعامل بقدر من الشمولية مع الظاهرة، بما يجعلها في ارتفاع مستمر.

وقد كشفت «أزمة» الهجرة عبر البحر المتوسط عن عدم انسجام سياسات الهجرة بين دول المنطقة، وهي السياسات التي مازالت متخلّفة وغير منسجمة مع متطلبات الحماية الدولية الحالية للاجئين، وكذلك المهاجرون[99].

وتعبيراً عن قلقهما بشأن المأساة الإنسانية الراهنة التي لقي فيها نحو 1000 لاجئ ومهاجر حتفهم لدى تهريبهم عبر البحر الأبيض المتوسط في غضون شهر يونيو/ حزيران 2018، دعت المفوضية السامية لشؤون اللاجئين والمنظمة الدولية للهجرة دول الاتحاد الأوروبي لاتخاذ إجراءات متضافرة على نطاق المنطقة، من أجل التخفيف من عدد الأشخاص الذين يفقدون حياتهم في البحر[100].

إن ارتفاع عدد المهاجرين وطالبي اللجوء باتجاه الدول الأوروبية يفرض على هذه الأخيرة الموازنة بين حفظ أمنها بمكوناته كلها من جهة أولى، واستحضار البُعد الإنساني والاجتماعي للظاهرتين، واحترام التزاماتها الدولية في هذا الخصوص من جهة ثانية.

ويحتاج بعض مهاجري الأزمات إلى الحماية المباشرة، سواء أكان ذلك بالإجلاء من المناطق التي تمثل مخاطر وشيكة، أم بحماية السلامة والأمن الجسدي، أو الوصول إلى خدمات الحفاظ على الحياة الأساسية. وفي حين أن الحاجة إلى الحماية بالنسبة إلى بعضهم الآخر قصيرة الأمد، وتنتهي فور عودتهم بسلامة إلى ديارهم، هناك آخرون ممّن قد يحتاجون إلى التعويض أو إعادة ممتلكاتهم إلى وضعها السابق، أو آليات انتصاف لحماية حقوقهم الإنسانية الأساسية[101].

---

98. لمزيد من التفاصيل، يراجع، إدريس لكريني وآخرون: الهجرة في حوض المتوسط وحقوق الإنسان، مؤلف جماعي، (مراكش: منشورات منظمة العمل المغاربي، المطبعة والوراقة الوطنية، 2018).

99. Sarah Wolff: Migration and Refugee Governance in the Mediterranean: Europe and International Organisations at a Crossroads, IAI Working Papers 15, Istituto Affari Internazionali (IAI) Italy, 42 - October 2015, P 4.

100. «المنظمة الدولية للهجرة والمفوضية تدعوان دول الاتحاد الأوروبي لاتخاذ إجراءات على نطاق المنطقة فيما يتعلق بالمآسي في البحر الأبيض المتوسط»، المفوضية السامية للأمم المتحدة لشؤون اللاجئين، 27 يونيو/ حزيران 2018، على الرابط: https://www.unhcr.org/ ar/news/press/2018/6/5b3490c94.html

101. سوزان مارتن وآخرون، ص 8.

كما يقتضي الأمر اعتماد سياسات دولية شمولية ومستدامة، تقوم على التعامل البناء مع العوامل المغذية للظاهرة في أبعادها المختلفة، ففي بورما، تطرح إدارة الأزمة التي تفرزها الجرائم المرتكبة في حق الأقلية المسلمة بشكل ملحّ، مسؤولية المجتمع الدولي، لأجل الضغط على السلطات في هذا البلد الآسيوي لحماية الأشخاص، وتحقيق الأمن والطمأنينة لهم، وإدارة التنوع بصورة ديمقراطية تدعم بناء دولة تتسع لكل مكوناتها بعيداً عن أي ممارسات تمييزية أو إقصائية.

أما فيما يتعلق بالحالة الكولومبية فيعتقد بعضهم أن مواجهة الهجرة القسرية يتطلّب من الحكومة تبنّي تدابير معينة لتفكيك عناصر القوات شبه العسكرية والجماعات المسلحة وإبرام اتفاقية سلام مع جيش التحرير الوطني؛ لأن استمرار وجود هذه الجهات المسلحة تسبب في ارتفاع أعداد الضحايا يوماً بعد يوم مع ضرورة التغيير في الثقافة السياسية التي تضرب بجذورها حالياً في نظام تلقى فيه العواصم الحضرية الإقليمية اهتماماً أكبر على حساب المناطق النائية جداً[102].

إن طرح مدخل إدارة الأزمات كآلية استراتيجية ومتوازنة للحد من الهجرة القسرية يجد أساسه في كون هذا الأسلوب يدعم الاستقرار الأمني والاجتماعي والاقتصادي، وهي الشروط التي لا يمكن للتنمية أن تتحقق من دونها.

وتعتبر المنظمة الدولية للهجرة من جانبها[103] أن هناك مزايا في تعزيز الإدارة العالمية للهجرة. فلا يمكن تحقيق إدارة حركات الأشخاص عبر الحدود الدولية باتخاذ إجراءات من جانب دولة واحدة، كما ترى أنه في مواجهة مشكلات التعاون والتنسيق على الصعيد العالمي، يمكن لنظام أكثر فاعلية للإدارة العالمية للهجرة أن يحسن الاستجابات الجماعية، ويهيئ فرصاً لتحقيق المنفعة المتبادلة والسماح للدول بالتنسيق والتعاون، بما في ذلك وضع النظم والعمليات والمبادرات وتنفيذها.

وعلى المستوى الإقليمي، يرى الاتحاد الأفريقي أن «تحسين إدارة تدفقات الهجرة، يقتضي وضع نظم الإنذار المبكر لمنع الأزمات والاستعداد لها، ومساعدة المهاجرين والنازحين واللاجئين والمجتمعات المتأثرة بالأزمات وفقاً للمبادئ الإنسانية، وتعزيز الحلول الدائمة لإنهاء النزوح، وتوفير إمكانية الوصول للمعونة الإنسانية والعمال»[104].

---

102. أمايا فالكارسيل وفيرا ساموديو: كولومبيا، حلول مستدامة للمهجرين قسراً، نشرة الهجرة القسرية، (أوكسفورد: مركز دراسات اللاجئين، العدد 56 أكتوبر/ تشرين الأول 2017)، ص 30.

103. وكالة الأمم المتحدة للهجرة: تقرير الهجرة في العالم لعام 2018، (المكتب الإقليمي للشرق الأوسط وأفريقيا، المنظمة الدولية للهجرة، سويسرا 2017)، ص 130.

104. الاتحاد الأفريقي: الإطار المنقح لسياسة الهجرة في أفريقيا... مرجع سابق.

وتستضيف البلدان النامية الغالبية العظمى من النازحين في أنحاء العالم كله، كما أنها تتحمّل الكثير من الأعباء الاقتصادية والاجتماعية والسياسية نيابة عن المجتمع الدولي. ومن غير المتوقع أن تكون قادرة على تمويل هذه التكاليف كلها من تلقاء نفسها مع إدارة الإجهاد الذي يطال الخدمات التي تؤثر في السكان المحليين في الوقت نفسه أيضاً [105].

ورغم المجهودات المبذولة، وفي غياب استراتيجية تجمع بين التدابير الوطنية والتنسيق الدولي، تُبرز الكثير من المؤشرات والمعطيات أن الهجرة القسرية مرشحة للارتفاع على امتداد مناطق مختلفة من العالم، فالكثير من النزاعات والأزمات لم يحسم بعد، فيما التباين التنموي يبدو مختلاً بين شمال غني ومستقر، وجنوب يعاني الكثير من الإكراهات الاجتماعية والاقتصادية والسياسية والأمنية.

---

105. ميادة الزغبي (وآخرون): دور الخدمات المالية في الأزمات الإنسانية، منتدى توفير سبل الوصول إلى الخدمات المالية، صندوق بناء الدولة والسلام، البنك الدولي، المجموعة الاستشارية لمساعدة الفقراء (سيجاب) وشركاؤها، رقم 12، إبريل/ نيسان 2017، واشنطن، ص 28.

الفصل الثالث

جائحة «كوفيد-19»: الإشكالات والدروس

عانت الإنسانية على امتداد التاريخ ويلات الأوبئة والأمراض المعدية التي خلفت الكثير من الضحايا، سواء تعلق الأمر بداء الطاعون أو الإنفلونزا أو الجدري أو الكوليرا[106].

ورغم الإشكالات التي طرحها تمدد الأمراض المتنقلة والأوبئة على المستوى الدولي خلال العقود الأخيرة، وما رافق ذلك من اتخاذ تدابير احترازية ونظم معلوماتية مهمة على امتداد مناطق مختلفة من العالم، في سياق السعي لتطويق هذه الأوبئة، فإن ظهور جائحة «كورونا» التي لم يشهد لها العالم مثيلاً منذ أكثر من قرن من الزمن، وتفشيها بسرعة قياسية في مناطق مختلفة من العالم، وما نجم عن ذلك من أضرار جسيمة على مختلف المستويات الوطنية والدولية، أظهر أن العالم مازال بحاجة إلى إرساء سبل متطورة ومستدامة للتفاعل بقدر من النجاعة مع الأزمات المستجدة، وإلى إعطاء اهتمام أكبر لعلم إدارة الأزمات.

وفي هذا الفصل، سنتوقف عند التداعيات التي أفرزها الوباء، قبل الانتقال إلى رصد أهم الدروس التي يمكن استخلاصها من هذه التجربة المريرة.

المبحث الأول: التداعيات الكبرى لجائحة «كوفيد-19»

عندما ظهرت أولى الحالات المصابة بفيروس «كوفيد-19» في منطقة «ووهان» بالصين خلال شهر ديسمبر من عام 2019 لم يكن أحد يتوقع تطور الوباء نحو الأسوأ، وخاصة بعد إعلان منظمة الصحة العالمية بتاريخ 11 مارس/ آذار 2020، أن الأمر يتعلق بجائحة عالمية، قبل أن يبدأ الفيروس في الانتشار بشكل سريع في مختلف بقاع العالم، مخلفاً آثاراً نفسية قاسية وأضراراً جسيمة في الأرواح والمصالح الاقتصادية والتجارية والخدماتية[107].

هناك الكثير من الخصائص والسمات التي ميزت جائحة كورونا، مقارنة بعدد من الأوبئة والأمراض التي ظهرت في السابق، فالأمر يتعلق بوباء متحور وعابر للحدود، ينتشر بسرعة كبيرة، في زمن

---

106. نذكر من ضمن الأوبئة الخطيرة التي شهدها العالم: طاعون أثينا ما بين 430 و427 قبل الميلاد، وطاعون أنطونين (الإمبراطورية الرومانية) ما بين 165م و180م، والطاعون الذي ضرب مناطق من أوروبا وآسيا ما بين 1351م و1338م، وتيفوس غرناطة (إسبانيا) عام 1489م، وطاعون موسكو (روسيا) لعام 1570م، وأنفلونزا إنجلترا ما بين 1775م و1776م، وكوليرا مصر لعام 1831، وإنفلونزا الخنازير التي أصابت عدداً من دول العالم ما بين عامي 2009 و2010م، ووباء إيبولا الذي شهدته أوغندا عام 2007.

107. يشير الكثير من العلماء والخبراء إلى أن الأزمات والكوارث كثيراً ما تطرح معاناة وضغوطات نفسية يمكن أن تتطور مع الوقت إلى الإصابة بأمراض نفسية، كالقلق والوسواس القهري والاكتئاب أو أمراض عضوية كارتفاع ضغط الدم، والقلب والسكري.

تشابكت فيه العلاقات الدولية وتمددت معه آليات العولمة، كما أنه فرض واقعاً ضاغطاً دفع الدول إلى اعتماد تدابير صارمة وقاسية، لم تبرز حتى خلال الحروب التقليدية، أما تداعياته فلم تقف عند الدول النامية، بل كان أثرها كبيراً داخل عدد من الدول المتقدمة أيضاً، وفي غياب معطيات طبية وعلمية دقيقة بشأن الوباء، طغت المعلومات السطحية والشائعات الواردة عبر شبكات التواصل الاجتماعي.

خلفت الجائحة أزمة دولية كبيرة، تمخضت عنها مجموعة من الانعكاسات السياسية والاقتصادية والأمنية والاجتماعية التي أثرت بالسلب في مظاهر التعاون الدولي، وعلى السلم والأمن الدولي، وخيمت بظلالها القاتمة وأسئلتها الحارقة على مستقبل الإنسانية.

وإلى جانب الأزمة الصحية المباشرة التي تسببت فيها الجائحة، هناك عدد كبير من الأزمات الفرعية ذات الصبغة الاقتصادية والاجتماعية والأمنية التي تطرحها بالنسبة إلى الحاضر والمستقبل، وعلى المستويين الوطني والدولي، ما يفرض إدارتها بشكل شمولي.

فالجائحة خلفت عدداً كبيراً من الإصابات والوفيات التي أهمت الكثير من الدول، كما أفرزت انعكاسات مركبة ومعقدة تفرعت فيها الأزمة الصحية الرئيسية إلى أزمات ثانوية بتداعيات متشابكة وعميقة، ترهن بانعكاساتها الحاضر والمستقبل. وكما هي الحال عند حدوث الأزمات والكوارث الخطيرة، ساد مناخ من الشك في غياب معلومات علمية ودقيقة إزاء الفيروس، سواء من حيث مسبباته وطرق انتقاله وسبل معالجته أو محاصرته.

وفي الوقت الذي تعاملت فيه دول بقدر من الشفافية في الكشف عن حالات الإصابة، نهجت دول أخرى قدراً من التكتم والتحفظ في هذا الشأن، فيما افتقدت بلدان أخرى للإمكانيات والتقنيات الكفيلة بمواكبة حالات الإصابة بدقة.

المطلب الأول: إدارة الجائحة في السياقات الوطنية

شكل الوباء محكاً حقيقياً لقياس جاهزية الدول ومدى قدرتها على التفاعل العقلاني مع الأزمات المستجدة، بالنظر لفجائيته وتسارع وتيرة انتشاره والتداعيات الخطيرة التي طرحها أمام صانعي القرار، بغضّ النظر عن ضعف أو قوة الدول ومدى الإمكانات التقنية والاقتصادية المتاحة؛ ما دفعها إلى اتخاذ مجموعة من القرارات الصعبة والمكلفة.

أفرز الوباء من الرعب عبر العالم أسهم فيها سرعة انتشار الفيروس وتحوّره وغياب معلومات كافية بشأنه؛ ما كان له الأثر الكبير في حدوث ارتباك على مستوى التدابير والإجراءات المعتمدة من قِبل عدد من الدول.

فعلى المستويات الوطنية وضعت الجائحة حكومات الدول أمام خيارات صعبة، تأرجحت بين الإغلاق الشامل حفظاً للأمن الصحي، مع ما يترتب عن ذلك من تداعيات اقتصادية واجتماعية قاسية من جهة، أو المبالغة في استحضار المصالح الاقتصادية، وما رافق ذلك من انتشار الفيروس وتزايد عدد الوفيات والمصابين جراء ذلك من جهة أخرى.

سنحاول في هذا المطلب، طرح مجموعة من التجارب العربية والدولية، التي تعاطت مع الجائحة بسبل مختلفة، محاولين من خلالها رصد أهم التدابير المعتمدة وتقييم آثارها، تبعاً لكل حالة، والوقوف عند عناصر القوة والضعف التي أثرت إيجاباً أو سلباً في مسارات إدارة الأزمة.

وجدير بالذكر أن اختيار هذه الحالات لا يقوم على المفاضلة بينها، مادامت إدارة الأزمة مازالت مستمرة، بالنظر إلى التداعيات الكبرى للجائحة في أبعادها المختلفة الآنية والمستقبلية، كما أن النتائج المحققة في هذا الشأن، ظلت تتأرجح بين النجاح تارة، والتعثر والفشل تارة أخرى في عدد من الدول، وهو ما يجعل الحديث عن نجاح إدارة الأزمة في هذه التجربة أو تلك مشوباً بنوع من المجازفة والمبالغة.

غير أن الوقت مازال مبكراً للحديث عن نجاح دول بعينها في إدارة الأزمة التي خلفتها الجائحة منذ ظهورها، لاعتبارات عدة متصلة باستمرار الفيروس في الانتشار بوتيرة تتباين شدتها من بلد إلى آخر بالرغم من التدابير المتخذة، كما أن هناك الكثير من المؤشرات والمعطيات الميدانية تؤكد أن وقف تمدد الفيروس لا يعني القضاء على الأزمة، بالنظر إلى التداعيات الاقتصادية والاجتماعية التي أفرزتها على امتداد مناطق مختلفة من العالم، والتي تتطلب بدورها بذل مجهودات كبيرة. وعموماً، يمكن الحديث في هذا الشأن عن نجاح أو فشل مرحليين في التعامل مع الجائحة، بالنظر إلى مظاهر المد والجزر التي تطبع انتشارها وآثارها.

وفي هذا السياق أصدر «معهد لووي» (Lowy Institute) الأسترالي دراسة[108] في شهر يناير 2021 تضمنت تقييماً لإدارة 98 دولة لأزمة جائحة كورونا ولاستجابتها للوباء داخل الأسابيع الـ 36 التي جاءت بعد الإعلان عن الحالة المئة المؤكدة للإصابة بالفيروس، وقدمت تصنيفاً لأداء

---

108. انظر نص الدراسة على الموقع الإلكتروني للمعهد، 13 مارس/ آذار 2021، على الرابط: https://bit.ly/32Q11Sa

هـذه الـدول، بنـاء علـى مجموعـة مـن المؤشـرات ترتبـط بعـدد الإصابـات والوفيـات والفحوصـات المعتمـدة، حيـث تمركـزت دول في المقدمـة كمـا هـو الشـأن بالنسـبة إلـى نيوزيلانـدا (المرتبـة الأولـى)، وفيتـام (المرتبـة الثانيـة)، وتايـوان (المرتبـة الثالثـة) ورواندا (المرتبـة السادسـة).. فيمـا جـاءت دول أخـرى في مراتـب متدنيـة، كمـا هـو الأمـر بالنسـبة إلـى إيـران (المرتبـة الـ 95)، وكولومبيـا (المرتبـة الـ 96)، والمكسيك (المرتبـة الـ 97)، والبرازيل (المرتبـة الـ 98). أمـا بخصوص الـدول العربيـة، فقـد جـاءت تونـس في (المرتبـة الـ 21)، تليهـا دولـة الإمـارات في (المرتبـة الـ 35) عالمياً، والبحريـن في (المرتبـة الـ 44) فيمـا جـاء المغـرب في (المرتبـة الـ 68). ورغـم أن الوبـاء انطلـق مـن الصيـن فـإن هـذه الأخيـرة لـم تـرد داخـل التصنيـف، بسـبب مـا اعتبـره المعهـد نقصـاً في المعلومـات المتوافـرة في هـذا الخصـوص، بينمـا تم تصنيـف القـارة الأمريكيـة بكونهـا الأكثـر تضـرراً مـن الوبـاء.

وعلـى الرغـم مـن أن انتشـار الوبـاء في أفريقيـا لـم يكـن بحجـم الخطـورة التـي ظهـر بهـا في مناطـق أخـرى، فـإن مديـر المراكـز الأفريقيـة لمكافحـة الأمـراض والوقايـة منهـا السـيد «جـون نكينجاسـونج»، قـد نبّـه إلـى أن عـدد الـدول الأفريقيـة التـي تشـهد معـدل وفـاة أعلـى مـن المتوسـط العالمـي الحالـي في ازديـاد، مشـيراً إلـى أن هنـاك 21 بلـداً في القـارة لديهـا معـدل وفـاة أعلـى مـن ثلاثـة في المئـة، ومنهـا مصـر وجمهوريـة الكونغـو الديمقراطيـة والسـودان[109].

تزامـن ظهـور الوبـاء مـع تفاقـم الأوضـاع السياسـية والاقتصاديـة[110] والأمنيـة في عـدد مـن البلـدان العربيـة، مـا أرهـق كاهلهـا وعمّـق مـن مشـكلاتها أكثـر، وخاصـة مـع تصاعـد الاحتجاجـات المطالبـة بتحسـين الأحـوال الاجتماعيـة[111].

ويشـير بعضهـم إلـى أن الطريقـة التـي سـتدير بهـا الـدول العربيـة الأزمـة الصحيـة والاقتصاديـة الناتجـة عـن جائحـة «كوفيـد– 19» سـتحدد مسـتقبل المنطقـة وسـتكون لهـا آثـار قويـة علـى دول الجـوار، فـإذا اسـتطاعت أن تديرهـا بدرجـة مقبولـة مـن النجـاح، فيمكـن لهـا أن تخـرج معـززة مـن هـذا الوضـع. وعلـى العكـس مـن ذلـك، إذا لجـأت إلـى التكتيكـات المعتـادة في المنطقـة عنـد التعامـل مـع الكـوارث بإنكار الأدلـة، والاسـتجابة بطريقـة غيـر منسـقة ومتأخـرة، والبحـث عـن اللـوم في الخـارج وإطـلاق العنـان لطابعهـا الاسـتبدادي، سـتتعمق الشـروخ وتتفاقـم المشـكلات، مـا سيخلـق عـدم اسـتقرار لهـا ولجيرانهـا[112].

---

109. «وفيـات كورونـا تثيـر القلـق في أفريقيـا.. تجـاوزت المعـدل العالمـي»، العيـن الإخباريـة،21 ينايـر / كانـون الثانـي 2021، عـلى الرابـط: https://al-ain.com/article/corona-deaths-africa-higher-global-average

110. يشار إلى أن أسعار النفط التي تمثل مورداً مالياً أساسياً لعدد من الدول العربية، تأثرت بشكل كبير بسبب الجائحة.

111. نشير في هذا السياق إلى الاحتجاجات التي شهدتها كل من تونس ولبنان خلال عامي 2020 و2021.

112. هيثـم عميـره فرنانـدث، «فـيروس كورونـا في الـدول العربيـة: عاصفـة عابـرة، فرصـة للتغيـير أم كارثة إقليميـة؟» معهـد إلكانو الملكي للدراسـات الدوليـة والاسـتراتيجية في مدريد، 07 إبريل/ نيسـان 2020، عـلى الرابـط: https://bit.ly/3ewQNvh

اختلفت سبل تعامل الدول العربية مثل باقي دول العالم مع الجائحة، تبعاً لتنوع الظروف السياسية والاقتصادية والاجتماعية، وفي هذا السياق سنتطرق إلى عدد من التجارب.

فرغم الإشكالات الاقتصادية والاجتماعية التي واجهت تونس منذ سقوط نظام الرئيس السابق، زين العابدين بن علي، فقد تم إغلاق المجال الجوي وتشديد المراقبة على الحدود واستصدار مجموعة من التدابير لمحاصرة الفيروس، قبل فرض حظر التجول والسفر بين المدن، وإعلان الحجر الصحي تحت ضغط ارتفاع عدد الإصابات، وقد عبّرت كثير من الأوساط الرسمية في البلاد عن تخوفها من تفاقم الأوضاع من جراء الإغلاق الشامل مع انتشار الوباء، فيما أكد آخرون أن الدولة غير قادرة على تحمل تبعات هذا الخيار الصعب، حيث اعتبر بعضهم[113] أن البلاد لا تمتلك ترسانة قوانين لمجابهة أزمة من هذا القبيل. ورغم التحكم الملحوظ في الحالة الوبائية، فإن البلاد شهدت العديد من الاحتجاجات الاجتماعية التي طالب فيها الكثير من الشباب بتحسين الأوضاع الاجتماعية التي عمقتها الجائحة.

ومن المرجح أن تفاقم الجائحة من تحديات التنمية في تونس من خلال عكس الاتجاه الذي سجلته البلاد في اتجاه تقليص معدل الفقر، حيث من المرجح أن يقع المزيد تحت خط الفقر وأن يزداد الفقر حدة على أربعة مستويات: الدخل الناتج عن العمل، الدخل الناتج عن مصادر غير العمل، والتأثير المباشر في الاستهلاك، وتعطل الخدمات[114].

وعندما ظهرت أولى الحالات المصابة بالفيروس بالمغرب، تم إحداث خلية لإدارة الأزمة ولتنسيق استراتيجية العمل في هذا الخصوص، فيما صدرت التعليمات إلى عدد من المؤسسات والمصالح للقيام بتدخلات على قدر من النجاعة والسرعة في هذا الخصوص.

وفي هذا السياق، تم إحداث عدد من المراكز الطبية العسكرية وتجهيزها بمختلف الجهات[115]، وتم وضعها رهن إشارة المنظومة الصحية. كما اتخذت مجموعة من التدابير الصارمة في إطار احتواء الجائحة[116]، حيث تم تقييد حركة التنقل، وإغلاق المطارات ووقف رحلات الطيران داخلياً ودولياً، إضافة إلى إغلاق المساجد والمطاعم والفنادق والملاعب، وحظر التجمعات، ووقف العمل بالمؤسسات

---

113. يتعلق الأمر برأي للأستاذة منى كريم، ورد ذلك ضمن مقال لعبدالسلام هرشي: «هل الترسانة القانونية في تونس جاهزة لمواجهة كورونا المستجد؟» المفكرة القانونية، 24 مارس/ آذار 2021، على الرابط: /https://legal-agenda.com

114. ديكشا كوكاس وآخرون: «كيف تؤثر جائحة كوفيد-19 على الأسر التونسية»، مدونات البنك الدولي، 22 ديسمبر/ كانون الأول 2020، على الرابط: https://bit.ly/2PnGRf4

115. نشير في هذا السياق إلى المستشفى العسكري الميداني بمدينة بنسليمان، والمستشفى المماثل الذي تم إحداثه في فضاء معرض الدار البيضاء الدولي.

116. قام المغرب بتاريخ 20 مارس/ آذار 2020، بالإعلان عن حالة الطوارئ والحجر الصحي الشامل.

التعليمية، واعتماد التعليم عن بُعد، فيما تم إحداث صندوق للتضامن لمواجهة تداعيات الوباء، كما تم تعزيز الطاقة الاستيعابية للأَسِرَّة المخصصة للحالات الحرجة، وتعبئة الإمكانات المتاحة لاستقبال المصابين وتقديم العلاجات اللازمة لهم، وتوفير المستلزمات الطبية داخل المستشفيات، واستيراد عدد من المعدات والآليات الطبية، فيما انخرطت المقاولات المغربية في تزويد الأسواق المحلية بالكمامات والمعقمات والألبسة الواقية.

وأطلقت وزارة الصحة بتنسيق مع عدد من المصالح حملات للتوعية، تقضي باعتماد سبل الوقاية عبر استخدام الكمامات والمعقمات، والدعوة إلى تحميل تطبيق إلكتروني (وقايتنا)، يدعم الانضباط لمتطلبات التباعد الاجتماعي.

ويشير عدد من الباحثين والخبراء إلى أن وعي المغرب بمحدودية إمكانياته، فيما يتعلق بالبنى التحتية والأطر الصحية[117]، شكّل أحد الدوافع لاعتماد عدد من القرارات الصارمة التي كان لها الأثر الإيجابي الكبير في هذا السياق، وخاصة مع انخراط عدد من الفعاليات كهيئات المجتمع المدني ومختلف القنوات الإعلامية والجماعات الترابية (المحلية)، على مستوى التحكم في الجائحة، ومنع تطور الأمور نحو الأسوأ، فيما تم اعتماد مجانية التلقيح ضد الفيروس لجميع المواطنين.

وفي هذه الأجواء، دعا الملك محمد السادس إلى بلورة إطار عملي لمواكبة الجائحة بشكل جماعي وتضامني داخل القارة الإفريقية، وفي الوقت الذي اختارت فيه كثير من الدول الانكفاء على ذاتها تحت ضغط الجائحة، أرسل المغرب مجموعة من المساعدات تضمنت أدوية وكمامات ومستلزمات طبية ووقائية من فيروس كورونا المستجد، إلى 15 بلداً أفريقياً جنوب الصحراء، وهو ما لقي ترحيباً كبيراً في أوساط هذه البلدان، فيما أشادت منظمة الصحة العالمية من جانبها بهذه المبادرة.

ورغم أهمية هذه التدابير، فإن بعض المشكلات قد برزت نتيجة التأخر في نقل عدد من المواطنين العالقين في الخارج، أو بسبب الارتباك الحاصل في بداية رفع الحجر الصحي، أو فيما يتعلق بظهور بعض المشكلات التقنية التي رافقت عملية التعليم عن بُعد. ولا تخفى التداعيات الاقتصادية والاجتماعية للجائحة، بعدما انخفضت واردات الجاليات المغربية الموجودة في الخارج، فيما تضررت السياحة بشكل كبير وأرغمت الأزمات المتلاحقة عدداً من المقاولات على الإغلاق، ما أدى إلى فقدان عدد من فرص الشغل.

---

117. تشير بعض التقارير إلى أن الإنفاق العام على الرعاية الصحية بالمغرب، مازال منخفضاً نسبياً مقارنةً بنظرائه في عدد من دول المنطقة، حيث يصل نصيب الفرد من الإنفاق الإجمالي على هذه الرعاية عند مستوى نسبياً يبلغ نحو 160 دولاراً، فيما ظل نصيب الفرد من الإنفاق الحكومي على قطاع الصحة عند أقل من 70 دولاراً منذ عام 2014. انظر في هذا الشأن، المغرب: التصدي لتفشي جائحة كورونا، البنك الدولي، 16 يونيو/ حزيران 2020، مجموعة البنك الدولي، على الرابط: https://bit.ly/3nmA0z4

وقد تزامن اندلاع الوباء في المغرب مع إطلاق النقاش العمومي بصدد تطوير النموذج التنموي للبلاد، وتعيين العاهل المغربي للجنة خاصة في هذا السياق في أواخر عام 2019، فتحت حواراً مع عدد من الفاعلين بمختلف المناطق المغربية، ويبدو أن الإشكالات التي طرحتها الجائحة من شأنها أن تغني الخلاصات التي ستبلورها اللجنة، على مستوى تعزيز المداخل الأساسية والأولويات التي من شأنها تعزيز جهود التنمية، وتجاوز الإشكالات المطروحة على مختلف الواجهات، وخاصة فيما يتعلق منها بتطوير البنى الأساسية الصحية وإصلاح منظومة التعليم وتطوير الإدارة والاهتمام بالمجال القروي وتمكين النساء والشباب ودعم الطبقة الوسطى وتعزيز الخيار الجهوي وتطبيق المبادئ الدستورية المتعلقة بالحوكمة، والتشاركية، وربط المسؤولية بالمحاسبة، وتعزيز الحقوق والحريات.

ومن جانبها، تعاملت دولة الإمارات العربية المتحدة بشكل استراتيجي مع الوباء منذ تسجيل أول حالاته في أواخر شهر يناير / كانون الثاني من عام 2020، حيث اتخذت تدابير وإجراءات مكثفة كسبيل لمنع تمدد الجائحة، فتم إغلاق المؤسسات التعليمية كلها، مع اعتماد تقنيات التعليم عن بُعد، وإطلاق حملة للتوعية الصحية في أوساط المواطنين، أشرفت عليها وزارة الصحة ووقاية المجتمع، والهيئة الوطنية لإدارة الطوارئ والأزمات والكوارث، قبل إغلاق الحدود، ووقف حركة الطيران المدني، وتقييد حركة التنقل.

فيما تم تكثيف إجراء الفحوصات للتأكد من الإصابات وتطويقها عبر تقديم الأدوية وتطبيق عمليات العزل، وتتبع المخالطين مع إحداث تطبيقات إلكترونية تساعد في هذا الخصوص. ونظراً إلى أن الأزمات تقتضي طرح مجموعة من الخيارات واستحضار الاحتمالات كلها، بما فيها الأسوأ، فقد قامت دولة الإمارات العربية المتحدة بإحداث مجموعة من المستشفيات الميدانية كسبيل لتخفيف العبء والثقل عن المستشفيات القائمة.

مكّنت هذه الاستراتيجية المبنية على التشاركية والمرونة واستحضار المعايير الصحية الدولية، من التحكم بشكل كبير في الجائحة، ورفع معدلات التعافي وخفض نسبة الوفيات، واستحضاراً لقيم التضامن الإنساني بادرت الدولة بإرسال مساعدات إنسانية إلى عدد من الدول المتضررة كإيران[118].

وبعد إجراء تقييم موضوعي للوضع الوبائي أنهت دولة الإمارات العربية المتحدة جزئياً الحظر الذي كانت تُطبِّقه، وخفَفت القيود على حركة التنقل في الرابع والعشرين من يونيو 2020. كما أعلنت الحكومة إعادة فتح المطارات ومراكز التسوق، وفرض قيود محدودة على عملها، مع استمرار

---

118. يشار إلى أن منظمة الصحة العالمية قد أشادت بهذه الجهود.

الهيئة الوطنية لإدارة الطوارئ والأزمات والكوارث في إصدار التعليمات الصحية التي تقضي بتجنب التجمعات، وممارسة التباعد الاجتماعي، وارتداء الكمامات والقفازات عند الخروج من المنزل[119].

ومع طرح اللقاح في الأسواق الدولية، كانت الإمارات سباقة إلى جانب عدد من الدول الكبرى كبريطانيا والولايات المتحدة الأمريكية، في إطلاق حملة تلقيح لمواطنيها ضد الفيروس.

وفي مصر، قامت السلطات الحكومية باعتماد مجموعة من التدابير لمنع انتشار الفيروس، ما جعل الحالة الوبائية مستقرة، غير أن بعض الأطراف اعتبر أن معدل إجراء الفحص في البلاد يعتبر محدوداً إذا ما قورن بدول عربية أخرى كالأردن وتونس، حيث بدأت التحذيرات تصدر تباعاً بشأن تزايد الضغط على المؤسسات الصحية؛ نتيجة تنامي الإصابات الخطرة ونقص المعدات الضرورية[120] وإمدادات الأوكسجين، وقد ألحقت الجائحة أضراراً كبيرة بالاقتصاد المصري، سواء فيما يتعلق بقطاع السياحة أو التحويلات النقدية الخارجية، أو فيما يتصل بصادرات الغاز، والاستثمارات الخارجية.

أما في العراق، ورغم التدابير المتخذة في سبيل التحكم في الجائحة، فإن الأمر قد ووجه بمجموعة من الصعوبات، سواء تعلق الأمر منها بعدم الاستقرار الحكومي والأمني، وعدم الانضباط بشكل كبير لتدابير حظر التجول، وتراجع عائدات النفط بسبب ظروف الوباء، وعدم توافر بيانات دقيقة بشأن الأسر المستحقة للمعونات، إضافة إلى ضعف الإمكانيات التقنية والطبية المتعلقة بإجراء الفحوصات والاختبارات؛ ما دفع إلى الاعتقاد بأن النسب المصرح بها في هذا الخصوص أقل بكثير من الواقع. وأمام تفاقم الوضع تم تصنيف العراق كثاني أكثر دولة في الشرق الأوسط تضرراً من الوباء، بعد إيران[121].

وفي لبنان تزامن تفشي الجائحة مع عدد من الإشكالات السياسية والاقتصادية والاجتماعية المتصلة بارتفاع نسبة المديونية وتراجع قيمة الليرة، وتزايد نسبة البطالة والفقر، التي كانت تعانيها البلاد، وكانت السبب الرئيسي في اندلاع احتجاجات منذ أكتوبر/تشرين الأول 2019.

---

119. ميوريل تحتوح زعتر، «كيف تواجه الإمارات جائحة كورونا؟»، مجلة ساينتفك أمريكان، 02 سبتمبر/ أيلول 2020، على الرابط: https://bit.ly/3aG3sLr

120. محمد عبدالعزيز، «استجابة مصر لفيروس كورونا، بين الإنكار ونظريات المؤامرة»، منتدى فكرة، 27 مارس/ آذار 2020، على الرابط: https://bit.ly/2QYdpgm

121. «العراق يعلن إجراءات مشددة جديدة لمواجهة كورونا»، قناة الحرة، 13 فبراير/ شباط 2021، على الرابط: https://arbne.ws/2QBlzeH وأيضاً: («كوفيد-19» في إقليم شرق المتوسط: العراق يحتل المرتبة الثانية في تسجيل أعلى نسبة وفيات بعد إيران)، الأمم المتحدة، 30 مارس/ آذار 2020، على الرابط: https://news.un.org/ar/story/2020/03/1052372

وقد اعتمدت السلطات مجموعة من التدابير الوقائية مع بدايات تفشي الوباء، غير أن عدم اعتماد الصرامة في تنفيذ القوانين والتعليمات الصحية من جهة، واستهتار عدد من الأفراد بهذه الأخيرة من جهة أخرى، أسهم في تطور الوضع نحو الأسوأ.

وفي الرابع من أغسطس/ آب 2020 شهد مرفأ بيروت انفجاراً ضخماً هز أركان المدينة، وخلَّف خسائر بشرية ومادية كبيرة، وتداعيات اقتصادية واجتماعية وسياسية هائلة، حيث تسبب الحادث في مَقتل نحو 200 شخص، إضافة إلى جرح عدد كبير من الضحايا الذين وصل عددهم إلى أكثر من 6500 شخص، من ضمنهم ما يقارب 1000 طفل، فيما تعرض الكثير من المحال والمَساكن إلى التدمير الكلي أو إلى الضرر الجزئي من شدة الانفجار[122]، علاوة على خسائر مالية قدرت ما بين 3.8 و4.6 مليار دولار، وهو ما أربك الجهود المبذولة، وأعاد الوضع إلى مرحلة الصفر، ما أحدث ضغطاً كبيراً على المستشفيات والأجهزة الطبية المتصلة بالعناية المركزة. وقد أكدت إحدى الدراسات الصادرة عن «الهيئة الصحية الإسلامية»[123] أن الإصابات الفعلية بفيروس «كوفيد- 19» في لبنان تُقدَّر بسبعة أضعاف المُعلن عنها عبر وزارة الصحة.

وقد ذكرت منظمة «هيومن رايتس ووتش» أن أزمة لبنان المالية أدت إلى نقص في اللوازم الطبية الضرورية لمواجهة تفشي الفيروس، وحالت دون توظيف عاملين إضافيين للتخفيف من العبء على الطاقم التمريضي المُرهَق، وتأمين معدات ضرورية للوقاية.[124]

وعلى المستوى الدولي تشير التقارير والإحصائيات الواردة بشأن انتشار الوباء في مختلف مناطق العالم، أن عدداً من الدول التي تقودها نخب سياسية شعبوية شهدت ارتفاعاً كبيراً فيما يتعلق بعدد الإصابات بالفيروس، وهو ما تؤكده التجارب في كلٍّ من الولايات المتحدة الأمريكية على عهد الرئيس السابق دونالد ترامب، والبرازيل التي يقودها الرئيس «جايير بولسونارو»، بعدما تم الاستهتار بشكل واضح بخطورة الفيروس، ولم تُتخذ التدابير اللازمة التي تفرضها خطورة الوضع في الوقت المناسب.

أما ألمانيا فمثَّلت إدارتها للجائحة منذ ظهورها تجربة متميزة، فعلى الرغم من الارتفاع المسجل في عدد الإصابات، فإن نسبة الوفيات ظلت ضعيفة مقارنة مع عدد من دول العالم.

---

122. إدريس لكريني، انفجار بيروت، بين الكارثة والفُرصة، نشرة أفق (بيروت: مؤسسة الفكر العربي، العددين 109 و110، لشهري أكتوبر/ تشرين الأول ونوفمبر/ تشرين الثاني 2020).

123. صحيفة الأخبار، لبنان، بتاريخ 12 فبراير/ شباط 2021.

124. «لبنان: فيروس «كورونا» يفاقم أزمة اللوازم الطبية»، هيومن رايتس ووتش، 24 مارس/ آذار 2020، على الرابط:
https://www.hrw.org/ar/news/2020/03/24/339764

فقـد كانـت ألمانيـا بقيـادة المستشـارة أنجيـلا ميـركل مـن ضمـن الـدول التـي استوعبت خطـورة الأمـر بشـكل مبكـر، وقـادت تدابيـر عديـدة علـى قـدر مـن الشـمولية والنجاعـة، كمـا أن جـودة منظومتهـا الطبيـة وانخراطهـا ﰲ مواكبـة الإصابـات علـى مسـتوى تكثيـف الاختبـارات الطبيـة، أو توفيـر الأسـرَّة والتجهيـزات التنفسـية، كلهـا عوامـل أسـهمت بشـكل ملحـوظ ﰲ تجنيـب البـلاد كل الاحتمـالات الصعبـة والسـيئة، بـل ومكنتهـا مـن تقديـم العـون إلـى الـدول المجـاورة المتضـرِّرة كفرنسـا أيضـاً، فيمـا يتعلـق باسـتقبال المصابيـن والمرضـى، بسـبب اسـتنزاف المنظومـة الصحيـة لإمكانياتهـا، مـع تفشـي الوبـاء وتزايـد عـدد الحـالات الحرجـة ﰲ هـذا البلـد الجـار.

ويشـير بعضهـم إلـى أن هنـاك عوامـل عـدّة سـاعدت علـى بلـورة مـا بـات يسـمى «النمـوذج الألمـاني» ﰲ التصـدي المرحلـي للفيـروس المسـتجد، مـن بينهـا الجانـب الثقـاﰲ؛ ففـي الوقـت الـذي يسـود التعايـش بيـن الأجيـال ﰲ إيطاليـا، حيـث إن 20 ﰲ المئـة مـن السـكان الذيـن تتـراوح أعمارهـم مـا بيـن 30 و49 عامـاً، يعيشـون مـع والديهـم، فـإن النسـبة لا تتجـاوز 6 ﰲ المئـة ﰲ ألمانيا[125].

وتبـرز بعـض الدراسـات أن عـدم تضـرر الاقتصـاد بشـكل كبيـر، علـى عكـس مـا وقـع ﰲ عـدد مـن الـدول الأوروبيـة كفرنسـا وإيطاليـا وإسـبانيا، مـردّه إلـى أن الاقتصـاد الألمـاني يعتمـد علـى مصـادر متنوعـة، ولا يراهـن بشـكل كبيـر علـى القطـاع السـياحي، مـا جعلـه محصنـاً، وقـادراً علـى الصمـود ﰲ وجـه الأزمـة.

فـإلى جانـب القطاعـات التقليديـة الزراعيـة والحرفيـة التـي حافـظ عليهـا رغـم النهضـة الصناعيـة، يضـم هـذا الاقتصـاد قطاعـات تنتـج أحـدث التقنيـات العالميـة ﰲ قطاعـات السـيارات والطـب والاتصـالات والطاقـة والطائـرات والفضـاء ومجـالات أخـرى رائـدة، وهـو مـا يضمـن اكتفـاء ذاتيـاً مـن السـلع الأساسـية يقتـرب مـن 70 ﰲ المئـة، وتظهـر التجربـة الألمانيـة ﰲ مواجهـة تبعـات كورونـا أن تطبيـق القوانيـن المتعلقـة بمواجهـة الأوبئـة والأزمـات لا يرتبـط بتوافـر المـوارد الماليـة وحسـب، بـل بتبـادل الثقـة بيـن المواطـن وحكومتـه[126] التـي اعتمـدت برنامجـاً مهمـاً للمسـاعدات وخفّضـت الضرائـب أيضـاً، ولـم تتسـرّع ﰲ فـرض تدابيـر الإغـلاق الشـامل، مـع تخصيـص إمكانيـات ماليـة كبيـرة وتدابيـر احترازيـة مهمـة تدعـم عـدم تضـرر الاقتصـاد وعودتـه إلـى قوتـه عـام 2021؛ مـا أتـاح لعـدد مـن الشـركات تحقيـق قـدر مـن الأربـاح، وجعلهـا تخـرج مـن الأزمـة بأقـل كلفـة ممكنـة.

---

125. حسـن زنيـند، «احتـواء كورونـا - سـبعة مفاتيـح لفهـم انهيـار الفرنسـيين بالألمـان»، قنـاة DW، 08 إبريـل/ نيسـان 2020. علـى الرابـط: //https:
bit.ly/3eyJGCH

126. إبراهيم محمد، «ما سّر التفوق الألماني في مواجهة أزمة كورونا؟» قناة DW، 27 سبتمبر/ أيلول 2020. https://bit.ly/3sO6zao

وفي نهاية عام 2020 ومع ظهور موجة ثانية للوباء في أوروبا، ستشهد البلاد ارتفاعاً كبيراً في نسب الوفيات وصلت إلى أكثر من 1000 ضحية يومياً، وهو ما حدا بالسلطات الألمانية إلى تشديد الحجر الجزئي المفروض في البلاد وتمديده.

وبرزت التجربة المتميزة لرواندا داخل القارة الأفريقية، ففي أواخر الأسبوع الثالث من شهر مارس، شهد هذا البلد فرض حظر شامل، استُثنيت منه محلات الأغذية والصيدليات، فيما تم إيقاف وسائل النقل العمومي، وحظر السفر بين المدن، وبدأت الكثير من الشركات في تطبيق نظام العمل من المنزل[127].

ولا تخفى تأثيرات التجربة القاسية التي مرّت بها البلاد مع تفشي فيروس «إيبولا» عام 2019 على امتداد حدودها مع جمهورية الكونغو الديمقراطية، ما جعلها أكثر جاهزية وخبرة في التعامل مع الجائحة الراهنة؛ و«لأن الناس قد اعتادوا مواجهة الشدائد فهم ينظرون إلى «كورونا» على أنه مجرد تحدٍّ جديد يجب التغلب عليه»[128]. وتفيد العديد من المؤشرات بأن الاستعدادات المتخذة مسبقاً كان لها دور مهم في السيطرة على الأوضاع خلال هذه الأزمة، مثل وجود نظام شامل للرعاية الصحية، وتخصيص طائرات مسيرة لتوصيل الإمدادات الطبية، وتجهيز النقاط الحدودية بأجهزة لقياس درجة حرارة الجسم[129]، فيما حرصت السلطات على تطبيق القوانين المتعلقة بحفظ النظام وفرض التدابير الصحية بكل صرامة. وأمام هذه المعطيات، ورد ترتيب رواندا في المركز الأول أفريقياً، والسادس على المستوى العالمي في إدارة الأزمة تبعاً للدراسة الصادرة عام 2021 عن مركز «لووي»[130].

واستطاعت كوريا الجنوبية من جانبها أن تتعامل بقدر من النجاعة والجاهزية مع الجائحة ضمن مقاربة تشاركية، أسهم فيها عدد من الفاعلين المحليين، فقد بدأ هذا البلد الآسيوي وقبل وقت طويل من تفشي الوباء داخل أراضيه، في تخزين الأدوات اللازمة لإجراء الاختبارات الخاصة بالكشف عن الإصابة بالفيروس، كما وفرت السلطات البنية التحتية اللازمة للتعرف على طبيعة الأزمة التي تواجهها. كما يعود

127. كاراتو تشيسا، «بلد ولد من رحم المعاناة، كيف تواجه رواندا فيروس كورونا؟»، اليابان بالعربي، 07 أغسطس / آب 2021، على الرابط:
https://www.nippon.com/ar/japan-topics/g00888/

128. كاراتو تشيسا: المرجع السابق.

129. ليندسي غالاواي، «فيروس كورونا: ما الدول الأكثر قدرة على التعافي الاقتصادي بعد انتهاء الأزمة»، BBC عربي، 9 إبريل/ نيسان 2020. على الرابط: https://www.bbc.com/arabic/vert-cap-52204277

130. انظر نص الدراسة على الموقع الإلكتروني للمعهد، المرجع السابق.

نجاحها في إدارة الجائحة أيضاً إلى تواصل رئيس الدولة «مون جاي إن» مع مواطنيه، بكل وضوح واتساق[131].

ويجمل أحد الباحثين[132] دروس التجربة الكورية في مواجهة الجائحة وتطوراتها، في التعلم من الخبرات السابقة، وزيادة الطاقة الاستيعابية للمستشفيات، واعتماد نظم الإنذار المبكر، وتوظيف آليات الذكاء الاصطناعي.

وقد سبق لكوريا الجنوبية أن احتكت مع عدد من الأوبئة، كما هو الأمر بالنسبة إلى فيروس «سارس» عام 2003، ولمتلازمة الشرق الأوسط التنفسية المعروفة بـ «ميرس» عام 2015، كما لا تخفى أهمية البنى الأساسية المتوافرة، إضافة إلى الإمكانات المهمة المرصودة للقطاع الصحي في البلاد؛ ولذلك فهي لم تقدم على الإغلاق الكلي الصارم، بل اعتمدت قدراً من المرونة المحسوبة في هذا الشأن، ما جنّب اقتصادها الكثير من الصعوبات الناجمة عن تراجع الصادرات، كما خصصت السلطات الحكومية دعماً للشركات والأفراد، كان له الأثر الكبير في التقليل من التداعيات الاجتماعية والمالية للوباء.

ومن خلال ما سبق، يمكن القول إن الدول المعنية بالتجارب السابقة، وبغض النظر عن إمكانياتها، اعتمدت تدابير مختلفة لمواجهة الجائحة، تباينت من حيث توقيتها وصرامتها ونجاعتها من بلد إلى آخر، ويتعلق الأمر بفرض الحجر الصحي والتباعد الاجتماعي، وإصدار التعليمات الصحية...، ويبدو أن نجاح بعضها في إدارة أزمة الجائحة ولو مرحلياً، لا يرتبط بالضرورة بامتلاك إمكانيات مالية واقتصادية وتقنية كبيرة فقط، بل تحكّمت فيه مجموعة من العوامل، يمكن إجمالها فيما يلي:

- الإقرار بالأزمة واستيعاب مخاطرها.

- اتخاذ تدابير السلامة اللازمة بالشكل المطلوب وفي الوقت المناسب.

- وجود بنى تحتية كافية من مستشفيات وأطقم طبية وأدوية وشبكات متطورة للاتصال.

- منع التجمعات وتقييدها ومراقبة حركة العبور عبر الحدود والمطارات.

- انخراط الأفراد أنفسهم في احترام التدابير الصحية المعلنة من قِبل المصالح المختصة.

---

131. ديفيد روبسون، «فيروس كورونا: ما الذي يجعل السياسي قائداً ناجحاً في وقت الأزمات؟» BBC عربي، بتاريخ 01 إبريل/ نيسان 2020، على الرابط: https://www.bbc.com/arabic/vert-cul-52113713

132. إسلام حجازي، «تجربة «سيول»، دروس التجربة الكورية في مواجهة الموجة الجديدة لكورونا»، مركز المستقبل للأبحاث والدراسات المتقدمة، 01 سبتمبر/أيلول 2020، على الرابط: https://futureuae.com/ar-AE/Mainpage/Item/5781

- إجراء الاختبارات والعناية بالمصابين ومتابعة المخالطين.

- التعامل مع الوضع بشكل تشاركي وشمولي.

- وجود تشريعات تدعم إدارة الأزمات وتوفر هامش التحرك لمختلف الفاعلين في هذا السياق.

- اعتماد خطط اقتصادية واجتماعية موازية لإدارة الأزمة الصحية بصورة منفتحة على الاحتمالات كلها؛ أي القدرة على الموازنة بين المحافظة على الأرواح من جهة، ومراعاة المصالح الاقتصادية من جهة أخرى.

- إرساء تواصل شفاف مع المواطن يدعم الولوج السّلس إلى المعلومات.

- وجود قيادة متمكنة وذات كفاءة قادرة على تحمّل المسؤولية في مثل هذه المحطات الصعبة، وخاصة فيما يتعلق بالسهر على وضع الخطط واتخاذ القرارات اللازمة، ومواكبة الأوضاع.

- الاستفادة من التجارب القاسية السابقة.

المطلب الثاني: العلاقات الدولية تحت ضغط الجائحة

انتشرت نظريات المؤامرة عبر العالم، تحت هول الأزمة، وتباينت مضامينها بين من اعتبر في الأمر امتداداً للحروب البيولوجية التي تندرج ضمن صراعات القوى الدولية الكبرى، ومن رأى فيه خطة مدروسة أقدمت عليها الصين لتقوية عملتها والتخلص من ثقل الاستثمارات الأوروبية والدولية داخل البلاد، بعد انهيار الأسهم بصورة غير مسبوقة تحت ضغط انتشار الفيروس، وبين من أكد أن الأمر يتعلق بمؤامرة معقدة تقودها بعض الأطراف الدولية بغية التحكم في عدد السكان وتغيير جيناتهم[133].

ومع تصاعد حدة الهلع التي أفرزتها تداعيات انتشار الفيروس، بدأت الأخبار الزائفة والشائعات في الانتشار أكثر، كما تزايد إطلاق نظريات المؤامرة[134] التي شكّكت في عدد الإصابات والوفيات،

---

133. فيديل سبيتي، «نظرية المؤامرة» حول كورونا أكثر انتشاراً من الفيروس»، إندبندنت عربية، 20 ديسمبر/ كانون الأول 2020، على الرابط: https://www.independentarabia.com

134. يؤكد العلم والواقع والمحطات التاريخية المماثلة، هشاشة نظريات المؤامرة بصدد الجائحة، فقد حسم العلماء في المنشأ الطبيعي للفيروس، ورحل «ترامب» عن البيت الأبيض بسبب عوامل عدة من بينها سوء إدارته للجائحة. وفي الوقت الذي يصرّ فيه بعضهم على أن القوى الدولية كالولايات المتحدة الأمريكية تظل مسؤولة عن المؤامرة، وتسعى إلى الاستفادة منها استراتيجياً واقتصادياً، تبرز التقارير العلمية والمعطيات الإحصائية أن هذه الدولة، كما عدد من الدول الكبرى كفرنسا وبريطانيا تتموقع على رأس الدول الأكثر تضرراً من الوباء، سواء على مستوى عدد الإصابات والوفيات، أو فيما يتعلق بالانعكاسات الاقتصادية والاجتماعية والسياسية.

بل وفي حقيقة الفيروس ذاته، أسهمت فيها شبكات التواصل الاجتماعي وبعض المواقع الإلكترونية، فالأمر يتعلق بحسب رواد هذه الشائعات بمؤامرة كونية كبرى[135]، يقوم فيها أطراف بتوجيه الأحداث والقضايا الدولية من خلف ستار. فيما تحدّث آخرون عن تجارة جديدة تقوم على المتاجرة بآلام الناس؛ بخلق الفيروس لبيع لقاحاته، وهو ما حدا بعدد من الأشخاص في مختلف بلدان العالم ممن اقتنعوا بهذه الشائعات إلى رفض استعمال الكمامات أو الانضباط لمتطلبات الحجر الصحي أو حتى تلقي اللقاح.

لقد فرض الوباء مناخاً من الشلل على مستوى العلاقات الدولية في المجالات الصحية والسياحية والخدماتية والاقتصادية، فالبورصات العالمية شهدت تدهوراً كبيراً ضمن أزمة اقتصادية شاملة أرهقت إمكانيات الدول الكبرى، وعصفت بالعلاقات التجارية العالمية، فيما لجأت الكثير من الدول النامية إلى الاقتراض من المؤسسات المالية الدولية كالبنك وصندوق النقد الدولي لتجاوز عجز الميزانية، ما أسهم في رفع نسبة ديونها وتعميق جروحها الاقتصادية والاجتماعية المتضررة أصلاً، ما سيرهن مستقبلها بكثير من الشروط التي ستثقل كاهلها.

ورغم تطور العلوم والتكنولوجيا، وارتباط الدول بعدد كبير من الاتفاقيات والعلاقات التي أصبح معها العالم بمنزلة «قرية صغيرة»، فإن الوباء كشف زيف الكثير من الشعارات التي طالما رفعت خلال السنوات الأخيرة المتصلة بالتضامن العالمي، والقدرة على التنبؤ بكل المخاطر والأزمات، والتصدي لها.

كما وضعت الجائحة الأمم المتحدة باعتبارها الهيئة الدولية المسؤولة عن حفظ السلم والأمن الدولي أمام مأزق حقيقي، بعدما وقفت عاجزة عن تنسيق الجهود الدولية في إطار من التعاون والتنسيق لمواجهة خطر يهدد الجميع، بعدما تبيّن أن نظامها المرتبط بإدارة الأزمات لم يستحضر ضمن آلياته التهديدات والمخاطر الناجمة عن الأوبئة.

وفي الوقت الذي لا يخفي فيه الكثير من الخبراء الاقتصاديين تخوفاتهم الجدية بصدد الأوضاع الكارثية التي سيخلّفها الوباء في المستقبل، يرى بعضهم الآخر – ضمن رؤية أقل تشاؤماً – أن أساليب التعامل مع أزمات من هذا النوع تطورت ولم تعد تقليدية، كما كان عليه الأمر في السابق (الأزمة الاقتصادية لعام 1929)، وخاصة أن اقتصادات الدول أضحت أكثر قوة وجاهزية.

---

135. تعرضت منظمة الصحة العالمية لهذه الشائعات أيضاً، بعد اتهامها بالتورط في تفشي الوباء خدمة لأجندات بعض الدول الكبرى ومصالحها كالصين، ولم يسلم الملياردير الأمريكي ومؤسس شركة «مايكروسوفت»، بيل غيتس بدوره من الاتهامات في هذا الشأن، بعدما تحدثت بعض الأوساط عن تورطه في السعي للتحكم في شعوب العالم عبر صناعة اللقاحات المزودة بتكنولوجيا الجيل الخامس للإنترنت، في أفق التخلّص من نحو 15 في المئة من سكان العالم.

ساد التفاؤل مع البدء في طرح لقاحات للوباء من قِبل عدد من الشركات العالمية، وهو ما اعتبر إنجازاً علمياً كبيراً على طريق تطويق التداعيات الصحية للجائحة. وفيما أكد الكثير من الخبراء والمهتمين أن خطورة الأمر تقتضي تخلّي الشركات المنتجة عن هامش الربح، في سبيل إيصال الأدوية واللقاحات إلى مختلف الفئات المجتمعية، وإلى كل الدول الفقيرة، حيث تتضاعف المعاناة الصحية بوجود إشكالات اقتصادية واجتماعية وبيئية أكثر قساوة، وتبرر العديد من شركات الأدوية العالمية توجهها إلى تحقيق الربح من وراء هذه اللقاحات، بأن نيتها توظيف ذلك لتطوير البحوث العلمية.

ويمثل ظهور اللقاحات بارقة أمل، غير أن ذلك لا يعني نهاية الأزمة في الأحوال كلها، فتوزيعها (اللقاحات) من جهة يطبعه الارتباك على المستوى العالمي في غياب حسّ تضامني، وعدم قدرة منظمة الصحة العالمية بمفردها على توفيره للشعوب كافة في عدد من الدول الفقيرة، ومن جهة ثانية لا يخفي الكثير من الخبراء الاقتصاديين تشاؤمهم بصدد استمرار التأثيرات السلبية للجائحة في اقتصاديات الدول، كما أن معظم التوقعات العلمية وتقارير الأمم المتحدة ووكالاتها المختلفة تؤكد أن كلفة الجائحة ستكون ضخمة في المستقبل على المستويات الاقتصادية والاجتماعية والنفسية، نتيجة لتفشي الفقر والبطالة وتدهور قطاع السياحة وتوقف عدد من المصانع والمقاولات عن العمل، وهو ما يقتضي البحث عن سبل استراتيجية ومستدامة لمواجهتها في إطار من التعاون والتنسيق الدولي.

وفي خضم هذه التطورات المتسارعة، حذّر الأمين العام الأممي من أن شبح الكساد الاقتصادي العالمي يطل، واحتمالات حدوثه بأبعاد ربما تبلغ مستوى قياسياً تكاد تكون مؤكدة، مشيراً إلى أن الأطفال يدفعون ثمناً باهظاً أيضاً، إذ انقطع أكثر من 800 مليون طفل عن مدارسهم، مبرزاً أن العالم يحتاج اليوم وأكثر من أي وقت مضى إلى التضامن والأمل والإرادة السياسية لاجتياز هذه الأزمة[136].

سمحت الجائحة بطرح مجموعة من الأسئلة بصدد مستقبل العولمة أيضاً، بعدما فضلت الكثير من الدول الانكفاء على ذاتها، مع إغلاق المطارات ووقف الرحلات الجوية وتضرر المعاملات التجارية، وبعد أن سمح الوباء بعودة الدولة بقوة إلى ممارسة وظائفها التقليدية داخل المجتمع، ووقوفها كفاعل رئيسي لمواجهة التحديات التي فرضها تمدد الفيروس، بل وأصبح الأفراد ينظرون إليها كفاعل أساسي في توفير الأمن الصحي والغذاء ومناصب الشغل... وهو ما يمثّل ضربة قوية إلى الكثير من التوجهات الفكرية والسياسية والاقتصادية التي كانت تعتقد بتراجع أو اختفاء أدوار الدولة لصالح عدد من الفاعلين، كالمنظمات الدولية والشركات الكبرى والأفراد.

---

136. أنطونيو غوتيريش، «نواجه اليوم أزمة صحية إنسانية عالمية لم يسبق لها مثيل»، منظمة الأمم المتحدة، على الرابط:
https://bit.ly/3sYeEt4

فبرغم الهشاشة التي ظهرت بها آليات العولمة في أبعادها الاقتصادية والثقافية والسياسية مع انتشار الوباء، فإنه لا يمكن الحديث عن نسف للعولمة أو وقف تمددها، لكن الوباء سيتيح إعادة النظر في كثير من الضوابط والآليات التي تحكمها وتؤطرها. ويشير عدد من الخبراء الاقتصاديين إلى أن الصين التي كانت هي الأكثر استفادة من العولمة، سيتضرر اقتصادها مع هذه المتغيرات في المستقبل.

ولم يخف العديد من الباحثين تشاؤمهم إزاء مستقبل الاتحاد الأوروبي بعد الانسحاب البريطاني من مؤسساته نهائياً، وتوالي الانتقادات الموجهة له بسبب سوء إدارة الأزمات التي تمخضت عن انتشار فيروس «كوفيد-19»، فقد اتهمته بعض الدول الأعضاء كإيطاليا بالتنكر لمبادئه المتصلة بالتعاون والتضامن، بعد أن قررت كل من فرنسا وألمانيا منع تصدير مستلزمات طبية نحو الخارج في أوج الأزمة، في حين بادرت دول أخرى من خارج الاتحاد كروسيا والصين إلى توجيه مساعدات طبية نحو هذا البلد الأوروبي (إيطاليا) الذي تضرر بشكل كبير من تداعيات الأزمة.

فيما وجهت الانتقادات إلى الصين وتم اتهامها بالتكتم، وعدم تقاسم المعلومات بصدد تطور الوباء غداة انتشاره في منطقة «ووهان»، بخلفية مصلحية مرتبطة بحماية اقتصادها[137].

لقد أفرزت الجائحة مجموعة من التناقضات في النظام الدولي بمكوناته السياسية والاقتصادية والاجتماعية، ووضعت قدرته على الاستجابة للمخاطر العالمية التي تهدد البشرية، والتي يشكل فيروس «كوفيد-19» إحداها، موضع تساؤل.

ويشير أحد الباحثين، إلى أنه لم يحدث في تاريخ البشرية أن كان العالم أمام عدو مشترك يهدد الجميع، ومع ذلك وبدلاً من إرساء ترتيبات جماعية في السياقات الإقليمية والدولية طغت المقاربات الانفرادية، ويضيف أن ثمة ثلاثة عوامل أساسية يطرح معها مستقبل النظام الدولي: أولها فورية التفاعلات الإنسانية، وهشاشة العولمة، ووحدة مصير الأمم[138].

ويتوقّع العديد من الباحثين والخبراء أن تتعرض اقتصاديات الدول الكبرى وبخاصة منها الولايات المتحدة الأمريكية وفرنسا وبريطانيا، للاستنزاف بسبب تداعيات الوباء والانشغال بالسياسات والأولويات الداخلية؛ ما يفتح المجال أمام بروز أقطاب جديدة كالصين وروسيا والاتحاد الأوروبي

---

137. في الوقت الذي تكبدت فيه اقتصاديات عدد من الدول المتقدمة والنامية خسائر جسيمة بسبب ظروف الجائحة، تشير الكثير من التقارير الاقتصادية إلى أن الصين سجلت نمواً خلال عام 2020.

138 . Jamal Machrouh: Coronavirus, Risque Global et Ordre Mondial, Policy Center for the New South, Morocco, April 14, 2020, P 20-28 https://www.policycenter.ma/sites/default/files/PB_20-28_Machrouh_0.pdf

تدعم تشكيل نظام دولي تعدّدي قوامه التضامن لمواجهة تحديات ومخاطر جماعية في إطار من التنسيق والتعاون. وهو التوجّه المسنود باستياء عدد من دول العالم من النظام الأحادي الذي فرضته الولايات المتحدة الأمريكية منذ بداية التسعينيات من القرن الماضي أيضاً.

المبحث الثاني: دروس من الجائحة

تباين أداء الدول فيما يتعلق بإدارة الجائحة وما خلفته من آثار خطيرة في عدد من المجالات، غير أن الأمر لم يخل من اختلالات وإشكالات، أفرزت في مجملها نقاشات مهمة من شأنها تعزيز الجهود الرامية إلى الاستفادة من هذه التجربة الصعبة على مستويات عدة.

المطلب الأول: مكامن الخلل في إدارة الجائحة

يُطرح الكثير من الأسئلة مع تمدد الوباء وتزايد خطورته، حول إذا ما كان المجتمع الدولي قد استفاد من الأمراض المتنقلة التي اجتاحت العالم في القرن الماضي، فالوباء المعروف بـ«الأنفلونزا الإسبانية» الذي ظهر ما بين عامي 1918 و1920، مثّل محطة خطيرة تضررت منها الكثير من دول العالم، بل وتبين أن ضحاياه[139] كانوا أكبر بكثير من ضحايا الحرب العالمية الأولى، بعدما انتشر الفيروس كالنار في الهشيم بعدد من الدول في أوروبا وآسيا وأمريكا وأفريقيا.

وتشير الكثير من الدراسات التاريخية إلى أن العالم وبرغم بعض الخطوات المتخذة بعد انتهاء هذا الوباء، من حيث إحداث منظمة للصحة في إطار عصبة الأمم في عام 1923، وتأسيس منظمة الصحة العالمية كوكالة متخصصة تابعة للأمم المتحدة عام 1948، وتزايد اهتمام الدول بالاستثمار في قطاع الصحة، وإحداث وزارات في هذا الخصوص، وتشجيع اعتماد التأمين الصحي والرعاية الاجتماعية، وتشجيع البحوث في المجال الطبي وإنتاج الأدوية والأمصال...، إلا أن السمة العامة ظلت هي عدم الاستفادة من الجائحة، فرغم ظروف الوباء القاتل، فقد فرضت الكثير من الدول تعتيماً كاملاً حول الأمر، فيما استمرت رحى الحرب العالمية الأولى؛ ما زاد في تمدد الخطر.

لم تفلح الأمم المتحدة منذ إحداثها عام 1945 في بلورة نظام متكامل وشمولي لإدارة الأزمات والكوارث في أبعادها المتطورة، كما همّشت مجمل النظريات الواردة بشأن تفسير العلاقات الدولية الجانب البيئي بكل مكوناته المناخية والبيولوجية، كمحدد للتفاعل مع تطورات النظام الدولي وسلوك

---

139. قدرت بعض الإحصائيات ضحايا هذا الوباء ما بين 40 و50 مليون شخص، فيما أصيب بالفيروس نحو 600 ألف إنسان على امتداد مناطق مختلفة من العالم.

الفاعلين أو في صياغة مفهوم السلم والأمن الدولي، ولم تحظ بذلك الكوارث الطبيعية والجوائح المختلفة باهتمام كاف في هذا الخصوص، رغم المحطات التاريخية التي أحدثت فيها الأمراض والأوبئة الخطيرة انعكاسات وتحولات دولية كبرى.

ورغم التطورات التي لحقت آليات إدارة الأزمات والكوارث في مختلف مناطق العالم، ورغم التجارب القاسية التي مرت بها الكثير من الدول فيما يتعلق بتفشي الأمراض الخطيرة العابرة للحدود في فترات تاريخية ماضية والتي خلّفت أضراراً بشرية هائلة، فإن جائحة كورونا فرضت أوضاعاً استثنائية، ودفعت إلى اتخاذ تدابير غير مسبوقة، يبدو معها أن دول العالم باتت مقتنعة بأن الأمراض المعدية والأوبئة أصبحت تمثل بالفعل تهديداً حقيقياً للسلم والأمن الدولي في زمن العولمة.

لقد أحدث الوباء ضغطاً كبيراً على القطاع الصحي بكل مكوناته، فيما تسببت تدابير الإغلاق الشامل في إرهاق الاقتصاد العالمي، فالإمكانيات البشرية والتكنولوجية والعسكرية والاقتصادية الضخمة المتوافرة للولايات المتحدة الأمريكية، باعتبارها قوة وازنة في النظام الدولي الراهن، لم تحل دون ارتباكها بشكل واضح في التعامل مع الجائحة ومع تداعياتها، حيث سجلت أكبر حصيلة دولية فيما يتعلق بالإصابات والوفيات، إضافة إلى الخسائر الاقتصادية المهمة التي يعتبر الكثير من الخبراء أنها ستخيم على مستقبل البلاد، وتتوقع العديد من التقارير، أن الأزمة الاقتصادية ستتعمق بشكل كبير في البلاد، بشكل يتجاوز التداعيات التي خلفتها أزمة عام 1929، فيما حذّر آخرون من إمكانية تنامي الاحتجاجات مستقبلاً، تحت ضغط المشكلات الاجتماعية التي أصبحت تشهدها البلاد.

ويشير الكثير من المراقبين إلى أن الفشل الواضح في إدارة جائحة كورونا وتداعياتها المختلفة، كان له الأثر الكبير في عدم تجديد ولاية الرئيس الأمريكي السابق دونالد ترامب، خلال الانتخابات الرئاسية التي شهدتها البلاد في 03 نوفمبر/ تشرين الأول 2020، والتي فاز بها مرشح الحزب الديمقراطي، جو بايدن.

ومن جانب آخر كشفت الجائحة عن العديد من الاختلالات في أداء الكثير من المؤسسات والإدارات، التي أظهرت قصوراً واضحاً في التعامل مع مثل هذه الأزمات العابرة للحدود، كما عرّت واقع البنى الطبية الهشة في عدد من البلدان، وفضحت الاختلالات التي تعتري قطاعي التعليم والبحث العلمي فيها أيضاً.

في هذا السياق انصبّت مجهودات منظمة الصحة العالمية باعتبارها وكالة متخصصة للأمم المتحدة، على مواكبة الحالة الوبائية داخل دول العالم، وإصدار مجموعة من التعليمات المندرجة ضمن

التوعيــة الصحيـة، مـع تنسـيق الجهـود الدوليـة الراميـة إلـى تكثيـف الأبحـاث لطـرح أدويـة ولقاحـات ضد الفيـروس [140].

فيمـا بـدا الـدور الوقائـي معدومـاً، بسـبب التأخّـر ﴾ تحذيـر دول العالـم مـن خطـورة الوبـاء، عندمـا بـدأ انتشـاره ﴾ الصيـن، ولـم تعتبـر الأمـر جائحـة دوليـة، إلا بعـد أن تمـدّد الفيـروس ﴾ عـدد مـن مناطـق العالـم؛ مـا خلّـف اسـتياء ﴾ أوسـاط بعـض الـدول التـي اعتبـرت أن منظمـة الصحـة العالميـة لـم تتحمّـل مسـؤولياتها، فيمـا يتعلـق بتحذيـر العالـم مـن الوبـاء قبـل تفشـيه، بـل وصـل الأمـر إلـى حـد إعـلان الرئيـس الأمريكـي السـابق دونالـد ترامـب عـن وقـف أداء مسـتحقات بـلاده لفائـدة المنظمـة، قبـل الإعـلان عـن الانسـحاب الرسـمي منهـا ﴾ بدايـة شـهر يوليـو/ تمـوز 2020، فيمـا طالبـت دول أخـرى بإجـراء تحقيقـات لكشـف مـدى قصـور المنظمـة ﴾ تحركاتهـا لمواجهـة الجائحـة.

وتحـذر التقاريـر العلميـة مـن وضـع مأسـاوي سـتخلّفه الجائحـة علـى المسـتويات الاقتصاديـة والاجتماعيـة، ﴾ عـدد مـن دول العالـم. بـل إن الهيئـة نفسـها أكـدت أن العالـم مهـدد بانتشـار مجاعـات «مروعـة» بسـبب تفشـي الوبـاء، ونبهـت إلـى أن الأمـر سـيكون أكثـر خطـورة ﴾ نحـو عشـر دول تعانـي صراعـات وأزمـات اقتصاديـة وتغيّـراً ﴾ المنـاخ: وهـي اليمـن وجنـوب السـودان وجمهوريـة الكونغـو الديمقراطيـة وإثيوبيـا والسـودان وسـوريا وأفغانسـتان وفنزويـلا ونيجيريـا وهاييتـي، ويمكـن أن يطـال الأمـر مـا يربـو علـى ربـع المليـار شـخص.

أمـا منظمـة العمـل الدوليـة، فأشـارت ضمـن تقاريرهـا إلـى أن الوبـاء سـيؤدي إلـى إلغـاء زهـاء 6,7 ﴾ المئـة مـن إجمالـي سـاعات العمـل ﴾ العالـم خـلال النصـف الثانـي مـن عـام 2020، أي مـا يعـادل نحـو 195 مليـون وظيفـة بـدوام كامـل، منهـا 5 ملاييـن بالـدول العربيـة [141].

فالعالـم يمـر بأزمـة حقيقيـة خلّفتهـا الجائحـة، تفرعـت عنهـا أزمـات أخـرى، لاشـك ﴾ أنهـا سـتطرح ﴾ المسـتقبل الكثيـر مـن الإشـكالات الاقتصاديـة والاجتماعيـة والسياسـية والاسـتراتيجية. ومـن منطلـق أهدافهـا المتصلـة بحفـظ السـلم والأمـن الدولـي، وتنسـيق التعـاون بيـن الـدول، تجـد الأمـم المتحـدة نفسـها أمـام وضـع صعـب، لاشـك أنـه سـيضاف إلـى العديـد مـن مظاهـر إخفاقاتهـا ﴾ سـبيل تعزيـز السـلم والأمـن الدولـي.

---

140. رغـم القصـور الملحـوظ الـذي طبـع تعاطـي منظمـة الصّحـة العالميـة مـع الجائحـة في بداياتهـا، فقـد طالبـت دول العالـم بتوفيـر نحـو 100 مليـار دولار كدعـم يسـاعد علـى إيجـاد لقـاح للوبـاء، والحـد مـن تفشـيه، كمـا أطلقـت تجربـة «التضامـن» السـريرية، لتعزيـز الجهـود الدوليـة الراميـة إلـى إيجـاد عـلاج ناجـع لمـرض «كوفيـد-19».

141. («كوفيـد-19» يسـبب خسـائر مدمـرة في سـاعات العمـل والوظائـف)، 7 إبريـل/ نيسـان 2020، منظمـة العمـل الدوليـة، علـى الرابـط: https://bit.ly/3sWpLTt

كما وضعت الجائحة مجموعة من القيم والمبادئ المتصلة بالتعاون والتضامن الدولي أيضاً، على محك الواقع. وفي مقابل ذلك، فضلت الكثير من الدول الكبرى التعامل مع الأزمة من منظور المصالح الضيقة والانكفاء على الذات، رغم أن الأمر يتعلق بوباء عالمي عابر للحدود، وهو ما ينطبق على الولايات المتحدة الأمريكية، وعلى عدد من البلدان الأوروبية التي أكدت ضرورة إعطاء الأولوية للاحتياجات الداخلية من اللقاح أولاً، بعد إنتاجه.

فيما تعرضت الكثير من السياسات التي اعتمدتها الدول للنقد بسبب عدم استحضارها البعد الحقوقي والإنساني في إدارة الأزمات الناجمة عن الجائحة، على الرغم من أن عدداً من التدابير المتخذة في مثل هذه الأوقات تُبرَّر عادة بحماية أسمى حق للإنسان وهو الحق في الحياة، والعيش في بيئة سليمة وآمنة.

فقد كشفت الجائحة زيف عدد من الشعارات التي كانت تطلقها كثير من الدول، فيما يتعلق باحترام حقوق الإنسان، بعدما تم خرق الكثير من التشريعات الوطنية ومقتضيات الاتفاقيات الدولية باسم إدارة الأزمة، واعتماد أساليب عنيفة في مواجهة خارقي التدابير الاحترازية، وترك عدد من العالقين في المطارات في شروط غير إنسانية، وعدم الاهتمام ببعض الفئات الهشة من ذوي الاحتياجات الخاصة (أصحاب الهمم)، وكبار السن، والمهاجرين واللاجئين...، وهو ما حدا بعدد من المنظمات الوطنية والدولية إلى مطالبة الدول بتوخي المرونة خلال اتخاذ التدابير الوقائية التي فرضتها خطورة الوباء.

وفي هذا السياق، أحدثت العديد من الدول كفرنسا وإيطاليا وإسبانيا لجاناً للتحقيق في الاختلالات التي شابت التدابير المرافقة لظهور الجائحة، ولتحديد المسؤوليات القائمة في هذا الخصوص، في إطار تجويد الأداء، عبر الاستفادة من الأخطاء المرتكبة ومنع تكرارها في المستقبل. وعلاقة بالموضوع، فتحت النيابة العامة في فرنسا تحقيقاً حول إدارة الأزمة الصحية التي خلفها الفيروس، بناء على عدد من الشكاوى الواردة أثناء فترة الحجر الصحي، بصدد مجموعة من التجاوزات الجنائية المرتكبة[142].

كما وجهت الانتقادات في هذا الشأن، إلى عدد من الدول التي تأخرت بشكل كبير في اعتماد تدابير احترازية صارمة في الوقت المناسب، ما جعل الوضع الوبائي يتطور بصور مقلقة، خلّف معها عدداً كبيراً من الضحايا.

---

142. «فرنسا: النيابة العامة في باريس تفتح تحقيقاً حول إدارة الأزمة الصحية لفيروس كورونا»، قناة فرانس 24، 10. يونيو/ حزيران 2020، على الرابط: https://bit.ly/3eBCwgP

يؤكد البعض أن الجائحة «عرّت عن واقع حقوق الإنسان في الغرب، على اعتبار أن الحق في الحياة بات مهدّداً لعدم كفاية النظم الصحية لمواجهة الوباء»[143]، ففي أوروبا وأمريكا سقط عدد كبير من الضحايا بين وفيات وإصابات خطيرة، فيما حدثت مظاهر قرصنة سلع في ملكية دول أخرى، وبرزت بعض التصريحات التي تدعو إلى تجريب لقاح «كورونا» على الأفارقة[144]، وتحدثت بعض التقارير الإعلامية عن وجود مظاهر التمييز العنصري في مناطق مختلفة من العالم، بالموازاة مع تمدد الوباء[145].

واعتبرت مفوضية الأمم المتحدة السامية لحقوق الإنسان أن «المساس بالحقوق مثل حرية التعبير قد يلحق ضرراً كبيراً بالجهود لاحتواء وباء كوفيد- 19 وآثاره الاجتماعية والاقتصادية الجانبية السيئة»[146]. وأمام تزايد المخاوف من تحوّل بعض المؤسسات العقابية (السجون) إلى بؤر للوباء تحت تأثير الاكتظاظ، أوصت المفوضية باتخاذ تدابير خاصة وعقوبات بديلة في مواجهة مخالفي القوانين في هذه الفترة، عوض الزجّ بهم في هذه المؤسسات.

كما طالبت منظمة العفو الدولية الحكومات باتخاذ التدابير اللازمة لمحاصرة الوباء مع احترام حقوق الإنسان المتعلقة بحرية التعبير والحق في الصحة وعدم التمييز وتجنّب القيود الشاملة والمبالغ فيها، كما دعت الحكومات والشرطة إلى التوقف عن استخدام الوباء كذريعة لارتكاب الانتهاكات[147]، فيما حذّر الكثير من الباحثين والسياسيين من مغبة تحويل تدابير الطوارئ، إلى آلية للتنكّر للتشريعات الجاري بها العمل، والانحراف في تطبيقها، وإلى عودة المركزية والاستبداد في الإدارة إلى الواجهة، واستغلالها (الطوارئ) في تصفية الحسابات مع المعارضين والمنافسين.

ورغم الضغوطات التي تطرحها الكوارث والأحداث الفجائية أمام صانعي القرار، فإن التعامل معها يتطلب الموازنة بين ضرورات منع خروج الأمور عن السيطرة والتقليل من حدوث الخسائر أو منعها من جهة، ومتطلبات حماية حقوق الإنسان واحترام التشريعات المرعية والاتفاقيات والمواثيق الدولية

---

143. يوسف أبا الخيل، «حقوق الإنسان في زمن كورونا»، الوطن أون لاين، 17 إبريل/ نيسان 2020، على الرابط:
https://www.alwatan.com.sa/article/1043345

144. باشر «نادي المحامين بالمغرب» مسطرة تقديم شكاية أمام القضاء الفرنسي ضد طبيب فرنسي متهم بالتعبير عن خطاب عنصري ضد مواطني القارة الأفريقية، بعد أن دعا في برنامج تلفزيوني إلى تجريب لقاح لعلاج فيروس كورونا المستجد على سكان أفريقيا. نور الدين إجكان: نشطاء مغاربة يتهمون أطباء فرنسيين بالعنصرية والعقلية الاستعمارية، هسبريس، 03 إبريل/ نيسان 2020، على الرابط: https://bit.ly/2SaE3TT

145. ««كورونا» يغذّي العنصرية وكراهية الأجانب حول العالم»، هيومان رايتس ووتش، 12 مايو/ أيار 2020، على الرابط:
https://www.hrw.org/ar/news/2020/05/12/375044

146. «الأمم المتحدة تخشى «كارثة» على حقوق الإنسان جراء أزمة «كورونا»»، الشرق الأوسط، (لندن)، 27 إبريل/ نيسان 2020.

147. «وباء فيروس «كوفيد-19»: يجب على الحكومات والشرطة التوقف عن استخدام الوباء كذريعة لارتكاب الانتهاكات»، منظمة العفو الدولية، 17 ديسمبر/ كانون الأول 2020، على الرابط: https://bit.ly/3xrZnEp

الـواردة في هـذا الخصـوص مـن جهـة أخـرى، بل إن احتـرام حقـوق الإنسـان في مثـل هـذه اللحظـات العصيبة هـو عامـل صحـي، يسـهم مـن جانبـه في تهيئة المناخ السليم لإدارة الأزمـات بشكل ناجع وبأقل كلفـة ممكنة.

كمـا أنـه كثيـراً مـا استغلت التيـارات الشعبوية فتـرات الأزمـات والكـوارث لتكريـس خطاباتها داخل المجتمعـات مـن خـلال تقديـم الحلـول المبسـطة، وإطـلاق الشـائعات والاتهامـات والترويـج لنظريـات المؤامـرة، فمـع انشـغال دول العالـم بفيـروس «كوفيـد- 19» وانخراطهـا في اعتمـاد تدابيـر صارمـة، قلـل بعض الزعمـاء السياسـيين مـن خطـورة الوضـع، ولـم يتـم اتخـاذ الاحتياطـات اللازمـة في الوقت المحدد، قبـل أن يتفشـى الوبـاء بشكل متسـارع وخطيـر داخل هـذه البلدان التـي أضحـت معـه في مقدمة البلـدان الأكثر تضـرراً مـن الناحيـة الصحيـة والاقتصاديـة والاجتماعيـة، وهـو مـا يـرى فيـه الكثيـر مـن البـاحثين مؤشـراً لبدايـة تراجـع التيـارات الشعبوية تحت ضغـط هـذه الإكراهـات، والوثـوق أكثر بالبرامـج والخطابـات العقلانيـة والعلميـة.

خلّـف طـرح اللقـاح مـن قِبـل عـدد مـن الشـركات العالميـة آمـالاً كبيـرة على طريـق الحـد مـن انتشـار الوبـاء، في أفق القضـاء عليـه نهائيـاً، غيـر أن الأمـر يصطـدم بمجموعـة مـن العوائـق والتحديـات، التـي يجسـدها انتشـار نظريـة المؤامـرة وهاجـس الخـوف مـن اللقـاح مـن جهة، واحتكار إنتاج هـذا الأخيـر واستغلاله مـن قِبـل الـدول الكبـرى مـن جهـة أخـرى، فقـد انتقـدت الكثيـر مـن الـدول هيمنـة الهاجـس التجـاري، على حسـاب المعانـاة الإنسـانية، مـا يعرقل وصول اللقاحـات إلـى عـدد مـن البلدان الفقيـرة التـي تعيـش على إيقـاع الكثيـر مـن المعضـلات الاقتصاديـة والاجتماعيـة التـي عمّقتهـا الجائحة.

وأمـام هـذا الوضـع حـذر رئيـس منظمـة الصحـة العالميـة، تيدروس أدهانـوم غيبريسـوس، مـن أن العالـم سـيواجه «إخفاقـاً أخلاقيـاً كارثيـاً» إذا احتكـرت الـدول الغنيـة اللقاحـات المضـادة لفيـروس كورونـا المستجد على حسـاب الـدول الفقيـرة[148]. كما أكّـد أن هنـاك طريقـة وحيـدة للخروج مـن الأزمـة، ويتعلق الأمـر بضـرورة تقاسـم الأدوات المتوافـرة والالتـزام باستخدامهـا بشكل جماعـي، مبـرزاً أن الوقت قـد حـان لتكاثـف الجهـود في إطار الإنسانية المشتركة، وبذل المزيد من الجهـود لضمـان وصـول اللقاحـات إلـى مـن هـم في أشد الحاجـة إليهـا[149].

يؤكد الكثيـر مـن البـاحثين والخبراء أن عالـم مـا بعد الجائحـة لـن يكـون كمـا كان مـن قبـل، بالنظـر إلى الإشكالات التـي بـاتت تواجه العالـم أجمـع في الوقت الراهـن، والتـي سـتكون لهـا تبعـات وتأثيـرات في

---

148. صحيفة النهار، لبنان، بتاريخ 18 يناير/ كانون الثاني 2021.

149. «الملاحظـات الافتتاحيـة التـي أدلى بهـا المديـر العـام لمنظمـة الصحـة العالميـة في الإحاطـة الإعلاميـة بشـأن جائحـة «كوفيـد-19» في 15 ينايـر / كانـون الثانـي 2021»، منظمـة الصحـة العالميـة، على الرابـط: https://bit.ly/3dUoIiv

مستوى إعادة توزيع القوة، وإعادة النظر في عدد من الأولويات، وفي الكثير من القواعد التي تؤطر التعاون الدولي في مختلف المجالات.

كما أبرزت الجائحة زيف الكثير من الشعارات التي راجت في زمن العولمة من قبيل التنسيق والتضامن الدولي...، بعدما اختارت العديد من الدول التعامل مع الموضوع من منظور المصالح الضيقة، والانكفاء على الذات. فرغم النداءات التي وجهها كثير من الأقطار بطلب العون في ظل اشتداد أزمة الإصابة بالوباء، لم تتلقَّ مساعدات طبية وتقنية من مجمل البلدان المتقدمة.

ثمة سؤال ملحّ يطرح في خضم هذه التداعيات والتطورات والجهود المبذولة حول إن كان العالم سيستفيد من دروس الجائحة باتجاه تطوير منظومة إدارة الأزمات والكوارث، أم لا. وإذا كان بعضهم لا يخفي تفاؤله في هذا الصدد، فمازال الشك قائماً بين عدد من العلماء في إمكانية قدرة الدول على مواجهة أوبئة جديدة في المستقبل.

المطلب الثاني: فرص الجائحة

إن الدروس التي يمكن استخلاصها من الأزمات والكوارث تختلف بحسب طبيعة هذه الأخيرة وحدّتها ومداها وفضائها وظروفها المختلفة، غير أنه وبالنظر إلى خطورة الوباء وانتشاره على نطاق دولي واسع وتداعياته المتسارعة وأزماته الفرعية المختلفة، فهو يتيح مجموعة من الفرص للاستفادة من هذه المحطة الصعبة، على مستويات عدة علمية وتقنية وعملية، مع الإشارة إلى أن هذه الدروس لا تمثل في حد ذاتها قوالب جاهزة وصالحة للأزمات والكوارث كلها، بل تفرض إرساء اجتهادات مستمرة في هذا الخصوص، كما أنها لا تقدم بالضرورة حلولاً سحرية تحول دائماً دون اندلاع الأزمات والكوارث، بقدر ما تخفف من وطأتها وتقلل من آثارها السلبية.

إذ تُبرز الوقائع أن الإنسان اعتاد تاريخياً توظيف القوة بشكل أساسي في إدارة الأزمات، وهو ما كرسته الكثير من الكتابات الفلسفية في العصر الحديث والتي طرحها عدد من المفكرين، مثل: توماس هوبس ونيكولو ميكيافيلي ...، وكذا الممارسات التي عكستها الحروب والنزاعات العسكرية ....، غير أن تطور العلوم وانتشار المعارف وتزايد أهمية الديمقراطية وحقوق الإنسان على المستويات الوطنية والدولية أسهم في إرساء سبل متطورة وراقية لإدارة الأزمات والمنازعات.

فمنذ بداية التسعينيات من القرن الماضي ومع تخلص العالم من ظروف الحرب الباردة، أضحى العالم بحاجة إلى تطوير آليات إدارة الأزمات والكوارث انسجاماً مع المتغيرات التي مسّت أركان النظام الدولي، عبر استحضار المخاطر والتهديدات الجديدة العابرة للحدود، في علاقة ذلك بندرة

الموارد الطبيعية والمياه وتلوث البيئة والجرائم الرقمية. ومع التغيرات التي طالت مفهوم القوة كمحدد أساسي لتفسير سلوك الدول في العلاقات الدولية، وخاصة بعد تراجع دور القوة العسكرية لصالح القوة الناعمة بعناصرها الثقافية والاقتصادية والتكنولوجية، وبروز التهديدات العابرة للدول، كالإرهاب وتلوث البيئة وانتشار الأوبئة ...إلخ – أصبح من الطبيعي تطوير هذه الآليات وتغييرها باستحضار عناصر ومقومات جديدة في هذا الخصوص، كما هو الشأن بالنسبة إلى التكنولوجيا الحديثة وتوظيف المعلومات والبحث العلمي.

وبالفعل فقد تطورت أساليب إدارة الأزمات والكوارث بشكل ملحوظ تحت ضغط تعقد هذه الأخيرة وتداخلها، وتطور التكنولوجيا وتزايد توظيفها في هذا المجال، وبروز مجموعة من الإسهامات العلمية والاجتهادات الفكرية التي أغنت علم إدارة الأزمات، وقد أسهم في ذلك تمدد العولمة أيضاً وما أحدثته من متغيرات وتحديات بالنسبة إلى سيادة الدول، حيث أضحى الهامش الفاصل بين الشأنين الداخلي والدولي ضيقاً.

وفي هذا السياق، طرح فيروس «كوفيد– 19» تحدياً جديداً أمام الدول، إذ يتعلق الأمر بفيروس متحور وعابر للحدود، خلف انعكاسات متسارعة مسّت كل نواحي الحياة الاجتماعية والاقتصادية والسياسية، وطنياً ودولياً، وطرحت معه الاحتمالات كلها الصعبة والسيئة، وأرغمها على اعتماد خيارات صعبة ومكلفة، بعدما انكشفت الكثير من الهفوات في التقنيات والأساليب المعمول بها عادة في هذا الخصوص.

في المقابل تمثل جائحة كورونا فرصة سانحة لتطوير آليات واستراتيجيات التعامل مع الأزمات والكوارث، لتكون في مستوى خطورة الأوضاع الناجمة عن تنقل الأمراض والفيروسات، فقد تأكد مع الوباء أن التعامل مع هذا النوع من الأزمات يقتضي مقاربة تشاركية، مع الموازنة بين التدابير المعتمدة داخلياً من جهة، والتعاون مع المحيطين الإقليمي والدولي من جهة أخرى، ثم الانكباب على الانعكاسات الآنية للأزمة دون إغفال مثيلاتها المستقبلية، إضافة إلى الاشتغال بشكل شمولي على الأزمة الرئيسية من ناحية، ودون إغفال الأزمات الأخرى المتفرعة عنها من ناحية ثانية.

أصبحت الكثير من دول العالم مقتنعة بأن التواصل الجيد حال الأزمات هو أحد العوامل الداعمة للتحكم في الوضع ومنع تطوره نحو الأسوأ، فيما يمكن لأي ارتجال أو تسرع أو خطأ في هذا الخصوص أن تترتب عنه أزمة ثقة بين المواطن والسلطات المعنية بإدارة الأزمة؛ ما يعمق الوضع ويعقده أكثر.

وقد وضعت الجائحة دول العالم أمام واقع استثنائي فرض بذل مجهودات مضاعفة لتجاوز مختلف الإشكالات التي أفرزتها، وهو ما أسهم في ظهور عدد من الاختراعات والابتكارات في عدد من

المجالات العلمية والتقنية. وقد قام العلماء بإنجازات ضخمة، واستطاعوا في فترات قياسية الوقوف على طبيعة الوباء، من حيث مصدره وتطوره وطريقة انتشاره، وسبل الوقاية منه، قبل طرح عدد من اللقاحات، وهو ما يبشر بإمكانية تطوّر علوم الطب في العالم.

فالجائحة تمثل بإشكالاتها وتداعياتها كلها، فرصة حقيقية لمراجعة مجموعة من السياسات وإعادة النظر في عدد من الأولويات، وإحداث أساليب واستراتيجيات جديدة للتعامل مع مثل هذه المحطات الصعبة، أفقياً وعمودياً، فقد أصبح تطوير اقتصاد الدول، وتحقيق الاكتفاء الذاتي من الحاجات الأساسية المختلفة، أمر ضروري، بصورة تضمن حماية الأمن الغذائي وعدم استنزاف العملات الصعبة.

كما تأكدت أهمية الاستثمار في البحث العلمي والاستناد إلى مخرجاته في صناعة القرارات، فيما أبرز الوباء أهمية إدماج أسلوب إدارة الأزمات والكوارث ضمن الخطط المتعلقة بالتنمية أيضاً، وبمجمل السياسات العمومية للدول، كسبيل لتعزيز الأمن الإنساني الشامل[150]، وتحقيق تنمية إنسانية مستدامة تقوم على تقاسم المعرفة والتكنولوجيا، دون استغلال منحرف لحقوق الملكية الفكرية للأدوية واللقاحات أو احتكارها من جانب بعض الدول الكبرى، على حساب مصالح البشرية وأرواحهم جمعاء.

كما أصبح من اللازم، مع تزايد التداعيات الصحية الخطيرة والخسائر الضخمة التي تكبدها الاقتصاد العالمي إثر الجائحة، منح أسلوب إدارة الأزمات أهمية قصوى، ضمن اهتمامات وأولويات الدول، وأضحى من الضروري إحداث مراصد تعنى بهذا الخصوص أيضاً، ومراكز علمية تواكب الأزمات والكوارث المختلفة.

وقد أوصى أحد التقارير[151] بالاستثمار في الرصد المتعدد التخصصات وأنظمة الإنذار المبكر الوطنية للأغذية والزراعة، وبذل جهود كبيرة لتحسين مدى البيانات ونطاقها وحجمها وجودتها، لتجاوز حالة عدم اليقين الحالي والمعرفة المحدودة بآثار «كوفيد– 19».

أبرزت الجائحة أهمية الاستثمار في المكون البشري باعتباره أساساً لكل تنمية مستدامة، وتبيّن أهمية رفع النفقات المخصصة للقطاع الصحي أيضاً، والاستثمار في قطاعي التعليم والبحث العلمي، مع تعزيز المنظومة الأمنية وتطوير أدائها حتى تكون في مستوى التحديات والأزمات الراهنة بأبعادها كلها.

---

150. نبّه الأمين العام للأمم المتحدة، إلى أن العالم قد يشهد حالة طوارئ غذائية وشيكة، ما لم تُتخذ إجراءات فورية للتصدي للجائحة، وأن مثل هذه الحالة يمكن أن تكون لها آثار طويلة الأمد على مئات الملايين من الأطفال والبالغين. أنطونيو غوتيريش، «إننا بحاجة إلى التحرك الآن لتلافي أسوأ الآثار الناجمة عن جهودنا الرامية إلى السيطرة على الجائحة»، الأمم المتحدة، 09 يونيو/ حزيران 2020، على الرابط: https://bit.ly/3sVxC3E

151. منظمة الأغذية والزراعة وبرنامج الاستثمار في السكان الريفيين (الصندوق الدولي للتنمية الزراعية) والبنك الدولي وبرنامج الأغذية العالمي، أثر فيروس كورونا المستجد «كوفيد-19» في الأمن الغذائي في العراق، يونيو/حزيران 2020، ص6.

وبالنظر إلى تسارع الأزمة التي أفرزتها الجائحة وتفرعها، تم تجاوز صلاحيات المؤسسات التشريعية التي يفترض أن تبلور سياسات وتشريعات بقدر من التروي ووفق مساطر محددة، حيث بادرت الكثير من الحكومات إلى اعتماد مجموعة من التدابير والإجراءات الاستعجالية التي اتخذت في كثير من الأحيان طابعاً مركزياً[152]، فيما اقتصر عمل الكثير من الهيئات المنتخبة والأحزاب السياسية على مواكبة القرارات المركزية في هذا الخصوص.

ويشير بعضهم[153] إلى أن صرامة السياسات والقوانين والإجراءات المتنوعة والشاملة والخاصة بمحاصرة المرض بقوة الدولة لمنع انتشار الوباء، والمتابعة اليومية وفق نظام محكم وصارم من فرق صحية خاصة ومكلفة بالمتابعة، ورفع التقارير، وتحليل البيانات، وتوجيه التوصيات إلى متخذ القرار، كلٌّ حسب منصبه ووظيفته – من شأن كل ما سبق أن يدعم إدارة أزمة الجائحة بقدر من النجاح والفاعلية.

كما كشفت الجائحة عن وجود كثير من الثغرات والنقائص في تشريعات عدد من الدول؛ ما يقدم درساً ينبغي أن تتلقفه المؤسسات التشريعية والنخب المعنية بهذا الخصوص على مستوى سنّ قوانين مواكبة وقادرة على التنبؤ بعدد من الإشكالات التي تطرحها الأزمات والكوارث في أبعادها الاقتصادية والاجتماعية والأمنية والبيئية والصحية، ويرى آخرون أن «الدول، باعتبارها أهم فاعل، وجدت نفسها في خط الدفاع الأول أمام هذا الغازي المجهري «كوفيد– 19» وهي مسلحة بسلاحين أساسيين وهما: أولاً، نظامها الصحي الذي هو خيط الأمل الوحيد لضحايا الفيروس. وثانياً، أجهزتها التشريعية التي ستكون في اختبار صعب للتوفيق بين سنّ القوانين واتخاذ الإجراءات الاحترازية بغية تجنب انتشار الوباء والقضاء عليه من جهة، وصون حقوق المواطنين وكذا المصالح الاقتصادية للقطاع الخاص من جهة أخرى»[154].

إن وجود تضارب وتناقض في المعطيات والمعلومات الموجهة للجمهور غالباً ما يسهم في انتشار الأفكار الخرافية والشائعات ونظريات المؤامرة التي تمثل في مجملها خطراً حقيقياً يقارب خطر الوباء، من حيث تكريس الخوف والهلع من المستقبل، وإرباك الجهود المبذولة لاحتواء خطر الجائحة.

---

152. تعرضت السياسات التي اعتمدتها الحكومة الألمانية في هذا السياق للانتقاد؛ بسبب عدم أخذ رأي المؤسسة التشريعية بصدد تدابير الإغلاق الذي عمّ البلاد في أعقاب تطور الجائحة.

153. نبيل البابلي، «مُمَكِّنات النجاح في إدارة الأزمات الكبرى، كورونا نموذجاً»، المعهد المصري للدراسات، 03 يوليو/ تموز 2020، على الرابط: https://bit.ly/2R2Z6qQ

154. آيت رحو نعمان، «التشريعات القانونية والأنظمة السوسيو- اقتصادية في ظل كورونا»، المعهد المصري للدراسات، 27 أغسطس / آب 2020، على الرابط: https://bit.ly/3sXe4vH

ويعدّ اعتماد الشفافية وإتاحة الوصول إلى المعلومات المتعلقة بالوباء عاملاً حاسماً في تعزيز الثقة بين الدولة والمجتمع، بما يسهم بشكل كبير في الحد من الأضرار والخسائر البشرية والاقتصادية، كما أن ترسيخ ثقافة تؤمن بالعلم هو مدخل مهم يمتن جاهزية المجتمعات واستعدادها لمواجهة مثل هذه المحطات الصعبة، وهو ما يفرض انخراط المؤسسات التعليمية ووسائل الإعلام وفعاليات المجتمع المدني في هذا الخصوص.

وإذا كانت الجائحة قد كشفت عن واقع الاختلالات الموجودة في عدد من المصالح والقطاعات في بعض الدول، فإنها أبرزت أهمية «رقمنة» الخدمات والمعاملات الاقتصادية والإدارية والتعليمية[155]، وتقريبها أكثر من المواطن، وتجاوز أساليب الإدارة التقليدية المبنية على المركزية المفرطة والاتصال المباشر، مع العمل على تضييق الفجوة الرقمية القائمة بين المناطق الحضرية والمناطق القروية/ الريفية في هذا الخصوص.

من جهة أخرى أصبحت الحلول الرقمية أكثر أهمية من أي وقت مضى للسماح للحكومات والوكالات والقطاع الخاص بتكييف عملياتهم مع «الوضع الطبيعي الجديد»، ولاسيما متطلبات التباعد الجسدي وقيود الحركة، حيث يخفف اعتماد هذه الأدوات من تأثير الوباء، كما يحسّن المرونة ضد الصدمات المستقبلية[156].

وقد جاء في تقرير لشركة «ماكينزي» للاستشارات الدولية أن وسائل التكنولوجيا الحديثة المتطورة ساعدت دول القارة الآسيوية، كما هو الشأن بالنسبة إلى سنغافورة وكوريا الجنوبية... في اتخاذ ردّ فعل سريع لمواجهة انتشار فيروس كورونا، ومن ثم إدارة الأزمة وتأمين صحة مواطنيها بشكل أفضل مقارنة بغيرها، سواء على مستوى تسهيل إجراء اختبارات الكشف عن الفيروس، وتتبع حالات الإصابة المحتملة والحالات المخالطة لها، ومن ثم عزل جميع الأفراد المشتبه في إصابتهم من أجل منع الفيروس من الانتشار في المجتمع، علاوة على تحوّل الحكومات الآسيوية خلال أزمة كورونا إلى «رقمنة» الخدمات جميعها التي يحتاج المواطنون إليها، ومن بينها التسوق عبر الإنترنت والتعليم عن بُعد، ومباشرة الموظفين أعمالهم من المنازل، دون الضرورة للوجود في مقر الشركة.[157]

---

155. فشلت الكثير من الدول بشكل متباين في اعتماد التعليم عن بُعد كبديل عن التعليم التقليدي مع تفشي فيروس «كوفيد-19»، على اعتبار أن كسب هذا الرهان لا يتوقف على برامج مختلفة تعتمدها المؤسسات التعليمية والمصالح الحكومية الوصية، بل يتطلب تزويد المدرّسين والطلاب بحواسيب وتدريبهم على اكتساب المهارات التقنية أيضاً، علاوة على تأمين الربط بشبكة الإنترنت.

156. منظمة الأغذية والزراعة، وآخرون، (أثر فيروس كورونا المستجد «كوفيد-19» على الأمن الغذائي في العراق)، مرجع سابق، ص 7.

157. «التكنولوجيا ساعدت آسيا على إدارة الأزمة بشكل أفضل»، الشرق الأوسط، (لندن)، 19 مايو/ أيار 2020.

أيقظت الجائحة الشعور بالمواطنة داخل عدد من المجتمعات، حيث أسهمت فعاليات المجتمع المدني والإعلام في التخفيف من آثارها، وبرزت الكثير من المبادرات التضامنية في إطار تقديم العون للفئات الهشة والمتضررة من الوباء، كما أسهمت (الجائحة) في إغناء النقاش بصدد المواطن العالمي[158]، كنتاج للتحولات الاقتصادية والثقافية والسياسية التي شهدها العالم في السنوات الأخيرة، مع انتشار العولمة، والانفتاح القائم بين شعوب العالم بعد التطور الكبير الذي لحق تكنولوجيا الاتصال الحديثة، وتنامي الوعي بالمشترك الحضاري الإنساني، وبالمصير الواحد، وتزايد القلق إزاء الخطر الذي تمثله الأزمات والتهديدات التي تواجه شعوب العالم قاطبة، كما هو الشأن بالنسبة إلى تلوث البيئة وتزايد الاحتباس الحراري وندرة المياه والغذاء.

وهكذا أعاد انتشار الفيروس على امتداد مناطق مختلفة من العالم، موضوع السّلم والأمن الدولي وما شهده من تطورات وتوسّع خلال العقود الثلاثة الأخيرة، إلى واجهة النقاشات الدولية على المستويين السياسي والأكاديمي، في عالم لم تعد فيه الحدود الجغرافية مانعاً أو حصناً يحول دون انتشار التهديدات العابرة للدول، في مظاهرها الإرهابية والبيئية والرقمية والوبائية.

ويبدو أن الجائحة ستتيح ترسيخ مفهوم واسع وشمولي للسّلم والأمن الدولي أيضاً، بعدما أصبح العالم مقتنعاً بخطورة الأمراض والأوبئة، وبضرورة إرساء سياسات استراتيجية تُبنى على الاستثمار في البنى التحتية، وتطوير التكنولوجيا الحديثة وتطويعها وتوظيفها في الحد من الأزمات، علاوة على الاهتمام بالقطاع الصحي واعتماد سياسات ومخططات وآليات تستحضر الأزمات والكوارث البيولوجية.

وسوف تبقى الأسئلة تثار حول إذا ما كانت الجائحة ستمثل منطلقاً لإعادة النظر في مرتكزات النظام الدولي، وإعادة توزيع القوة بين أطرافه، من خلال إرساء تعددية تدعم التضامن الدولي لمواجهة الجائحة ومختلف الأزمات العابرة للحدود[159].

وأخذاً في الاعتبار لتبادل الاتهامات القائمة بين الصين والولايات المتحدة بصدد مصدر الفيروس[160]، وحمى تسابق الطرفين إلى جانب قوى دولية أخرى، نحو الاستئثار بإنتاج لقاح لهذا

---

158. ينصب تعريف المواطن العالمي على الشخص المنفتح الذي يرى العالم بمصالحه المتشابكة التي تعلو على كل المصالح والانتماءات السياسية أو العرقية أو الأيديولوجية الضيّقة وطناً له.

159. يرى بعضهم أن الخبرة التي خلفتها أزمة الوباء، وما نتج عنها من تأثيرات خطيرة على المستويات جميعها، يجب أن تشكل حافزاً لدول العالم وقواه كلها إلى بناء نظام عالمي جديد أكثر تضامناً وتعاوناً لمواجهة الأخطار المشتركة. انظر في ذلك، فتوح هيكل، عالم ما بعد «كوفيد-19»، حدود التغيير المحتمل في النظام العالمي، (أبوظبي: مركز تريندز للبحوث والاستشارات، اتجاهات استراتيجية 2، 2020)، ص 53.

160. يشار إلى أن منظمة الصحة العالمية أكدت في شهر مايو/ أيار 2020 أن فيروس كورونا طبيعي المنشأ، وليس من صنع البشر.

الداء الفتاك، يبدو أن متغيرات كبرى ستلحق بعالم ما بعد رعب «كورونا»، وقد تفضي إلى زعزعة ركائز النظام الدولي الراهن، لتفسح المجال واسعاً لإرساء ترتيبات دولية جديدة تحظى فيها قوى دولية كالصين بمكانة وازنة.

وأمام هذه المتغيرات، يبدو أن الجائحة ستسهم بشكل كبير في تطوير عدد من النظريات المتصلة بتفسير العلاقات الدولية، وخاصة على مستوى استحضار التهديدات التي باتت تطرحها الأوبئة بالنسبة إلى الدول، والسلم والأمن العالمي بشكل عام.

الفصل الرابع

توظيـف المعلومـات والتكنولوجيـا الحديثـة فـي إدارة الأزمـات

تـزاوج إدارة الأزمـات بين العلم والفن، فهي عمليـة تتبنى في جزء رئيسـي منهـا على استخدام أدوات ومناهـج علميـة تتجـاوز الارتجـال والمزاجيـة والانفعـال في اتخـاذ القـرارات، بنـاء على معطيـات علميـة ومعلومـات دقيقـة، كمـا أنهـا تعتمـد من جهـة أخـرى، على الإبداع والاجتهـاد في ابتكار الحلـول، والتحـرك في الوقت المناسـب وبالشكل المطلوب، ويمكن القـول إن البرامـج والأفكار والخطـط الجيدة تظل بحاجة إلى تنزيـل محكم يفضـي إلى النتائـج المرجوة، مـا يتطلـب وجود مقومـات مختلفـة تدعم ترجمتهـا على أرض الواقـع الضاغط مـن حيث تنامـي الخطـر وضيـق الوقت.

إذ توفـر التكنولوجيـا الحديثة فرصـاً واعـدة أمـام صانعـي القـرار، فيمـا يتعلـق بـإدارة الأزمـات والكـوارث على مسـتويات عـدة، سـواء تعلـق الأمـر منهـا بالجوانـب الوقائيـة، أو تلك المتصلـة بالأمـور العلاجيـة. فالتكنولوجيا المتطـورة المتعلقـة بالفضـاء توفـر إمكانيـات مذهلـة فيمـا يتعلـق بـإدارة المخاطـر والأزمـات، وإرسـاء نظم الإنذار المبكـر، ومواكبـة الكـوارث، وتقديـر كلفـة الأضـرار الناجمـة عنهـا.

كمـا أن وجـود منظومـة اتصاليـة متطـورة مسـتندة إلى برامـج تقنيـة متطـورة، إضافـة إلى تـوافر بنـوك معلومـات آنيـة محيّنـة ومصنفـة، إلـى جانـب بنيـة طبيـة جيـدة مجهـزة بأحـدث التقنيـات– كلهـا عوامـل توفـر الأسـاس اللـازم لاشـتغال خليـة الأزمـة، وتضمـن نجـاح العمليـة بأقـل كلفـة ممكنـة. وتوفـر علـوم وتكنولوجيـا الفضـاء أدوات مهمة قـادرة على دعـم الجهـات المعنية بالصحة العامـة في أعمال التخطيـط والبحـث والوقايـة والإنـذار المبكـر والتحذيـر وتقديـم الرعايـة الصحيـة[161].

تمثل المعلومـات الدقيقـة عصـا الرّحـى لإدارة الأزمـات في مراحلهـا كلهـا، فبدونهـا لا تسـتقيم العمليـة، وتصبـح مجـرّد خبـط عشـواء، فالمعلومـات هـي التـي تنيـر الطريـق لصانعـي القـرار، وتوفـر لهـم الأسـاس الـذي على ضوئـه يتـم اتخـاذ القـرارات السـليمة المتصلة بالأزمـة أو الكارثـة.

---

161. الأمـم المتحـدة، الجمعيـة العامـة، لجنـة اسـتخدام الفضـاء الخارجـي في الأغـراض السـلمية، الفضـاء في خدمـة الصحـة علـى نطـاق العـالم، التقريـر الخاص للاجتمـاع المشـترك بين الـوكالات بشـأن أنشـطة الفضـاء الخارجـي عـن اسـتخدام علـوم وتكنولوجيـا الفضـاء في إطار منظومـة الأمـم المتحـدة في خدمـة الصحـة علـى نطـاق العـالم، 30 إبريل/نيسـان 2015، وثيقـة رقـم A/AC.105/1091 ، ص 3.

المطلب الأول: مكانة المعلومات والاتصال في إدارة الأزمات

تستأثر المعلومات وتقنيات الاتصال الحديثة بأهمية كبيرة بالنسبة إلى الإدارة الحديثة في القطاعين العام والخاص، فهما يمثلان مرتكزاً أساسياً لضمان الجودة والنجاعة في الأداء، وفي ترسيخ نمط إداري محوكم.

ويمكن تصنيف المعلومات اللازمة لإدارة الأزمة إلى عامة يتم وضعها في إطار بنك معلومات، بغض النظر عن وقوع فعلي للأزمة أم لا، وغالباً ما يستأنس بها مدير الأزمة في التعامل مع الأزمة القائمة، وأخرى تواكب الأزمة بعد وقوعها، من حيث مسبباتها وتطوراتها، وهناك معلومات تتعلق بما بعد الانتهاء من عملية إدارة الأزمة، سواء كللت بالنجاح أو انتهت إلى الفشل، وهي تتعلق بمعطيات وخلاصات تسمح بالاستفادة من التجربة في التعامل مع أزمات محتملة الوقوع مستقبلاً.

إن وجود المعلومات أمر ملحّ بالنسبة إلى الدول سواء بشأن أزمة قائمة أو محتملة ومتوقعة؛ فوضع الخرائط، وإعداد بنك للمعلومات، وجدولة المعطيات، وتحديد مكامن الخطر في الأزمات وأسبابها، وإعداد فريق متمكّن في إدارة الأزمات وتدريبه – كلها عوامل تساعد على بلورة خطط استراتيجية وقائية وعلاجية دقيقة تسمح بالتنبؤ بوقوع الأزمات من خلال نظام الإنذار المبكر بصورة تسهم في التخفيف من الخسائر، وبلورة قواعد بيانات تضع معايير لاتخاذ القرارات وسن تشريعات ملائمة تؤطر تدخل صانعي القرار وتحميهم أيضاً، وتدفعهم إلى تحمل المسؤوليات في حال وقوع الأزمات، وتساعد على تلافي الأزمات في المستقبل[162].

وعلى مستوى المنظمات، من الضروري أن تشمل قاعدة البيانات معطيات عن الأزمات التي تعرضت لها المؤسسة من قبل، أي تقوم برصد تاريخي للأزمات التي عرفتها هي أو مؤسسات أخرى تمارس النشاط نفسه، وعن طرق معالجتها ومدى انتشارها وآثارها والدروس المستخلصة منها، وذلك من أجل تجنب تكرارها أو التخفيف من آثارها فيما إذا حدثت أو تكرّرت بشكل فعلي[163].

إن الارتكاز على معلومات دقيقة في عملية إدارة الأزمة أمر حاسم في مسارها؛ فكلما توافرت المعلومات الدقيقة كان هامش الارتجال والفشل ضعيفاً، وكلما ندرت هذه المعلومات أو اعتراها التحريف اتسع هامش الخطأ[164].

---

162. إدريس لكريني، «دور المعلومات والاتصال في إدارة الأزمات الدولية»، مجلة رؤى استراتيجية، مركز الإمارات للدراسات والبحوث الاستراتيجية، أبوظبي، العدد 5، يناير/ كانون الثاني 2014، ص 17.

163. هامل مهدية. (2008- 2009)، اتصال الأزمة في المؤسسة الجزائرية (دراسة حالات لوحدات من المؤسسات الصناعية والخدمية)، أطروحة لنيل الدكتوراه، غير منشورة، كلية العلوم الإنسانية والعلوم الاجتماعية، جامعة منتوري، قسنطينية، الجزائر، ص 96.

164. إدريس لكريني، «دور المعلومات والاتصال في إدارة الأزمات الدولية»، ص 15.

تعدّ أنظمة المعلومات بمختلف أنواعها في غاية الأهمية بالنسبة إلى المنظمة، كونها تمثل المركز العصبي بالنسبة إليها، فمثلاً نظام المعلومات الإدارية يعمل على تقديم المعلومات إلى مختلف المستويات الإدارية عند الحاجة، لغرض ممارسة وظائفها في التخطيط والتنظيم والرقابة وغيرها، كذلك هو الحال بالنسبة إلى نظم المعلومات المحاسبية، ونظام المعلومات التسويقية وغيرها من النظم[165].

لقد أصبحت المعلومات تتحكم في مظاهر الحياة وتطوراتها كافة، وارتفاع مكانتها في زيادة قوة المنظمات، وأضحت ذات أهمية مؤثرة في عملياتها وأنشطتها كافة، سواء في تحديد الأهداف أو في وضع السياسات والاستراتيجيات التي تمكن من مواجهة التحديات والتهديدات التي تواجهها المنظمة[166].

وعلى المستوى الدولي، تساعد الأدوات التكنولوجية بفاعلية في عمليات حفظ السلام في مراحل ما بعد التسوية السلمية للصراعات؛ ومن ذلك على سبيل المثال توظيف «جوجل إيرث» في معرفة الخروقات وتحديدها جغرافياً، بما يمكّن قوات حفظ السلام من التدخل السريع لوقفها[167].

إن وجود خلل على مستوى دقة المعلومات المتاحة لمدير الأزمة أو عدم وصولها إليه في الوقت المناسب بسبب تردي منظومة الاتصال أو تعقد الإجراءات الإدارية أو لأي سبب آخر، يؤثر حتماً في نجاعة العملية برمتها، وعلى تحقيقها الأهداف المتوخاة؛ ما يؤدي إلى فشل إدارة الأزمة.

إن حيوية المعلومات في إدارة الأزمات تفرض إحداث بنك يتضمن مختلف المعلومات والمعطيات والخرائط المتصلة بالأزمات، مع تصنيفها وتبويبها بصورة تسمح بالاستفادة منها وتوظيفها في إدارة الأزمات والكوارث، أو استثمارها في وضع استراتيجيات وسياسات عمومية أو سن تشريعات لها علاقة بالموضوع، فيما ينبغي أن تكون غرفة عمليات إدارة الأزمات بدورها مجهزة بآخر وسائل التقنية والاتصال الحديثة وأكثرها تطوراً.

ويتوزع دور المعلومات في إدارة الأزمات على المراحل كلها التي تسبق ظهورها أو خلال تفجرها أو بعد الانتهاء من إدارتها؛ ففي المرحلة الأولى يتم تقدير المخاطر والتهديدات، ووضع الخيارات اللازمة للتعامل معها في حال حدوثها، ودراسة المؤشرات المتاحة في هذا الخصوص، وتوفير الكفاءات المدربة.

---

165. معتز سلمان عبدالرزاق، إدارة الأزمات ونظم المعلومات: مديات التأثير والفاعلية، دراسة تطبيقية في عدد من الشركات السياحية المدرجة في سوق المال العراقي، مجلة كلية بغداد للعلوم الاقتصادية الجامعة، العدد 28، 2011، ص 150.

166. معتز سلمان عبدالرزاق، المرجع السابق، ص ص 151 و152.

167. خالد حنفي علي: تحول مسار التكنولوجيا من تأجيج العنف إلى إحلال السلام، مجلة اتجاهات الأحداث، أبوظبي، مركز المستقبل للأبحاث والدراسات المتقدمة، (العدد 25، يناير، فبراير 2018)، ص 60.

أما في المرحلة الثانية فيتم توفير المعلومات اللازمة للتعامل مع الأزمة بقدر من الكفاءة والنجاعة، سواء على مستوى تقييم الوضع أو توظيف الخرائط ومختلف المعطيات المتوافرة. وخلال المرحلة الثالثة تتيح المعلومات بلورة خلاصات ودروس تعزّز بنك المعلومات، وتسمح بالاستفادة منها مستقبلاً.

تتوقف فاعلية إدارة الكوارث والأزمات في جزء أساسي منها على إيصال المعلومات إلى من يحتاجونها في الوقت المناسب. ونظراً إلى أهمية الاتصال في هذه اللحظات العصيبة، فالأمر يستدعي إحداث خلية فرعية متخصصة تعنى بهذا الموضوع وفق أساليب ومناهج علمية وخطط استراتيجية ناجعة.

وتشمل أنواع المعلومات الضرورية لدعم هذه الإدارة مجموعة واسعة من المجالات من قبيل استشعار الكوارث والإنذار بقرب وقوعها، وعمليات تقييم الأضرار، وتحديد مواقع الملاجئ، وتنسيق الدعم اللوجستي وسلسلة الإمداد، والدعم الطبي في حالات الطوارئ، وتحديد سلامة الأسر والأصدقاء وعافيتهم، والمساعدة في أعمال البحث والإنقاذ[168].

كما يستأثر الاتصال، سواء كان داخلياً أو خارجياً، إبان فترات الأزمات والكوارث بأهمية قصوى، بالنظر إلى دوره في بعث الرسائل والمعلومات المحدّدة ونقلهما في عدد من الاتجاهات، وتبادل المعطيات والمعلومات والإشارات بين جانبين أو أكثر؛ ما يتطلب وجود منظومة متطورة في هذا الشأن تعتمد على التكنولوجيا الحديثة بالصورة التي تضمن وصول هذه المعلومات والرسائل خلال فترة الأزمات بشكل انسيابي وواضح، يدعم اتخاذ القرارات اللازمة، ويوفر الشروط الموضوعية لنجاح إدارة الأزمة.

وتقوم عمليات الاتصال على نقل الرسائل نحو جهة معينة لأجل التواصل أو التأثير وتحقيق تغيير أو هدف أو استجابة، بسبل تقليدية تعتمد الاتصال المباشر، أو وسائل حديثة ترتكز على تقنيات متطورة، بحسب ما تفرضه ظروف الأزمة وملابساتها، كما قد ينحو إلى طرح معلومات معينة، وتتكون العملية الاتصالية عموماً، من أربعة عناصر هي: المرسل والوسيلة والمستقبل والرسالة.

إن الاتصال وقت الأزمات ينبغي أن يتوخى الدقة والوضوح والاختصار، مع الابتعاد عن إطلاق الشائعات والتضليل والكذب أو الغموض، والحرص على اختيار تقنية الاتصال المناسبة للرسالة المراد إيصالها، مع استثمار تكنولوجيا الاتصال الحديثة، بما فيها شبكة الإنترنت، والأقمار الاصطناعية بشكل جيد، والانفتاح على التجارب الدولية المفيدة في هذا الإطار.

---

168. الاتحاد الدولي للاتصالات، قطاع تنمية الاتصالات، لجنة الدراسات 2: استعمال الاتصالات/ تكنولوجيا المعلومات والاتصالات من أجل التأهب للكوارث والتخفيف من آثارها والتصدي لها، (تقرير 2014-2017)، ص 17.

ويرى بعضهم أن التواصل بين القادة خلال الأزمات غالباً ما يتم بالأسلوب الخاطئ، فهناك قادة يتحدثون بلهجة تظهر الثقة المفرطة وروح التفاؤل في المراحل المبكرة للأزمات، لرفع شكوك الأطراف المعنية حول ما يعرفه القادة ومدى حسن تعاملهم مع الأزمة، بينما يميل بعض الأفراد الذين يتولون مقاليد السلطة إلى تعليق البيانات لفترات طويلة في انتظار ظهور المزيد من الحقائق أثناء اتخاذ القرارات، ولا يبعث أي من النهجين على الاطمئنان.[169]

ولا يمكن تسيير أمور المنظمات كما لا يمكن للقادة أن يؤدوا أعمالهم ما لم تكن هناك أنظمة اتصالات جيدة داخل المنظمة، وما لم يكن لديهم المهارات الفردية اللازمة للاتصال الفعال بغيرهم[170].

فاللحظات العصيبة التي تفرضها الأزمات، تقتضي تواصلاً جاداً من قِبل السلطات مع المواطنين في إطار من الشفافية، والحرص على تنوير الرأي العام بصدد تطورات الأزمة وتداعياتها، ويمكن للفراغ الذي قد يحدث في هذا الصدد أن يتسبب في انتشار شائعات وأخبار زائفة، قد تسهم في تعقيد الوضع أكثر. وفي بعض الأحيان تلجأ بعض الدول نفسها إلى تزوير المعلومات بالنقص أو الزيادة في الأرقام، أو التهويل من الأمر أو التقليل من خطورته، خدمة لأهداف ضيقة، ما يسهم بشكل أو بآخر في إفشال إدارة الأزمة أو الكارثة.

وعموماً، يرمي التواصل إبان فترات الأزمات والكوارث أساساً إلى تجنب تحول موقف أو حادث أو مشكلة إلى أزمة، وفي حال حدوثها ينبغي توجيه العمليات الاتصالية بشكل مثالي نحو إدارة المخاطر، فالتواصل الجيد أثناء الأزمات لا يضمن عودة الأمور إلى طبيعتها، غير أن ضعف الاتصالات إبان هذه الفترات يمثل خطأ يفرز انعكاسات لا تخلو من خطورة[171].

فكثيراً ما أسهمت مكالمة هاتفية في إنقاذ الأرواح أو في منع كوارث كانت وشيكة الوقوع، وخاصة إذا كان مضمون الرسالة دقيقاً، ولقي استجابة سريعة من قِبل المستهدفين بها.

إن بناء منظومة اتصالية فعالة تبدأ من توظيف التكنولوجيا الحديثة بصورة جيدة، علاوة على إتاحة أرقام الطوارئ الصحية والوقاية المدنية والشرطة أمام الأشخاص، للاتصال وطلب للنجدة والمساعدة، وإطلاق الشكاوى عند وقوع الأزمات والكوارث، والحرص على نشر التّحذيرات المتعلقة بشروط السلامة.

---

169. جيما دوريا وآرون دي سميت، «القيادة إبان الأزمات: التصدي لتفشي فيروس كورونا والتحديات المستقبلية»، رؤى ماكنزي، 16 مارس/ آذار 2020، على الرابط: https://mck.co/2QAMkjd

170. بوزياني زبيدة. (2013 – 2014). القيادة والاتصال في المؤسسة الصناعية الجزائرية: مؤسسة SOITEX في تلمسان أنموذجاً، دراسة أنثروبولوجية، رسالة لنيل شهادة الدكتوراه في الأنثروبولوجيا، غير منشورة، جامعة أبي بكر بلقايد، كلية العلوم الإنسانية والعلوم الاجتماعية، تلمسان، ص 7.

171. Emmanuel Bloch: Communication de crise et médias sociaux. Dunod 2012, Paris, p 80.

ففي هذه المحطات الصعبة، يوصى بتحذير المواطنين من خلال وسائل متعددة كالهواتف المحمولة والبث التلفزيوني والراديو واللافتات الرقمية، لكي يتسنى إخلاء المواطنين في أقرب وقت ممكن، ويمكن أن تسهل تكنولوجيات المعلومات والاتصالات عمليات البحث والإنقاذ، وتواصل الأنظمة الجديدة تحسين وسائل العثور على الناجين[172].

ونظراً إلى أهمية هذه العملية، فهي تقتضي انخراط عدد من الأطراف، حيث يشارك في قنوات الاتصالات المواطنون والموظفون الحكوميون وموظفو السلامة العمومية وعمال الإغاثة ومنظمات القطاع الخاص وجهات أخرى. وتتيح تكنولوجيا المعلومات والاتصالات (ICT) أدوات أساسية لدعم مختلف متطلبات التواصل بين مختلف هذه الجهات المعنية[173].

إن الاتصال خلال فترة الأزمات هو عملية متواصلة لا يتوقف الأمر فيها على نقل المعلومات عن عدد الضحايا والجرحى وأسباب الحادث أو إطلاق خطابات اعتذار وتأسف المسؤولين، وقد بيّنت البحوث والدراسات أن الاتصال بخصوص الأزمة يشمل عملية تحضير قبل وقوعها، وتتواصل قبل نهايتها[174]، وبعدها أيضاً.

وعادة ما تتركز المعلومات التي يحتاجها مدير الأزمة أو الكارثة حول المناطق الملوثة، والغابات وشبكة الطرق والقناطر والأنفاق وشبكات مياه الشرب والغاز وشبكات الاتصال والمستشفيات....، التي تسمح لمدير الأزمة بتوظيفها لتقديم المساعدات وإعمال التدخلات اللازمة عند وقوع الكوارث والأزمات.

ويؤكد خبراء الاتصال والإعلام ضرورة التدريب على خطة إدارة الأزمة، وكذلك الاتصال وقت الأزمات؛ فالتدريب لا يسعى للتعليم واكتساب مهارات وخبرات جديدة فقط، بل يهدف إلى اختبار الخطة والإمكانيات المتاحة أيضاً؛ لأنها قد تساعد على معرفة نقاط الضعف في هذه الخطة الاتصالية أو خطة إدارة الأزمة، وبالتالي تتم مراجعة هذه الخطة وتعديلها، قبل تنفيذها، كما أن عملية التدريب قد تدفع إلى تعديل خلية إدارة الأزمات أو الفريق القائم على الاتصالات وقت الأزمات[175].

---

172. الاتحاد الدولي للاتصالات، قطاع تنمية الاتصالات، مرجع سابق، ص ص 36 و37.

173. المرجع نفسه، ص 17.

174. بن لعربي يحيى، «دور الاتصال في إدارة الأزمات»، مجلة الأكاديمية للدراسات الاجتماعية والإنسانية، قسم العلوم الاجتماعية، جامعة حسيبة بن بوعلي، الشلف، الجزائر، العدد 15، يناير/ كانون الثاني 2016، ص 9.

175. هامل مهدية، ص 106.

المطلب الثاني: مصادر المعلومات

يطرح موضوع المعلومات أسئلة عديدة، تتعلق بمصدر هذه الأخيرة، فالحرص على دقة المعطيات والخرائط والأرقام، والاستفادة منها بشكل جيد وموضوعي، تعدُّ عناصر أساسية تدعم تحقيق الجودة في إدارة الأزمة، وهو ما يفرض اتخاذ قدر كبير من الحيطة والحذر بصدد مصادر هذه المعلومات. وفي هذا السياق تقوم خلية الأزمة بجمع المعطيات والمعلومات بنفسها عن الأزمة، وقد تعتمد على مصادر مختلفة في هذا الخصوص.

إن التعامل مع الأزمات في غياب معلومات دقيقة وكافية يمثل مغامرة غير محسوبة ومفتوحة على الاحتمالات كلها، وغالباً ما تُبنى معها القرارات على المزاجية والانفعال اللحظي وسوء التقدير. ولذلك فوجود بنك معلومات مفتوح ومتجدد دائماً داخل المؤسسات أمر ضروري، لبلورة أسلوب فعال وناجع لإدارة الأزمات والكوارث.

كما تقوم عملية الإدارة الناجعة للأزمات والكوارث في جزء كبير منها على توفير وحسن توظيف المعلومات الدقيقة التي يتم استقاؤها بسبل علمية ومضبوطة، تسمح بتوظيفها في عملية صنع القرارات المطلوبة في هذه الأوقات والمحطات.

وتمثل مراكز البحث العلمي والجامعات أحد المصادر الموثوق بها ويمكن الاعتماد عليها في هذا الشأن، بالنظر إلى المناهج والسبل العلمية المعتمدة في جمع المعلومات والمعطيات وتصنيفها، بما يجعلها مفيدة في عملية اتخاذ القرار على طريق احتواء الأزمات والكوارث.

إن الاعتماد على نتائج ومخرجات البحث العلمي في الحالات العادية وخلال فترات الأزمات، هو خيار يوفر شروط اتخاذ قرارات سليمة، ويحصن السياسات العامة ضد أي ارتجال، وذلك استناداً إلى الخطط والأبحاث والدراسات والتقارير التي تطرحها الجامعات والمراكز البحثية.

ومن جانبها تؤكد الدراسات والتقارير العلمية أن القطاع الخاص في البلدان المتقدمة، يسهم بنصيب الأسد في تمويل البحث العلمي، وذلك بنحو 70 في المئة في اليابان، وأكثر من 50 في المئة في الولايات المتحدة الأمريكية، لكن الوضع في المنطقة العربية مختلف تماماً، فمازال القطاع الحكومي هو المموّل الرئيسي في هذا الشأن، بنسب تتجاوز الـ 80 في المئة. ورغم ذلك، ففي الوقت الذي انتقل فيه معدل الإنفاق العام على البحث العلمي في كوريا الجنوبية، من نحو 0.02 في المئة من الناتج المحلي العام في سنوات الستينيات إلى ما يزيد على 6 في المئة في الوقت الراهن، لم تصل النسبة بعد إلى 1 في المئة

داخل عدد من الدول العربية[176]، وهي نسبة ضعيفة جداً وتبتعد كثيراً عن المعدل العالمي المحدد بنسبة 2.3 في المئة.

ولا يمكن المراهنة في هذا الصدد على منظومة تعليمية وبحثية هشة ومتردية؛ لأن ضعف توظيف التكنولوجيا الحديثة في مجالات التعليم والبحث العلمي وفي مختلف القطاعات يقلل من فرص تحقيق التنافسية في عالم اليوم، كما يعرقل بشكل كبير تحويل النتائج التي تطرحها الأبحاث والدراسات إلى تطبيقات ميدانية، ويحول دون تسويقها محلياً ودولياً أيضاً؛ ما يشكل هدراً لكثير من الفرص والطاقات، ويؤثر بالسلب في مسارات التنمية.

لقد تحوّل البحث العلمي في الوقت الراهن إلى سلاح حقيقي لمواجهة عدد من المخاطر والتحديات في أشكالها المختلفة والمتطورة. وأصبحت الدول المالكة لمقومات البحث العلمي تراهن على هذا الأخير في تحقيق تنمية مستدامة، كما أضحت بفضله هي المتحكمة الفعلية في مسارات العلاقات الدولية.

ولا يمكن للبحث العلمي أن يتطور ويزدهر إلا في فضاءات سليمة وديمقراطية، تمنح العلم والعلماء مكانتهما اللائقة، وتدعم الحرية الأكاديمية. وقد أتاحت جائحة فيروس «كوفيد- 19» بتداعياتها الخطيرة طرح العديد من الأسئلة العميقة والملحة بصدد أهمية البحث العلمي في مواجهة الكوارث والأزمات، وأبرزت بصورة واضحة لصانعي القرار ولأفراد المجتمع أيضاً أهمية البحث العلمي وجدواه داخل المجتمعات وفي عالم اليوم، كأحد المقومات التي يمكن المراهنة عليها في كسب كثير من المعارك بأبعادها الاقتصادية والاجتماعية والاستراتيجية، داخلياً وخارجياً.

إن إعادة الاعتبار للبحث العلمي لا تتوقف على رفع الإنفاق العمومي في هذا الشأن فقط، مثلما يعتقد بعضهم، ذلك أن اختزال الحلول في هذا الأمر ينطوي على قدر كبير من المغالطة والمبالغة، على اعتبار أن الدول التي تشهد طفرة نوعية في مجال البحث العلمي، يسهم فيها القطاع الخاص بالنسبة الأوفر من التمويلات، بينما لا تتجاوز مساهمة الإنفاق الحكومي الـ 20 في المئة في أفضل الأحوال.

كما يلزم الأمر رد الاعتبار إلى الباحث الجامعي وتوفير البنية التحتية المناسبة له والكفيلة ببلورة بحث علمي متطور، والعمل على تعزيز الولوج إلى التقنيات الحديثة بصورة تقلل من هامش الفجوة الرقمية القائمة مع البلدان المتقدمة.

---

176. تشير الكثير من التقارير إلى أن قطاعي التعليم والبحث العلمي في المنطقة العربية، يعرفان وضعاً صعباً تعكسه المراتب المتدنية على مستوى تقديم براءات الاختراع والتأليف والنشر، وعلى مستوى أداء الجامعات، كما لم تول الكثير من الدول العربية الاهتمام اللازم للتكنولوجيا الحديثة، وهو ما يسهم في توسيع الفجوة الرقمية، مقارنة بالدول المتقدمة، ويكلف المنطقة هدر الكثير من الإمكانيات والفرص.

ولا تخفى أهميـة اسـتحضار التجـارب الدوليـة الرائدة في هـذا الخصـوص أيضاً، وسـن تشـريعات قانونيـة تتيـح هامشاً واسعاً لاشـتغال الباحثين في إطار مـن الحريـة الأكاديميـة والظروف المناسبة للاجتهاد والابتكار، كما يقتضـي الأمـر استحضار صانعي القرار لمخرجات مراكز البحـث وتبنيها في السياسـات العموميـة علـى المسـتويات الوطنيـة والجهويـة.

ومـن جهة أخرى يتطلب الأمـر أيضاً توافر شـروط ذاتيـة متصلة بالباحثين أنفسهم، من حيـث ضرورة الاشـتغال في إطار جماعـي، والانضبـاط لأخلاقيـات البحث العلمـي، والانكبـاب علـى القضايا الحقيقية للمجتمـع بكل موضوعية وتجرد علميين.

يواجه العالـم اليوم تحديات ومخاطر مختلفة عابـرة للحدود، تبيـن معهـا أن أدوات المواجهة وأسلحة المعركة ينبغـي أن تتغيـر مـن أسـاليب تقليدية مرتبطـة بالأسـلحة العسـكرية إلـى نهـج سبل مستدامة واسـتراتيجية تُبنـى علـى مخرجـات مراكز البحـث العلمـي، فهـذه الأخيـرة بإمكانهـا أن تعـزز السـبل المتخذة للحد مـن مخاطر الكوارث والأزمات، بنـاء علـى أسـس علميـة متينة ترفع من معنويات صانعي القرار وتمنحهم الثقـة بالنفس وتوسـع مـن هامش تحركهـم في هذا الخصوص.

فأصبح مـن اللـازم - وتحت ضغط الأزمـات والكوارث - توظيـف الإمكانات التي توفرهـا التكنولوجيا المتقدمـة والذكاء الاصطناعـي والبحـث العلمـي في مجـال إدارة الكوارث والأزمـات، سـواء علـى المسـتوى الوقائي أو العلاجي.

<h2 style="text-align:right">المبحث الثاني: الإنذار المبكر والاستشعار عن بُعد</h2>

لـم ينجح العلم إلى حدود السـاعة في منـع حدوث الأزمات والكوارث، سـواء الطبيعيـة منهـا أو الناتجة عـن النشـاطات البشرية، لكنه أسـهم بشكل كبير في التخفيف مـن تداعياتها وانعكاسـاتها، فقد وفرت العلوم الكثيـر مـن التقنيـات والآليـات للتعامل بشـكل استباقي وعقلاني مـع الأزمات والكوارث، وفي هذا السـياق، يمكن التطرق إلـى تقنيّتـي الإنذار المبكّـر، والاستشعار عن بُعد.

<h2 style="text-align:right">المطلب الأول: الإنذار المبكر</h2>

تمتد محاولات الإنسـان لرصد الكوارث والأزمات بغية النجاة أو تخفيـف الخسـائر، إلـى زمـن بعيد، وثمة قصة يابانيـة قديمـة (إينامـوري نـو هـي Inamura-no-hi)، تشـير إلـى أن مزارعاً يدعـى «جوهي هاجوتشـي جوريو» أسـهم في إنقاذ سكان قرية (يسكنها نحو 400 شـخص) تقع أسفل الهضبة التي كان يقيم بها، مـن زلـزال «أنسـاي نانكاي» والتسـونامي عام 1854، بعدما قام بإشـعال النيـران في محصوله

من الأرز لينذرهم باقتراب الخطر، حيث توجه عدد منهم نحو الأعلى للمساعدة في إخماد الحريق، ما أسهم في إنقاذ نحو 400 شخص من غرق محقق. قبل أن ينشئ لاحقاً جسراً، ويزرع عدداً من الأشجار التي كان لها دور مهم في الحدّ من مخاطر موجات تسونامي فيما بعد[177].

تحيل تقنية الإنذار المبكّر في سياق إدارة الأزمات والكوارث، إلى مجموعة من التدابير والترتيبات التقنية والإدارية التي تقوم على التقاط الإشارات الأولى للأزمات وتوظيفها، في أفق التعامل معها بصورة جدية، على طريق التقليل من الأضرار والخسائر البشرية والاقتصادية والنفسية، من خلال توفير بدائل وخيارات صائبة في هذا الخصوص.

فنظام الإنذار المبكر ينطوي على أهمية كبرى؛ بالنظر إلى دوره في التحذير من الأخطار والأزمات والكوارث المحتملة التي تكون على وشك الحدوث. وهو يرمي إلى تنبيه المعنيين بالأزمة أو الكارثة إلى الخطر المحدق بغرض اتخاذ تدابير مختلفة تقلل من الخسائر والإصابات قبل تفجر الوضع.

وبذلك يقوم الإنذار المبكر على استكشاف المخاطر ورصدها ميدانياً، كما هو الأمر بالنسبة إلى الكوارث الطبيعية والأوبئة والأمراض المتنقلة ومواكبة تطوراتها وتفاعلاتها، وتوفير المجال الأنسب للتدخل بالنسبة إلى المعنيين بإدارتها، ليتسنى اعتماد قرارات عاجلة لاحتوائها أو الحدّ من تداعياتها في الوقت المناسب، ثم بعث رسائل للفئات المعنية بالتهديدات لدفعها إلى اتخاذ عدد من التدابير كإخلاء المواقع والمنازل والتوجه نحو الملاجئ.

كما يعد الإنذار المبكّر عنصراً رئيسياً في إدارة الأزمات، إذ يمكن أن يحول دون وقوع خسائر في الأرواح، ويحد من الآثار الاقتصادية والمادية للظواهر الخطيرة، بما في ذلك الكوارث. ولضمان فاعليته يتعين إشراك السكان والمجتمعات المعرضة لمجموعة من الأخطار إشراكاً فعالاً، وتيسير تثقيف الجمهور وتوعيته بالمخاطر، ونشر الرسائل والإنذارات بفاعلية، وضمان وجود حالة من التأهب المستمر، وتهيئة الأوضاع لاتخاذ إجراءات مبكّرة[178].

ونشير في هذا السياق إلى وجود مجموعة من العناصر التي يقوم عليها نظم الإنذار المبكّر، والتي تركز أساساً على الناس، وتتسم بالكفاءة، وهي[179]:

---

177. Tsunami, lessons learnt from Japanese story: inamura no hi, Asian Disaster Reduction Centre (ADRC), Japan 2005, 15 P.

178. نظم الإنذار المبكر بالأخطار المتعددة، قائمة مرجعية، نتائج المؤتمر الأول للإنذار المبكر بالأخطار المتعددة 22 - 23 مايو / أيار 2017 - كانكون، المكسيك، إعداد شركاء الشبكة الدولية لنظم الإنذار المبكر بالأخطار المتعددة، المنظمة العالمية للأرصاد الجوية 2018، ص 4.

179. المرجع نفسه، ص 2.

1. المعارف المتعلقة بمخاطر الكوارث، استناداً إلى الجمع المنتظم للبيانات، وتقييم مخاطر الكوارث.

2. الكشف عن المخاطر والعواقب المحتملة، ورصدها وتحليلها والتنبؤ بها.

3. النشـر والإبـلاغ مـن خـلال مصـدر رسـمي لإصدار تحذيرات موثـوق بها في الوقت المناسـب، ودقيقـة وقابلـة للتنفيـذ، والمعلومـات المرتبطـة بها بشـأن الاحتمالية والأثـر.

4. التأهب على المستويات جميعها للاستجابة للتحذيرات الواردة.

إن ضمـان فاعليـة أنظمـة الإنـذار المبكّـر يقتضـي إرسـاء إدارة الأزمـات والكـوارث عـن قـرب، مـن خـلال إشـراك المجتمعـات المعرضـة للخطـر، وتسـهيل التعليـم العـام، والتعـرف عـلى الكـوارث، والقيام بشـكل فعـال بنشـر الرسـائل والتحذيـرات أيضـاً، والتأكـد مـن وجـود حالـة اسـتعداد مسـتدامة.[180]

ويؤدي رسـم خرائـط الأخطـار دوراً متزايـد الأهميـة في نظـم الإنـذار المبكّـر؛ فرسـم تلـك الخرائـط مقرونـاً بالقـدرة عـلى رسـم خرائـط المـوارد ييسـر التخطيـط لحـالات الطـوارئ تخطيطـاً دقيقـاً ومكيفـاً حسـب الحالـة[181].

وتقـع خدمـات الإنـذار في قلـب هـذا النظـام؛ ولذلـك ينبغـي إرسـاء قواعـد علميـة مناسـبة للتنبـؤ بالكـوارث وتوقعهـا، بالإضافـة إلى نظـام إنـذار دقيـق، يمكـن الاعتمـاد عليـه ويعمل لمـدة 24 سـاعة في اليـوم، مـع ضـرورة إعمـال مراقبـة مسـتدامة لمؤشـرات الخطـر وبوادره، باعتبـار ذلك أمـراً أساسيـاً، ضمـن عمليـة إصـدار الإنـذارات الدقيقـة في الوقت المناسـب، كما يلـزم إجـراء تنسـيق فيما بـين خدمـات الإنـذار بالكـوارث المختلفـة أيضـاً، كسـبيل لتحقيـق فائـدة الحصـول عـلى شـبكات مؤسسية وإجرائيـة واتصالاتيـة مشـتركة[182].

ويطـرح أحـد الباحثـين[183] أهـداف اسـتخدام مؤشـرات الإنـذار الرئيسـية، نستحضر منهـا: القـدرة عـلى الكشـف السـريع والمباشـر والحقيقـي عـن الأزمـات المحتملـة مـن أجـل الوقايـة منهـا، والسـيطرة عليهـا والحـد مـن تأثيراتهـا، ثـم فتـح المجـال أمـام الإدارة للقيـام بأعمالهـا وتدابيرهـا الوقائيـة، ومسـاعدة فريق

---

180. مكتب الأمم المتحدة للحد مـن مخاطر الكوارث: المؤتمر الـدولي الثالـث للإنـذار المبكر، مـن المفاهيم إلى الفعاليات. تطور الإنـذار المبكر، قائمـة تدقيـق (27 - 29 مـارس/أذار 2006، بـون ألمانيـا)، ص 8، عـلى الرابـط: https://www.unisdr.org/files/608_arabic.pdf

181. الأمم المتحـدة، الجمعيـة العامـة، لجنـة اسـتخدام الفضـاء الخارجـي في الأغـراض السـلمية: الفضـاء في خدمـة الصحة عـلى نطاق العـالم، مرجع سابق، ص 24

182. المؤتمر الدولي الثالث للإنذار المبكّر، من المفاهيم إلى الفعاليات، مرجع سابق، ص 2.

183. إبراهيـم بن عبدالعزيز إبراهيم اللحيـدان، «دور المـؤشرات الرئيسـية في الإنـذار المبكّـر للأزمـات»، المجلـة الدولية لأبحـاث الأزمـات، جامعـة نايـف العربيـة للعلـوم الأمنيـة، الريـاض، المجلـد 1، العـدد التعريفي، 2017.

إدارة الأزمـات على إنجـازه لمهامه بكفـاءة وفاعليـة، قبـل تحديـد مكان الخلل والخطر في الوقت المناسب وبدقـة وبأقل كلفـة، بمـا يدعم تخفيف التكاليف.

وهنـاك الكثيـر مـن العوامـل والأسباب التـي يمكـن أن تؤثر بالسّـلب في اعتمـاد تقنيـة الإنـذار المبكر، والتـي تتلخـص في عـدم الإقـرار بوجـود الكارثـة أو الأزمـة، وعـدم الثقـة بشـكل كامـل في الأهميـة التـي تحظـى بهـا هـذه النظم علـى المسـتوى الوقائـي، وعـدم التعامـل بصـورة جديـة ومسـؤولة مـع المؤشـرات الأوليـة للأزمـة أو الكارثـة، باتخـاذ مـا يلـزم مـن تدابيـر، إضافـة إلـى عـدم اعتمـاد تقنيـات متطـورة تدعـم فاعليتـه، لأسباب مختلفـة تتصـل بالإهمـال أو عـدم المواكبـة، أو ضعـف الإمكانيـات المتاحـة، أو وجـود أعطـاب تقنيـة بالنظـام، لا تخضـع للإصـلاح بالسـرعة المطلوبـة، ثـم سـوء أو عـدم التجـاوب مـع التحذيـرات التـي يطلقهـا النظـام بصـدد الأخطـار المحدقـة، بالنسـبة إلـى المعنييـن بإدارتهـا أو المهددين بتداعياتهـا.

كمـا يستـأثر الاتصـال داخـل هـذا النظـام بمكانـة مركزيـة، فالتحذيـرات يجـب أن تصـل إلـى الأشخـاص المعرضيـن للخطـر، ومـن الأهميـة بمكان أن تكـون الرسـائل واضحـة وتحتـوي علـى معلومـات بسـيطة ومفيـدة وقابلـة للاسـتخدام، وبالغـة الأهميـة، لتمكيـن المنظمـات والمجتمعـات مـن التأهـب والتصـدي بشـكل مناسـب، للمسـاعدة علـى حمايـة الأرواح وسـبل العيش[184].

ولا يمكـن لنظـام الإنـذار المبكـر أن ينجـح في تحقيـق الوقايـة اللازمـة مـن الأزمـات والكـوارث بأضرارهمـا المختلفـة، إلا مـن خـلال ترسـيخ وعـي مجتمعـي بأهميـة هـذا النظـام، وبكيفيـة التجـاوب مـع إشـاراته الإنذاريـة والتحذيريـة بالسـرعة المطلوبـة، وتعزيـز الثقـة بمنظومتـه كسـبيل للوقايـة مـن مختلـف الأضـرار والأخطـار.

إلـى جانـب استحضـار هـذه الآليـة ضمـن مخططـات التنميـة، واستراتيجيـات التعامـل مـع الأزمـات والكـوارث ضمـن السياسـات العموميـة للـدول وطنيـاً ومحليـاً، أصبـح الموضـوع يسـتأثر باهتمـام كبيـر ضمـن عمـل القطـاع الخـاص، اقتنـاعاً بـدوره في تحصيـن الشـركات والمنظمـات ضـد مختلـف المخاطـر والإشـكالات التـي يمكـن أن تواجههـا كل حيـن.

ووعيـاً بأهميـة هـذه التقنيـة، أصبـح الموضـوع يحظـى باهتمـام دولـي متزايـد، حيـث أضحـى مـن الطبيعـي أن تعقـد مـن أجلـه المؤتمـرات، وتنظـم بصـدده الكثيـر مـن اللقـاءات والـدورات التدريبيـة، وتسـعى اللجنـة الدوليـة الحكوميـة لعلـوم المحيطـات، وهـي هيئـة مسـتقلة داخـل الأمم المتحـدة، إلـى تنسـيق نظـام الإنـذار بأمـواج «التسـونامي» في المحيـط الهادي.

---

184. نظم الإنذار المبكر بالأخطار المتعددة: قائمة مرجعية، مرجع سابق، ص 5.

المطلب الثاني: الاستشعار عن بُعد

إلى جانب الإنذار المبكّر، يلعب الاستشعار عن بُعد أهمية كبرى في هذا الصدد، فهو يرتبط بمراقبة تطور مناخ الأرض، وتمدد حرائق الغابات، والتصحر، وخرائط الزلازل، وتحرك أمواج البحر والثلوج.

ويعرّف الاستشعار عن بعد بكونه عملية الحصول على معلومات عن جسم أو منطقة ما، بواسطة مجسات بعيدة عن ذلك الجسم، ويوجد نوعان من المجسات المركبة على الأقمار الصناعية، الأولى، تشع طاقة كهرومغناطيسية إلى الأرض، ثم تقوم بالتقاط الإشعاعات المنعكسة عن تلك الأجسام، والثانية، تلتقط الطاقة الكهرومغناطيسية المنعكسة عن الأجسام، وتكون الشمس مصدر هذه الطاقة[185].

وتعرّف هذه التقنية أيضاً بكونها عملية ملاحظة وقياس وتسجيل أهداف أو حوادث من مسافة، دون التماس المباشر بها، تقيس أجهزة الاستشعار عن بُعد الشعاع الكهرومغناطيسي المنبعث أو المنعكس من الهدف وتنقل البيانات في الحال للتحليل أو للتخزين لتعالج فيما بعد، وتعدُّ كل من الكاميرات الفوتوغرافية وكاميرات الفيديو والراديومترات والليزرات والرادارات أمثلة لأجهزة الاستشعار عن بُعد. وتحمل مجسات الاستشعار عن بُعد على أقمار صناعية، أو طائرات، أو مركبات فضائية من دون طيار أو في محطات أرضية[186].

ويمكن للطاقم المشرف على إدارة الأزمات والكوارث أن يعتمد على تقنية الاستشعار عن بعد، في اتخاذ القرارات المتصلة بهذا الخصوص، اعتماداً على المعلومات والمعطيات والخرائط التي تتيحها هذه التقنية، سواء قبل اندلاع هذه الأزمات لأخذ الاحتياطات والتدابير الوقائية اللازمة، أو بعدها للاطلاع على حجم الخسائر، وتقييم خطورة الوضع وتحديد المناطق المتضررة لتقديم الدعم والمساعدة في الوقت المناسب.

وقد بدأ الاعتماد على هذه التقنية في بداية الستينيات من القرن الماضي، بتوظيف أقمار اصطناعية مزودة بكاميرات وتقنيات للرصد، تمكن من تسجيل المعلومات والمعطيات المتعلقة بسطح الأرض والغلاف الجوي الذي يحيط بها، وجمع المعطيات المتعلقة بالكوارث والأزمات كالزلازل والبراكين والتصحر والعواصف المختلفة والسيول.

---

185. عزّة أحمد عبدالله، «تطبيقات الاستشعار عن بُعد في إدارة الأزمات والكوارث»، مجلة كلية التدريب والتنمية، مصر، العدد 11، 2005، ص 272.

186. عماد عبدالرحمن الهيتي، وعبدالسلام أحمد الوحيشي: مرجع سابق، ص 273.

وتتمثل أهمية تقنية الاستشعار عن بُعد في إمكانية رصد التغيرات السريعة التي تحدث على سطح الأرض مثل سرعة جمع البيانات عن الكوارث الطبيعية الفجائية الحدوث؛ مثل الزلازل والأمواج الزلزالية والبراكين، كما تسهم في الكشف المبكّر عن العواصف الرملية والرعدية والسيول. وتحديد مناطق الخطورة، وتساعد إمكانية التركيب الشفاف لطبقات الخرائط في إعداد قواعد المعلومات وتيسر إمكانية التخطيط واتخاذ القرارات[187].

أصبحت تقنية الاستشعار عن بُعد من ضمن السبل الأساسية التي يعتمد عليها في الكشف عن نوعية التربة ومدى خصوبتها أو جفافها، وتحديد المناطق التي تعرضت للتصحر، كما تمكن العلماء من تحليل الصور الفضائية، وتحديد مواطن الثلوج، ومدى اتساعها وانحسارها، خاصة في الوقت الحاضر، والذي يعاني فيه العالم مشكلة ارتفاع درجات الحرارة على سطح الأرض، كما يعتمد الآن على الصور الفضائية في التنبؤ بالعواصف والفيضانات الناتجة عن الأعاصير[188].

ومنذ إطلاق أول قمر صناعي مدني للاستشعار عن بُعد عام 1960 ازداد الاهتمام بهذه التقنية لخدمة تنوع واسع من الاحتياجات إلى بيانات حول الغلاف الجوي واليابسة والمحيطات[189].

ووعياً منها بأهمية البحث العلمي، وبالفرص التي يتيحها على مستوى مواكبة وإدارة الأزمات والكوارث، راهنت الدول المتقدمة كالولايات المتحدة الأمريكية وروسيا والصين وفرنسا واليابان[190] على الاستثمار في البحوث المتعلقة بالفضاء، وخاصة على مستوى رصد التحولات المناخية التي يمر بها كوكب الأرض، والتحديات والمخاطر التي تحيط بمكوناته الطبيعية، من كوارث مختلفة، كالتصحر والفيضانات والأعاصير وتضرر الغابات وشح المياه، حيث قامت بإرسال عدد من الأقمار الاصطناعية نحو الفضاء، كما أحدثت عدداً من المراكز المتطورة الخاصة بجمع وتحليل المعلومات الواردة بهذا الخصوص.

وكان من ثمار تطور العلوم واتساع دائرة توظيف التقنيات الحديثة في مجال رصد الأزمات والكوارث وإدارتها أن أصبح بالإمكان التنبؤ بالكوارث ذات المنشأ الهيدرو- إرصادي، مثل الفيضانات والأعاصير، غير أنه مازالت هناك صعوبات مطروحة على مستوى التنبؤ بالكوارث الأخرى كالزلازل[191].

---

187. عزة أحمد عبدالله، مرجع سابق، ص 273.

188. عزة أحمد عبدالله، مرجع سابق، ص ص 234-235.

189. عماد عبدالرحمن الهيتي، وعبدالسلام أحمد الوحيشي، مرجع سابق، ص 273.

190. لم يحظ الاستثمار في هذا المجال باهتمام كبير من قبل عدد من الدول العربية، باستثناء كلّ من: دولة الإمارات العربية المتحدة، والمملكة المغربية، والمملكة العربية السعودية، وجمهورية مصر العربية، وتونس، التي لها تجارب واعدة على مستوى إطلاق أقمار اصطناعية لأغراض اتصالية واستكشافية وأمنية وعلمية.

191. ميلود بن غربي، مستقبل الأمم المتحدة في ظل العولمة، (بيروت: منشورات الحلبي الحقوقية، 2008)، ص 109.

كما يمكن استخدام التقنيات الفضائية لدعم عمليات قطاع الصحة العامة أيضاً؛ مثل رسم خرائط التوزيع الجغرافي للظواهر الجوية التي تهدد الصحة العامة، والبنى التحتية الحيوية للصحة العامة[192].

وتحتاج الهيئات الوطنية المعنية بإدارة الكوارث في البلدان النامية إلى توجيه مستمر بشأن إدماج المعلومات الفضائية في الاستراتيجيات الوطنية للحد من مخاطر الكوارث، ويعد التعاون الدولي والشراكات بين مقدمي الخدمات والمستعملين عاملين حاسمين في جمع البيانات الفضائية وتبادلها وتحليلها[193].

وفي هذا الشأن اعتمدت الجمعية العامة، في قرارها رقم 110/61، إنشاء برنامج داخل الأمم المتحدة لتوفير أنواع المعلومات والخدمات الفضائية جميعها المتصلة بإدارة الكوارث للبلدان والمنظمات الدولية والإقليمية المعنية كلها، يكون وصلة شبكية للحصول على معلومات فضائية من أجل دعم إدارة الكوارث، وجسراً يربط بين أوساط إدارة الكوارث والأوساط الفضائية، وميسراً لبناء القدرات وتعزيز المؤسسات، ولاسيما في البلدان النامية، وقد أطلقت عليه برنامج الأمم المتحدة لاستخدام المعلومات الفضائية في إدارة الكوارث والاستجابة في حالات الطوارئ (سبايدر)[194]، وتولى مكتب شؤون الفضاء الخارجي التابع للأمانة العامة للمنظمة السهر على تنفيذه.

إن الاستفادة من هاتين الآليتين (الإنذار المبكر والاستشعار عن بُعد) يتطلب الحرص على تطويرهما بشكل دائم، وتعزيزهما بآخر التقنيات المتاحة، مع ربط مختلف المعطيات والمعلومات الواردة من خلالهما ضمن منظومة صناعة القرارات المتصلة بالأزمات والكوارث.

وإلى جانب الفرص الكبرى التي تتيحها هاتين التقنيتين، أصبح الذكاء الاصطناعي يستأثر باهتمام وطني ودولي كبير، بالنظر إلى الإمكانات التي يختزنها على مستوى تسريع وتيرة التنمية، والمساهمة الفاعلة في إدارة الأزمات والكوارث بأقل الأضرار البشرية والمادية.

ويعرَّف الذكاء الاصطناعي، بأنه برامج حاسوبية ترتكز على خوارزميات معينة، قادرة على جمع المعلومات وتحليلها، واتخاذ قرارات بطريقة تحاكي التفكير البشري، ويتوقع أن يقبل العالم على ثورة استثنائية في قطاع التكنولوجيا والاتصالات، ترتكز على تطبيقات الذكاء الاصطناعي،

192. الأمم المتحدة، الجمعية العامة، لجنة استخدام الفضاء الخارجي في الأغراض السلمية: الفضاء في خدمة الصحة على نطاق العالم، مرجع سابق، ص 10.

193. الأمم المتحدة، الجمعية العامة، لجنة استخدام الفضاء الخارجي في الأغراض السلمية تقرير عن مؤتمر الأمم المتحدة الدولي بشأن استخدام التكنولوجيات الفضائية في الحد من مخاطر الكوارث: المنظور السياساتي، والاحتفال بذكرى مرور 10 أعوام على إنشاء مكتب برنامج «سبايدر» في بيجين، 11- 12 سبتمبر/ أيلول 2019، وثيقة رقم A/AC.105/1221، 11 أكتوبر/ تشرين الأول 2019، ص 13.

194. الأمم المتحدة، الجمعية العامة، لجنة استخدام الفضاء الخارجي في الأغراض السلمية تقرير عن مؤتمر الأمم المتحدة الدولي بشأن استخدام التكنولوجيات الفضائية في الحد من مخاطر الكوارث، المرجع السابق، ص 1.

وتتوسع في المجالات كافة، بحيث لا يستثنى منها أي مجال، فباتت تتدخل في القطاعات الاقتصادية والاجتماعية والأمنية[195].

ويتميز الذكاء الاصطناعي بالدوام النسبي ويكون أقل كلفة، كما أنه من السهل تتبع وتسجيل مراحل عمله، ومن خصائصه أنه يخلق آلية لحل المشكلات داخل المنظمات التي تعتمد على الحكم الموضوعي والتقدير الدقيق للحلول، ورفع المستوى المعرفي لمسؤولي المنظمة، من خلال تقديمه حلولاً للعديد من المشكلات التي يصعب تحليلها بواسطة العنصر البشري، خلال فترة قصيرة[196].

ويتوقع كثير من الخبراء أن يلعب الذكاء الاصطناعي أدواراً طلائعية في المستقبل، فيما يتعلق بالتبؤ بالأزمات والتكيف معها، والتقليل من العوامل والأسباب المختلفة التي تغذيها.

وخلال اندلاع جائحة «كورونا»، وظفت كثير من الدول وسائل تقنية حديثة، سواء على مستوى تشخيص الإصابة بالفيروس، أو مواكبة أجواء الحجر الصحي عبر كاميرات صغيرة مثبتة في طائرة «الدرون» (دون طيار) يتم التحكم فيها عن بُعد، أو مراقبة الحالة الوبائية، وتتبع الأشخاص المصابين، والمخالطين في حال الإصابة، عبر برامج وتطبيقات إلكترونية ذكية ومتطورة، وكذلك توظيف «الروبوتات» على مستوى التوعية، وتقديم التعليمات الصحية، والمساعدة في التشخيص والمواكبة العلاجية.

وتلعب النظم الخبيرة[197] دوراً مهماً في مجال إدارة الأزمات، من حيث توفير البيانات الأولية لفريق إدارة الأزمة، وتحليلها والتخطيط لإدارتها، وتشخيص الأعراض وتحديد المسببات التي يمكن أن تهيئ المناخ لإحداث أزمة معينة، والمساهمة في عملية التدريب على إدارة الأزمات، كما تستخدم في مجال نظم المعلومات الجغرافية وفي العديد من البرامج التي تساعد في تحديد خطوط السير من نقطة إلى أخرى، ويمكن ربط تلك البرمجيات بقواعد البيانات المتاحة، وتسجيل جميع المنشآت المهمة والحيوية، ونقاط الإسعاف وحنفيات الحريق والمعلومات المطلوبة كافة لإدارة الأزمات بقواعد البيانات على الخرائط المحددة[198].

---

195. محمد رشدي، «الوجه الآخر للذكاء الاصطناعي»، نشرة أفق، مؤسسة الفكر العربي، بيروت، العدد 107، بتاريخ 01 أغسطس / آب 2020، ص 7.

196. أشرف السعيد أحمد، ص 139.

197. وهي مظهر متطور للذكاء الاصطناعي تم فيه المزج بين جمع المعلومات واستعمالها في مجالات وميادين مختلفة، بصورة ذكية تضاهي أداء الخبير المتخصص.

198. أشرف السعيد أحمد، مرجع سابق، ص 158.

وعموماً، أتاح التطور الذي لحق التكنولوجيا بشكل كبير في العقود الأخيرة توظيفها في عدد من المجالات المدنية والعسكرية، وقد أثرت التكنولوجيا في مختلف نواحي الحياة، كما لا تخفى تأثيراتها الاقتصادية، وفي تجويد البحث العلمي وتعزيزه، وتطوير أسلوب عمل الإدارة، وتحقيقه لقدر أكبر من المردودية والجودة والسرعة في الأداء، حيث انتشر استخدام الحواسيب والبرامج الإلكترونية، وتقنيات الاتصال الحديثة، وهي التقنيات التي فتحت فرصاً أكبر أمام المجتمع الدولي لتعزيز العلاقات في مختلف المجالات، وأتاحت إمكانيات واسعة للتواصل بين شعوب العالم.

فمع ظهور التقنيات المعاصرة، أصبح لمفهوم نظم المعلومات دور جوهري وحيوي في الفكر الإداري المعاصر، لهذا استطاعت المقاولات والمؤسسات أن تنهج أساليب حديثة في تسيير إدارتها، حتى تتمكن من مسايرة تحديات العصر الذي يتسم بالتطور السريع والمستمر[199].

كما غدت العلاقات الدولية في عصر المعلوماتية تتسم بسيادة المعرفة والتقدم التكنولوجي، وهو الأمر الذي ينبغي أن يؤخذ في الاعتبار، وأن تدار بأساليب تتجاوز قيود الفرضيات التي سادت إبان مرحلة الحرب الباردة، وفي ضوء حقائق علمية وتقديرات واقعية تقلل ما أمكن من الأضرار الناجمة عن اختلال المعادلة في ميزان القدرات بين دول المركز والآخرين[200].

وعموماً فالمراهنة على البحث العلمي وتوظيف التكنولوجيا الحديثة في مجال إدارة الأزمات والكوارث تظلّ رابحة بالمعايير كلها، بالنظر إلى الاجتهادات والاختراعات والمكتسبات التقنية التي يمكن استثمارها في هذا الخصوص، على المستويين الوقائي والعلاجي.

199. عبدالعلي المتوكل. (2018-2017). مساهمة التكنولوجيا المعلوماتية في تطوير الموارد البشرية، جامعة القاضي عياض أنموذجاً، أطروحة لنيل الدكتوراه، غير منشورة، كلية الآداب والعلوم الإنسانية، جامعة القاضي عياض، مراكش، المغرب، ص 11.

200. ثامر كامل الخزرجي، العلاقات السياسية الدولية واستراتيجية إدارة الأزمات، (عمان، دار مجدلاوي للنشر والتوزيع، 2005)، ص 346 وما بعدها.

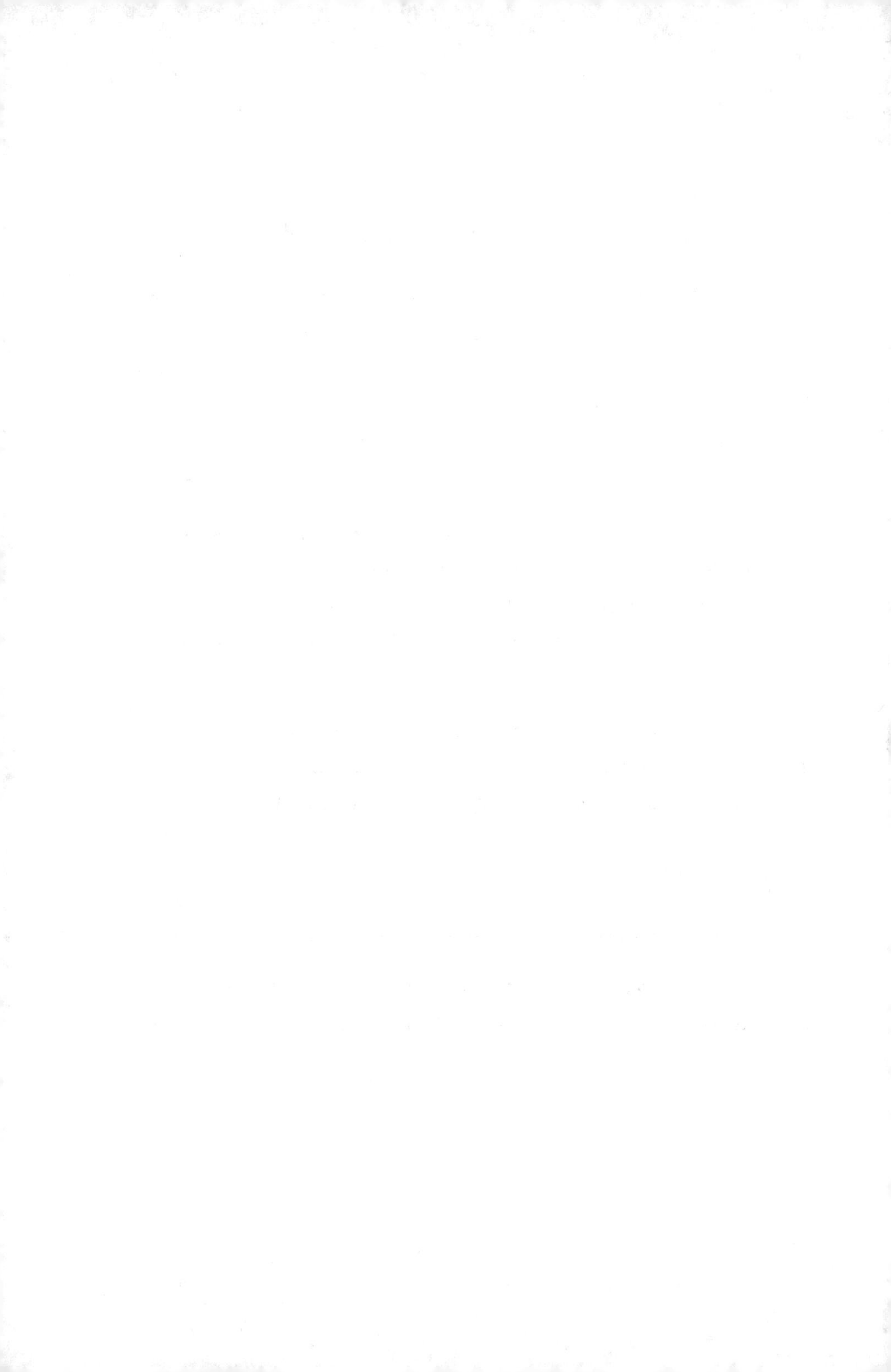

الفصل الخامس

الحوكمة وإدارة الكوارث والأزمات

تحيل الحوكمة إلى أسلوب إداري ناجع، ينحو إلى تحقيق الجودة في الأداء، اعتماداً على الإمكانيات المتاحة. وقد ارتبط ظهور المفهوم بالجهود التي قام بها العديد من المنظمات والمؤسسات الدولية وعلى رأسها الأمم المتحدة، كسبيل لتحسين ظروف العيش داخل المجتمعات وتحقيق التنمية المستدامة. وهي تقوم على مجموعة من المرتكزات؛ كالشفافية، والاستناد إلى القانون، والتشاركية، والتنسيق، والنجاعة، والرؤية الاستراتيجية، والتقييم والمراقبة المستمرين.

تتطلب الحوكمة بشكل عام تجاوز التعقيدات الإدارية واعتماد المرونة في الأداء، مع المزاوجة بين الإدارة اليومية الآنية من جهة، واستحضار المستقبل بكل تحدياته من جهة أخرى، مع تحفيز العنصر البشري ودفعه نحو الإبداع والابتكار، إضافة إلى سن تشريعات توفر المناخ الملائم لإرساء تشاركية ناجعة، مع انفتاح صانعي القرار على المقترحات والآراء التي يطرحها مختلف الشركاء في هذا الخصوص.

كما أنها تغني عملية اتخاذ القرار بمجموعة من الاقتراحات والخيارات، وهذا أمر طبيعي إذا استحضرنا وجود عدد من الشركاء (مراكز علمية، وجامعات، ومجتمع مدني، وإعلام، وشركات، ومؤسسات عمومية، وجماعات محلية...) الذين يتوفرون على تجارب وخبرات تعزز التعاون والتكامل في الأداء.

ويتجاوز تموقع ثقافة الحوكمة الاستراتيجية الإجراءات البسيطة، الخاصة بالتنظيم وبناء المؤسسات، فهي قضية تتعلق بتطوير ديمقراطية مستدامة تتجلى في اكتساب قدرات ومهارات دائمة[201].

إن ما يؤكد أهمية الحوكمة وتأثيرها في هذا الصدد كونها تمثل أسلوباً لاتخاذ القرار الجماعي يُعنَى بأعلى اهتمامات الشركة - عامة أو خاصة - كالتوجيه والتخطيط والاستراتيجيات، كما أنها تمثل أسلوباً لمعالجة التهديدات أو الفرص التي تعيش في كنفها تلك الشركات[202].

---

201. محمد حركات، مفارقات حكامة الدولة في البلدان العربية، (المغرب: اكسيس ديزاين، 2018)، ص 27.

202. عبد الناصر علك حافظ، أثر الحوكمة في معالجة الأزمات التنظيمية، دراسة استطلاعية في الشركة العامة للسكة الحديدية، مجلة كلية بغداد للعلوم الاقتصادية الجامعة، العدد 42، 2014، ص 276.

إن حوكمة إدارة الأزمات في عالم اليوم، تفرضها التعقيدات التي أصبحت تطبع هذه الأزمات بالإضافة إلى تشابكها أيضاً، وتقوم إدارة الأزمات في جزء أساسي منها على توفير البدائل للتحولات الفجائية التي يمكنها إرباك أداء المؤسسات والأوضاع المختلفة؛ ليتسنى اتخاذ القرارات المناسبة الكفيلة بمنع الخسائر أو التقليل منها عند الضرورة، وينسجم أسلوب إدارة الأزمات والكوارث ويتكامل مع مقومات الحوكمة، من حيث ضرورة توخي النجاعة، والتشاركية، وتجاوز الهدر والأخطاء، والتوظيف العقلاني للموارد والإمكانات المتوافرة.

وقد قامت العديد من الدول المتقدمة بخطوات مهمة في سبيل تدعيم فاعلية حوكمة الشركات، ورأت أن التطبيق الجيد لمبادئ هذه الحوكمة، إذا تم إنجازها بشكل سليم، فإنها ستدفع الأفراد والمؤسسات والمجتمعات لرفع مستوى الأداء وتقليل المخاطر وتحفيز الأداء[203].

إن تحقيق إدارة محوكَمة ومستدامة للأزمات والمخاطر يتطلب وجود معلومات كافية بصدد الأزمة، وتقنيات متطورة تسمح بتدفقها بوضوح وسلاسة وانتظام، مع وجود كفاءات بشرية وإمكانيات مادية، إلى جانب استراتيجية واضحة بخيارات متعددة، ضمن نمط إداري مرن ومنفتح يقوم على تفويض المهام.

ورغم القلق الذي تثيره الكوارث والأزمات في أوساط صانعي القرار، وبين أفراد المجتمع، فإن إدارتها تتطلب استحضار عناصر الحوكمة بوصفها نمطاً يدعم تحقيق الجودة، بغض النظر عن الإمكانيات المتاحة.

المبحث الأول: الحوكمة الأمنية وإدارة الأزمات والكوارث

يندرج أسلوب إدارة الأزمات ضمن أساليب الإدارة الحديثة، التي تقتضي الموازنة بين تحقيق الأهداف الراهنة دون إغفال المستقبل، وهو نمط يتكامل مع عدد من المفاهيم المندرجة ضمن هذا الإطار؛ كالمقاربة التشاركية، والتخطيط الاستراتيجي، والتنمية المستدامة.

إن استحضار الحوكمة الأمنية في إدارة الأزمات والكوارث، وما يقتضيه الأمر من توازن بين تحقيق الأمن بكل أبعاده من جهة واحترام حقوق الإنسان من جهة أخرى، هو عامل يضمن نجاعة هذه العملية وتحقيقها الأهداف المرجوة منها.

---

203. سناء عبدالكريم الخناق، «حوكمة المؤسسات المالية ودورها في التصدي للأزمات المالية... التجربة الماليزية»، موسوعة الاقتصاد والتمويل الإسلامي، ص 1، على الرابط: http://iefpedia.com/arab/wp-content/uploads/2009/11/38.pdf

المطلب الأول: مفهوم الحوكمة الأمنية وأهميتها

سعت تقارير التنمية البشرية الصادرة عن الأمم المتحدة منذ بدايات تسعينيات القرن الماضي، إلى تجاوز المفهوم التقليدي للأمن، الذي أضحى متعدد الأبعاد (اقتصادي، وسياسي، واجتماعي، وبيئي، وغذائي، وصحي...)، وطرحت مفهوم الأمن الإنساني الشامل، الذي يضع الإنسان في عمق المعادلة الأمنية، فيما تم ترسيخ هذا المفهوم مع طرح الأمم المتحدة لأهداف التنمية المستدامة التي تمحورت حول سبعة عشر هدفاً تتناول الأمن من منظور متطور وشامل.

يعرّف تقرير التنمية الإنسانية العربية للعام 2009 أمن الإنسان بأنه تحرر هذا الأخير من التهديدات الشديدة والمنتشرة والممتدة زمنياً وواسعة النطاق التي تتعرض لها حياته وحريته[204].

ويغطي الأمن الإنساني اليوم، أمن الأفراد كما هو أمن الدولة، وهو يحيل إلى الإنقاذ من الخوف والفقر، وحماية الأفراد من مختلف التهديدات الحقيقية أو المحتملة، العنيفة أو غير العنيفة، ومن التهديدات التي يكون مصدرها أياً من الأمراض أو المجاعة أو البطالة أو الفقر أو الإرهاب أو انتهاك حقوق الإنسان أو التدهور البيئي أو الكوارث الطبيعية أو الاضطرابات السياسية أو الاقتصادية أو الاجتماعية والثقافية، وسواء كانت وطنية أو عابرة للحدود، أو حدثت بفعل نشاط بشري أو حادث طبيعي[205].

وقد أتاحت التطورات الحاصلة على مفهوم الأمن، الذي أضحى أكثر شمولية وانفتاحاً على المستويين الداخلي والدولي، اعتماد سبل متطورة وناجعة في إرساء هذا الأخير، مع إحداث قدر من التناغم بين رهان تحقيق الأمن من ناحية، واحترام المواثيق والاتفاقيات الدولية ذات الصلة بحقوق الإنسان من ناحية أخرى.

فيما أصبح تحقيق الأمن الإنساني بحاجة إلى مزاوجة الحل الأمني بالحل الاقتصادي والاجتماعي والسياسي والثقافي، فالحل الأمني لا يلغي وحده هذه المخاطر والتحديات، ولن

---

204. برنامج الأمم المتحدة الإنمائي، تقرير التنمية الإنسانية العربية للعام 2009، تحديات أمن الإنسان في البلدان العربية، المكتب الإقليمي للدول العربية، لبنان 2009، ص 25.

205. Zeïni Moulaye / Mahamadou Niakaté Friedrich: Gouvernance partagée de la sécurité et de la paix L'expérience Malienne, Friedrich-Ebert-Stiftung, Abuja, Nigeria 2012, PP 11et 12.

يكون ناجحاً، إذا لم يصاحبه تبنّي حلول وخيارات أخرى كبعث مشروعات التنمية، والقضاء على البطالة[206].

إن لأمن الإنسان علاقة بحقوق الإنسان؛ لأن احترام حقوق الإنسان الأساسية هو الذي يمهد السبيل لخلق ظروف مواتية لتحقيق أمن الإنسان[207].

فهذه المعطيات فرضت على الدول إصلاح السياسات الأمنية؛ لكي تواكب التحولات المجتمعية الجارية بصورة تستحضر الأمن بكل عناصره وأبعاده، وضمان استقرار الدولة من جهة، وخدمة المواطن وحمايته وحفظ ممتلكاته، واحترام حقوقه من جهة أخرى، وتوافر شروط التنمية والشعور بالأمن، ومناخ الاستقرار، وتأمين المعاملات والعلاقات الإنسانية المختلفة.

وغالباً ما تقترن الإصلاحات السياسية بإصلاح القطاع الأمني، وهو ما تجسده كثير من التجارب الدولية الحديثة في أمريكا اللاتينية وأوروبا الشرقية وأفريقيا. وفي المنطقة العربية، أكد تقرير هيئة الإنصاف والمصالحة بالمغرب[208] أن غياب آليات الرقابة جعل الأمن يتورط في انتهاكات جسيمة لحقوق الإنسان، كما أوصى بإرساء حوكمة أمنية تدعم تحسين أداء الأجهزة الأمنية[209].

وتتفرع الحوكمة بوصفها مفهوماً شاملاً للإدارة إلى مفاهيم فرعية تخص عدداً من المجالات والقطاعات، من بينها الحوكمة الأمنية التي تتركز حول مجموعة من التدابير والأساليب الإدارية الحديثة التي تنحو إلى تحقيق الجودة وإرساء الأمن، مع توفير شروط التنمية، من خلال اعتماد تدابير تقوم على التواصل الفعال، والمرونة في الأداء، واستحضار الأبعاد الوقائية في التعامل مع الأزمات والمخاطر، وترتبط الحوكمة الأمنية أيضاً باعتماد سبل مرنة ودبلوماسية في إدارة المخاطر والأزمات، والتعامل معها بأسلوب عملي واستراتيجي.

---

206. فاطمة الزهراء التلوت. (2016-2017). التهديدات العالمية الجديدة للأمن الإنساني بالمنطقة العربية، أطروحة لنيل الدكتوراه في القانون العام والعلوم السياسية، غير منشورة، كلية العلوم القانونية والاقتصادية والاجتماعية، سلا، جامعة محمد الخامس، المغرب، ص 340.

207. برنامج الأمم المتحدة الإنمائي: تقرير التنمية الإنسانية العربية للعام 2009، مرجع سابق، ص 2.

208. أنشئت الهيئة في عام 2004 بمبادرة من الملك محمد السادس، وكلفت بالقيام بتسوية غير قضائية لملفات ارتبطت بفترات قاسية من تاريخ المغرب، اقترنت بانتهاكات جسيمة لحقوق الإنسان، وقد أنهت أشغالها بتقرير مهم، تضمن عدداً من التوصيات التي تدعم إرساء دولة الحق والقانون، وترسيخ الحوكمة الأمنية، وتعزيز الضمانات المتعلقة بحماية حقوق الإنسان.

209. Driss Belmahi: Gouvernance sécuritaire et réforme législative au Maroc: piste de travail, dans Gouvernance securitaire et etat de droit au Maroc de la constitutionnalisation a la mise en oeuvre, Konrad-Adenauer-Stiftung e.V, Maroc 2013, P 93.

كما يعتبر الدستور هو الضمانة الرئيسية لتحقيق حوكمة قطاع الأمن، وعليه فإن ترسيخ مجموعة من القواعد والمبادئ، يعتبر ضرورياً لإخضاع القطاع للسلطات المدنية (...) وتعدّ دسترة مهام المؤسسات الأمنية وصلاحياتها وسيلة لتحديد مجال تدخلها، ومن ثمّ إبقاؤها تحت طائلة القانون[210].

وللحوكمة الأمنية ثلاثة أطراف؛ هـي: الدولة بوصفها فاعلاً مركزياً، والمجتمع المدني والقطاع الخاص، ثم ترسيخ ثقافة الحوكمة في الإدارات العامة والخاصة وداخل المجتمع.

وتتصل الحوكمة الأمنية بالعمليات المختلفة لصياغة سياسات الأمن والتنفيذ والتنظيم والرقابة وتحديد المسؤوليات المتعلقة بها، من خلال التفاعل مع القطاعات العامة والخاصة الأخرى على مستوى عملية صنع القرار وحل النزاعات، بما يسهم في تعزيز السلام الذي لـم يعد اختصاصاً حصرياً للأجهزة الأمنية[211].

تجد السلطات الأمنية بمكوناتها المختلفة نفسها ضمـن الصفوف الأولى، خلال اندلاع الأزمات وتفجر الكوارث بكل أصنافها، وهـذا أمر طبيعي، نظراً لمـا يثار في هـذه المحطات الصعبة من ارتباكات وتجاوزات، وما تقتضيه الظرفية من بذل جهود أكبر لحفظ النظام العام.

إذ تنحو تقنية إدارة الأزمات في جزء كبير منها إلى مواجهة التهديدات، والسعي لإرساء مناخ مستقر يخلو من المخاطر، ويرسخ الأمن والسلم في بعده الوطني أو الدولي. ولا يمكن الحديث عن إدارة محوكمة للأزمات من دون القدرة على الموازنة بين كسب هـذه الرهانات (تحقيق الأمن والاستقرار) مـن جهة، واستحضار البعد الإنساني من جهة أخرى.

سعى كثير مـن الدول إلى تبنّي أسلوب لإدارة الأزمات يستحضر الحوكمة بكل مقوماتها وعناصرها ضمـن هـذا السياق، مـن خـلال الحرص على تحقيق الأمن والنظام العام من جهة، واحترام حقوق الإنسـان وتوفير شروط التنمية من جهة أخرى.

وتشهد معظم دول العالـم حاليـاً حملـة متنامية بقصد إضفاء مزيد مـن الشفافية على عمل أجهزتها الأمنية[212]. في وقت أصبح فيه احترام الحوكمة الأمنية، التي تقضي أيضاً بوجود آليات رقابية على أداء السلطات الأمنية خـلال إدارة الأزمـات، مـن ضمـن أهم المؤشرات التي تقاس بها درجة التحضر

---

210. ناهد المناعي: واقع العلاقات المدنية – العسكرية في الدستور التونسي، ضمن الدساتير والقطاع الأمني في مرحلة ما بعد 2011، (عمل جماعي)، (تونس: المنظمة العربية للقانون الدستوري، د. ت). ص 42.

221. Zeïni Moulaye/ Mahamadou Niakaté Friedrich: Gouvernance partagée de la sécurité et de la paix L'expérience Malienne, OP Cit, P 21.

212. صالح زياني، تحديات إصلاح القطاع الأمني في البلدان المغاربية، مـن «الأمنوقراطية» إلى احترام الخصوصية، مجلة الدراسات السياسية والاجتماعية، سلسلة ندوات ومنتديات، المغرب، العدد 2، 2015، ص 13.

ومستوى التنمية داخل الدول، ويرى أحد الباحثين أنه على كل قطاع أمني يسعى للعمل بشكل سليم أن يدمج من البداية مختلف الفاعلين المدنيين[213].

يوجد العديد من مؤشرات النجاح في إصلاح قطاع الأمن، لكن أهمها يكمن في اعتماد الشفافية والإشراك والمسؤولية. فمن المهم أن يتم التواصل بخصوص الأهداف المراد تحقيقها، ومن المهم أن يكون نمط العمل لمختلف الفاعلين واضحاً، ومن المهم أيضاً أن يكون كل فاعل مسؤولاً عما يقوم به أمام مختلف الهيئات التي تنص عليها قوانين الدولة، والغرض من كل ذلك أن تصبح قوات الأمن أكثر فاعلية[214].

إن تشجيع الاستثمار وتحقيق التنمية الإنسانية المستدامة لا يتحققان إلا في بيئة آمنة ومستقرة، ووسط مجتمع يدعم التمتع بالحقوق والحريات. وهناك مجموعة من العوامل التي توفر شروط تضييق الفجوة بين إرساء الأمن من جهة، وحماية الحقوق من جهة أخرى، والتي يمكن إجمالها في: احترام حقوق الإنسان في شموليتها، وترسيخ التربية على الأمن وحقوق الإنسان، وعلى كيفية التعامل مع الأزمات، ضمن البرامج التعليمية وبخاصة تلك المتعلقة بتكوين الأطر الأمنية، مع نهج استراتيجية متكاملة وتشاركية في هذا الصدد، ثم السعي لبناء الثقة بين المجتمع وفعاليات المجتمع المدني والفعاليات الحقوقية من جهة، والأجهزة الأمنية من جهة أخرى، كما يتطلب الأمر أيضاً ترسيخ التربية على الأمن وحقوق الإنسان ضمن البرامج التعليمية لتقوية هذه الثقافة لدى النشء، وجعل المواطن نفسه مساهماً في إرساء الأمن بمفهومه الشامل.

يستأثر استحضار المقاربة الحقوقية خلال الأزمات والكوارث وما بعدها بأهمية قصوى، بالنظر إلى المخاطر الاجتماعية والاقتصادية والنفسية التي تخلفها الأزمات داخل المجتمعات، وبخاصة في أوساط بعض الفئات؛ كالأطفال والنساء والمهاجرين وذوي الاحتياجات الخاصة.

المطلب الثاني: الحوكمة بين المتطلبات الأمنية والضرورات الإنسانية

لا يمكن للأزمات والكوارث أن تشكل بضغطها وانعكاساتها مبرراً للتنكر لحقوق الأفراد والجماعات وحرياتهم، بل إن الحرص على احترام حقوق الإنسان خلال هذه الفترات هو أحد العوامل التي تدعم إدارة الأزمات وتعززها، وتضمن انخراط الفرد نفسه في إنجاح هذه العملية في إطار من المواطنة والمسؤولية.

---

213. آرنولد ليوتهلد، إصلاح قطاع الأمن، الدواعي ومؤشرات النجاح، ضمن الحوكمة الأمنية أو إصلاح قطاع الأمن على ضوء توصيات هيئة الإنصاف والمصالحة، أشغال ندوة بالرباط، 09- 10 إبريل/ نيسان 2008، المركز الدولي للعدالة الانتقالية، ومركز دراسات حقوق الإنسان والديمقراطية، ومركز جنيف للرقابة الديمقراطية على القوات المسلحة، ص 18.

214. آرنولد ليوتهلد، ص 21.

إن تمدد الإرهاب، الذي يشكل مسّاً بحقوق الأفراد والجماعات وحرياتهم، غالباً ما يفرض اعتماد تدابير خاصة لتأمين حياة الناس، كما هو الأمر بالنسبة لفرض سبل تفتيش خاصة للمسافرين عبر المطارات والموانئ مثلاً، غير أن الأمر قد لا يخلو من مبالغات وانتهاكات، فقد أقامت الولايات المتحدة الأمريكية عام 2002 معتقلاً خاصاً في خليج «جوانتانامو» تعاملت فيه مع متهمين في قضايا إرهابية خارج كل الضوابط الوطنية والدولية المتعلقة بحقوق الإنسان، فيما سعت بعض الدول إلى التعامل بسبل استثنائية مع قضايا الهجرة السرية، ما أثار قلق كثير من المنظمات التي تهتم بقضايا حقوق الإنسان، حيث دعت إلى استحضار الجوانب الإنسانية في هذا الشأن.

والأمر نفسه ينطبق على جائحة كورونا (فيروس كوفيد-19) التي طرحت إشكالات عديدة في هذا الإطار كما رأينا سابقاً؛ فبذريعة مواجهة تداعياتها الصحية وتهديدها الحق في الحياة، ارتكبت بعض الدول تجاوزات حقوقية، وبخاصة فيما يتعلق بالحق في العلاج والتنقل، فيما تفاقمت الأوضاع الاجتماعية لبعض الفئات الاجتماعية الهشة بسبب فرض تدابير الحجر الصحي. وفي الوقت الذي فضلت فيه العديد من الدول التعامل مع التهديدات الصحية للجائحة بقدر من الصرامة، حيث ضحت بمصالحها الاقتصادية في سبيل ذلك، قابلت دول أخرى الأمر بنوع من الاستهتار؛ ما خلف عدداً كبيراً من الضحايا والمصابين، وفتح المجال لبروز انتقادات تتهم هذه الدول بالانصياع للضغوطات التي تمارسها اللوبيات الاقتصادية.

كما أظهرت التجارب أن للنزاعات والكوارث الطبيعية آثاراً متعددة الأبعاد على حقوق الإنسان؛ فهي تؤثر في الحق في الحياة والصحة والأمن. فعندما يحل الخراب بالمحاصيل والبنى التحتية، تقع آثار طويلة الأجل على سبل المعيشة، وتتأثر القدرة على الحصول على الغذاء والمياه والتعليم والرعاية الصحية، وغير ذلك من الخدمات الأساسية، حتى القدرة على الوصول إلى العدالة[215].

تتضاعف معاناة بعض الفئات داخل المجتمع إبان فترات الأزمات، كما هو الشأن بالنسبة لبعض الأشخاص الذين يعيشون أوضاعاً خاصة أو هشة كالمشردين، وذوي الاحتياجات الخاصة أو المسنين والأطفال، ما يفرض تمكينهم من رعاية واهتمام كافيين في ظل هذه الظروف.

ومن الحقوق التي ينبغي استحضارها بشكل جدي خلال هذه الفترات، الحق في الحياة بوصفه أسمى الحقوق، ثم الحق في الصحة والرعاية المتصلة بهذا الخصوص، وتوفير البيئة السليمة لعيش الإنسان، والحق في الولوج إلى المعلومة، وما يرتبط بذلك من توصل دائم ومنتظم بمعطيات بصدد

---

215. الأمم المتحدة، مجلس حقوق الإنسان: الدورة السابعة والعشرون، تقرير مرحلي عن التقرير القائم على البحث الذي تعده اللجنة الاستشارية لمجلس حقوق الإنسان، بشأن الممارسات الفضلى والتحديات الرئيسية في مجال تعزيز حقوق الإنسان وحمايتها، في حالات ما بعد الكوارث وما بعد النزاعات، وثيقة رقم A/HRC/27/57، ص 7.

الأزمـة، ثم توفيـر الحمايـة اللازمـة للفئـات التـي تواجـه الخطـر والأزمـة في الصفـوف الأماميـة، كمـا هـو الشـأن بالنسبة لرجـال الأمـن والأطقـم الصحيـة والمسـعفين.

ولمـا كانـت انتهـاكات حقـوق الإنسـان تزيـد في سـياقات مـا بعـد الكـوارث ومـا بعـد النزاعـات، فـإن جميـع الأنشـطة الإنسـانية تسـتند إلـى الإطـار القانونـي العالمـي الرئيسـي، ألا وهـو الشـرعية الدوليـة لحقـوق الإنسـان التـي تتألـف مـن الإعـلان العالمـي لحقـوق الإنسـان، والعهـد الدولـي الخـاص بالحقـوق الاقتصاديـة والاجتماعيـة والثقافيـة، والعهـد الدولـي الخـاص بالحقـوق المدنيـة والسياسـية والبروتوكوليـن الاختياريين الملحقين به[216].

إذ لا تكتمـل ممارسـة الحكـم الرشـيد إلا بوجـود الحوكمـة الأمنيـة، فهـي الكفيلـة بإعـداد المنـاخ المناسـب والملائـم لترسـيخ الأمـن وتحقيـق التنميـة، ولذلـك حـرص كثيـر مـن الـدول في مناطـق مختلفـة مـن العالـم ضمـن جهودهـا الإصلاحيـة إلـى إرسـاء هـذه الحوكمـة، مـن خـلال إصـلاح الأجهـزة الأمنيـة، بصـورة تعـزز ثقـة المواطـن في هـذه الأجهـزة، وتدعـم انخـراط هـذه الأخيـرة في توفيـر الشـروط الكفيلـة بحمايـة الحقـوق والحريـات وتحقيـق شـروط التنميـة.

إن نجـاح إدارة الأزمـات في عالـم اليـوم يقتضـي في جـزء كبيـر منـه كسـب رهـان حمايـة حقـوق الإنسـان، وعـدم التـذرع بحفـظ الأمـن وتطويـق الأزمـة لمصـادرة هـذه الحقـوق وكبـت الحريـات، فـإدارة الأزمـات ترمـي أيضـاً إلـى التحكـم في الوضـع بأقـل كلفـة، بمـا يعنيـه ذلـك مـن تشـبث بمقومـات الحوكمـة الأمنيـة التـي تفـرض الموازنـة بيـن تحقيـق الأمـن وحفـظ النظـام العـام مـن ناحيـة، وخدمـة الإنسـان وحفـظ حقوقـه وممتلكاتـه مـن ناحيـة أخـرى.

ولا يخلـو إرسـاء الحوكمـة الأمنيـة مـن صعوبـات ومشـكلات حتـى داخـل الـدول المتقدمـة، وهـو مـا تؤكـده الخروقـات والانحرافـات المتعلقـه بإدارة قضايـا الهجـرة واللجـوء داخـل الاتحـاد الأوروبـي والولايـات المتحـدة الأمريكيـة، حيـث يتـم تغليـب الهاجـس الأمنـي علـى الاعتبـارات الإنسـانية، ومـا يتصـل بهـا مـن معانـاة.

كمـا إن الشـعور بالأمـن داخـل المجتمـع حـق أساسـي تكفلـه التشـريعات الداخليـة والمعاهـدات والمواثيـق الدوليـة، فهـو يرتبـط بالطمأنينـة والعيـش بسـلام، بعيـداً عـن كل المخاطـر والتهديـدات، وبخاصـة تلـك التـي تهـدد الحـق في الحيـاة باعتبـاره المدخـل الأساسـي للتمتـع بباقـي الحقـوق الأخـرى، سـواء كانـت اقتصاديـة أو اجتماعيـة أو سياسـية أو ثقافيـة، فيمـا تعـرف هـذه الأخيـرة خروقـات كبيـرة عندمـا يتعلـق الأمـر بارتبـاك في الأوضـاع الأمنيـة.

---

216. المرجع السابق نفسه، ص 10.

وتظل الحاجة ملحة في عالم اليوم بأزماته ومخاطره العابرة للحدود، لإرساء حوكمة أمنية تدعم تحقيق الأمن الإنساني بمفهومه الشامل، وهو ما يتطلب توافر إرادة سياسية حقيقية، والاشتغال على ترجمة عناصر هذه الحوكمة أفقياً، عبر تطوير كفاءة الأطر الأمنية في هذا السياق، وعمودياً من خلال سن تشريعات وسياسات عامة تستجيب لروح هذه الحوكمة ومبادئها.

المبحث الثاني: المقاربة التشاركية وإدارة الأزمات والكوارث

إن المقاربة التشاركية، التي تعد عنصراً أساسياً ضمن مرتكزات الحوكمة، هي مدخل مناسب لتجاوز الهدر الناجم عن الخيارات الانفرادية المتجاوزة، وهو أسلوب يدعم عمل الفريق الذي يسمح بالتعامل مع المشكلات المطروحة بقدر من الشمولية ومن مختلف الزوايا، عبر تجنيد القدرات والكفاءات وتعبئتها، وضمان بلورة حلول ناجعة لمختلف الأزمات المطروحة.

فالأمر يتعلق بتحسين فاعلية مسارات اتخاذ القرار، ومنع نشوب النزاعات المحتملة، وتحقيق أقصى قدر من العقلانية في الحلول المقترحة[217]. وبالتالي، فإن ما ينبغي التركيز عليه عند البحث عن شريك، هو القيمة المضافة التي يفترض أن يضفيها هذا الأخير على عملية اتخاذ القرار، وإدارة الأزمات في سياقهما الشمولي.

تشجع المقاربة التشاركية على التفاعل الإيجابي مع المحيط، كما تدعم الشفافية والتخليق في الأداء، وهي تتطلب شركاء ذوي كفاءة ومستعدين لدخول هذه العملية بكل قناعة واقتدار، وفي إطار من التشاور والتنسيق، بعيداً عن المزاجية، لأجل تحقيق الأهداف المتوخاة، عبر قرارات أكثر عقلانية وعلمية، وخاصة أن اللامركزية أضحت من سمات الدول الحديثة، والمؤسسات الرائدة في القطاعين العام والخاص.

خلال فترات الكوارث يكون من اللازم اعتماد تدخلات جماعية في إطار من التنسيق بين مختلف الفاعلين لإغاثة الجرحى والمنكوبين والضحايا، ومن أجل تعبئة جهود المجتمع بعد وقوع الكارثة. ولكي تصبح تلك الجهود أكثر فاعلية، يجب على السلطة المحلية تشكيل لجنة في الحال، لتقوم بتنسيق الأعمال المتعلقة بمواجهة الموقف الطارئ. وتجمع اللجنة المعلومات المتعلقة بعواقب الكارثة مع الاهتمام بالمشكلات الجوهرية كأعمال الإنقاذ، وآثار الكارثة، وتقييم الاحتياجات[218].

---

217. المنظمة الدولية للتقرير عن الديمقراطية (DRI)، مكتب تونس: تقرير الديمقراطية التشاركية على المستوى المحلي (دون تاريخ)، ص 12. https://bit.ly/3vlhSbz

218. منظمة الصحة العالمية، بالتعاون مع رابطة جمعيات الهلال الأحمر والصليب الأحمر: مواجهة الكوارث الطبيعية، دور المجتمع والعاملين الصحيين المحليين، (الإسكندرية: المكتب الإقليمي لشرق البحر المتوسط - منظمة الصحة العالمية، 1990)، ص 17 وما بعدها.

ويمكن لعدد من الفاعلين الانخراط في إدارة الأزمات، في إطار التخصص، وتبدأ المساهمة في هذا الشأن من الفرد نفسه، إلى جانب عدد من الفاعلين كالإعلام والجماعات الترابية/ المحلية، والمؤسسات التعليمية، والقطاع الخاص والمجتمع المدني.

إن مساهمة الشركاء في إدارة الأزمة ينبغي أن يتم في إطار من التكامل في الأدوار، ودون تجاوز الحدود المرسومة تقنياً وقانونياً، أو من قبل الفاعل الرئيسي في هذا الصدد.

المطلب الأول: دور الإعلام في فترات الأزمات والكوارث

أضحى الإعلام في الوقت الراهن، أحد أهم مقومات القوة الناعمة التي توظفها الدول بسبل ذكية في تحقيق عدد من المكاسب والمصالح. ويبدو أن توظيف الإعلام في إدارة الأزمات والكوارث مدخل مهم وأساسي لمحاصرة الأخطار الناجمة عنهما، والحد من الخسائر المختلفة التي تنجم في هذا السياق.

إذ يلعب الإعلام دوراً أساسياً في أوقات الأزمات، سواء على مستوى التواصل بين صانعي القرار وطاقم إدارة الأزمة من جهة، والمواطنين من جهة أخرى، أو من حيث تنوير الرأي العام، وإرساء تنشئة ترسخ ثقافة إدارة الأزمات.

فالاتصال المستمر، وتنوير الرأي العام بالمعطيات والمعلومات الدقيقة حول الأزمة أو الكارثة، كلها عناصر تشكل أساساً لنجاح إدارة الأزمة، كما أن الظروف العصيبة التي تخلفها هذه الأخيرة غالباً ما توفر مناخاً لانتعاش الشائعات والأخبار الزائفة وتصاعدها؛ مما يربك الجهود المبذولة على طريق تطويق الأزمة، ويخلق أزمات اجتماعية واقتصادية ونفسية موازية، تعقد الأوضاع أكثر.

وقد زاد من حدة تصاعد هذه الشائعات تطور شبكات التواصل الاجتماعي التي تحولت – مع تمددها، وتزايد الإقبال عليها – إلى قنوات للضغط والتأثير في الرأي العام، وما رافق ذلك من انتشار للأخبار الزائفة والمثيرة والمضللة، رغبة من روادها في تحقيق الشهرة، فيما تحولت كثير من القنوات الإعلامية المختلفة إلى منصات لإطلاق معطيات علمية وطبية متضاربة وغير دقيقة، ما يحدث ارتباكاً كبيراً داخل أوساط المجتمع.

ويلعب التكرار دوراً آخر في «الإقناع»، فبث الرسالة بصورة متكررة، ضمن مواد إعلامية متنوعة ومن خلال وسائل كثيرة وفي أوقات زمنية متتابعة وبصورة مستمرة، يجعل للرسالة مصادر جديدة غير محصورة، فالأشخاص أنفسهم الذين يتلقونها ويصدقونها يتحولون إلى ناقلين متطوعين، ومع تلقي

المعلومـة مـن أشخـاص كثـر مسـتقلين عـن بعضهـم، يسـهل اسـتنتاج أنهـا صحيحـة، رغـم أن مصدرهـا الحقيقـي في النهايـة واحد[219].

كمـا يظل الإعلام شـريكاً في تطبيـق الاستراتيجيـة المعتمـدة مـن قبـل الدولـة لمحاصـرة الأزمـات والكـوارث، سـواء علـى مسـتوى مواكبـة تطورهـا وتنويـر الـرأي العـام بمسـتجداتها أو علـى مسـتوى المسـاهمة في توعيـة أفـراد المجتمـع بصـدد كيفيـة التعامـل مـع الأوضـاع الصعبـة، وزرع الثقـة بـين المواطنـين والحـد مـن مخاوفهم.

فيمـا يتيـح تعـدد القنـوات الفضائيـة والمواقـع الإلكترونيـة إمكانيـة انتشـار الأخبـار الكاذبـة والمعلومـات الزائفـة خـلال الأزمـات بشـكل سـريع وعلـى نطـاق دولـي واسـع، في حـال غيـاب أو ضعـف الاستراتيجيـة الإعلاميـة المتبعـة خـلال انـدلاع الأزمـات.

وفي ظل هـذه الظـروف الضاغطـة يتحمـل الإعلام الاحترافي، سـواء المسـتقل منـه أو التابـع للقطـاع الحكومـي، مسـؤولية كبيـرة في مـلء الفـراغ مـن حيـث تصحيـح المغالطـات وتفنيـد الشـائعات والتواصـل المسـتمر مـع المواطنـين بصـدد الأزمـة القائمـة وتنويرهـم بتطوراتهـا الدقيقـة لحظـة بلحظـة.

إن أي إجراءات أو قرارات ميدانيـة تقررهـا الحكومـة تحتـاج إلـى سياسـة إعلاميـة تعتمـد استراتيجيـة تنفيذيـة تواكبهـا وتظهـر دورهـا، وأهـم خصائـص الإعلام التخصصـي في «زمـن الأزمـات» تتركـز في الحـرص علـى التخصصيـة الاحترافيـة في التعامـل مـع الأمـور الدقيقـة في الظـروف الخطـرة، والعمـل علـى أخـذ المعلومـات مـن المصـدر الصحيـح، وحسـن اسـتخدام «المصطلحـات الطبيـة» المتخصصـة، وتوظيفهـا في المكان الأنسـب والوقـت الأفضـل، والحـرص علـى التنسـيق مـع «إدارة الكـوارث» والمصـادر الطبيـة الرسـمية، مـع إتاحـة وصـول الإعلام الـى المعلومـات والحصـول عليهـا[220].

إن اعتمـاد الأفـراد علـى وسـائل الإعلام يزيـد في أوقـات الأزمـات والحـروب والكـوارث؛ لأنـه بكل بسـاطة يكـون هنـاك اضطـراب وتضـارب في الأخبـار ونمـو متزايـد للشـائعات، وتسـهم وسـائل الإعلام في إدارة الأزمـة مـن خـلال ضمانهـا لسـيرورة تدفـق المعلومـات داخـل المجتمـع، وتغطيتهـا المتواصلـة لمختلـف تطـورات الأزمـة بشـيء مـن التحليـل والتفسـير، وتلبيتهـا لحاجـات الفـرد وإشـباع رغباتـه مـن المعلومـات، ومراقبتهـا لكل مـا يحـدث في البيئـة المأزومـة[221].

---

219. أحمد فهمي، هندسة الجمهور، كيف تغير وسائل الإعلام الأفكار والتصرفات؟ (الرياض: مركز البيان للبحوث والدراسات، 1436 هـ)، ص 153.

220. جورج كلاس، «أيُّ دورٍ للإعلام في زمن الأزمات، وكيف يُسهم بإنجاح حالة الطوارئ الصحية وتطبيقها؟»، النهار (بيروت)، 15 مارس/ آذار 2020.

221. حسـين قـادري ومختـار جلـولي، «معالجـة الصحافـة الجزائريـة الخاصـة للأزمـات الداخليـة، أزمـة غردايـة أنموذجـاً»، مجلـة دفاتـر السياسـة والقانـون، الجزائـر، العـدد 13، يونيـو/ حزيـران 2015، ص 88.

كما تتجاوز مهام الإعلام لحظات اندلاع الأزمات والكوارث إلى ما قبلها وما بعدها، من حيث الانخراط في توعية المواطنين بنهج شروط السلامة في الحياة العادية، وإرساء إعلام بيئي يقوم على نشر معطيات وتوجيهات تدعم المحافظة على البيئة، أو على مستوى المساهمة في تقييم الأخطار الناجمة عن الأزمات، والإشعار بمعاناة بعض المناطق والفئات المتضررة في هذا الصدد.

ويتركز دور الإعلام في اللحظات العصيبة التي تعقب اندلاع الأزمة، في تنوير الرأي العام بالمعلومات والتطورات الحاصلة على الأرض، والعمل على تجاوز حالة الضغط النفسي التي ترافق الوضع الضاغط. كما تستمر مع تطور الأمر بالاشتغال على واجهتين: الأولى، أفقية، متصلة بترسيخ ثقافة التعامل مع الأزمات، وتنوير الرأي العام وتمكين المواطنين من المعلومات الدقيقة من مصادرها الموثوق بها، والثانية، عمودية، تقوم على دعم الجهود المبذولة لإدارة الأزمة أو الكارثة، ومواكبة الاستراتيجية المعتمدة إعلامياً في هذا الخصوص، مع توضيح معاناة بعض الفئات والمناطق، ليمتد الأمر لما بعد نهاية الأزمة عبر فتح نقاشات علمية وفكرية، وعمومية تطرح خلاصات وتوصيات كفيلة بالاستفادة من المحطة الصعبة، وتعزز سبل التعامل بكفاءة مع الأزمات والكوارث في المستقبل.

ويمكن لإعلام القُرب أن يلعب أدواراً مهمة على مستوى إدارة الأزمات، بالنظر إلى تباين آثار الكوارث والأزمات وتداعياتها، بحسب المناطق التي قد تحمل خصوصيات جغرافية وثقافية واجتماعية.

يوماً بعد يوم تبرز أهمية الاستثمار في مجال الإعلام، كعنصر أساسي ضمن عناصر القوة الناعمة التي تملكها الدول، في سبيل تحقيق مجموعة من الأهداف الاستراتيجية وإدارة الأزمات والكوارث. غير أن الأمر لا يخلو من صعوبات؛ فدخول الثورة الإعلامية يتطلب استثماراً في التقنيات الإعلامية الحديثة الباهظة الثمن، أضف إلى ذلك أن الاستعمال المفيد لهذه التقنيات يتطلب تطويرها المستمر مع التطور السريع الذي يتم حالاً في هذا المجال[222].

المطلب الثاني: المسؤولية الاجتماعية لقطاع الأعمال الخاص في زمن الكوارث والأزمات

فرض تطور الحياة الاجتماعية والاقتصادية في عالم اليوم انخراط القطاع الخاص في بلورة إدارة حديثة تواكب هذه المتغيرات، التي أضحت معها المسؤولية الاجتماعية من أولويات عدد من الشركات، بل هي عنصر أساسي ضمن استراتيجياتها.

---

222. معتصم زكي السنوي، «التحديات الجديدة أمام الدول العربية في عصر الاتصالات الحديثة»، مجلة شؤون عربية، الأمانة العامة لجامعة الدول العربية، القاهرة، العدد 131، خريف 2007، ص 115.

برزت هذه المسؤولية في سياق تطور أداء إدارة الشركات وأساليبها لكسب رهانات التنافسية، والتخفيف من ثقل سياسات الخصخصة وتداعياتها، واستجابة للمرافعات التي طرحتها الحركات الاجتماعية بصدد عدد من القضايا أيضاً؛ كحماية البيئة، واحترام حقوق الإنسان، وانسجاماً مع تطور الوعي المجتمعي والثقافة السياسية للمجتمع.

كما ظهرت أيضاً؛ تعبيراً عن الرغبة في تطوير أرباحها ومداخيلها وتعزيز انتشارها، ورد فعل على الانتقادات الموجهة للشركات نتيجة المبالغة في تحقيق الأرباح الخاصة، دون الالتفات إلى مجمل المشكلات التي تعانيها المجتمعات.

وتتباين التعريفات الواردة بشأن المسؤولية الاجتماعية بحسب المدارس والاتجاهات، ومع ذلك فهناك عناصر تتقاسمها هذه التعريفات مجتمعة. وعموماً، فهي تحيل إلى مجمل النشاطات الطوعية (الاختيارية) وغير الطوعية أي المفروضة بموجب القوانين، التي تباشرها الشركات في سياق انفتاحها على محيطها الاجتماعي عبر تقديم خدمات إنسانية تدعم التضامن وترسخ قيم المواطنة والالتزام تجاه تنمية المجتمع، والمساهمة في تحسين ظروف عيش أفراده، وهو مفهوم يطرح علاقة القطاع الخاص بشكل عام بالتنمية الإنسانية المستدامة داخل المجتمعات.

ويعتقد بعضهم أنها ترتبط بالتصرف على نحو يتسم بالمسؤولية والمساءلة، ليس فقط أمام أصحاب حقوق الملكية، بل أمام أصحاب المصلحة الآخرين أيضاً، بما فيهم الموظفون والعملاء والحكومة والشركاء والمجتمعات المحلية والأجيال القادمة[223].

شهدت مهام المسؤولية الاجتماعية انتشاراً واسعاً في أوساط القطاع الخاص، وخصوصاً بعد التحول الذي طرأ على مهام الدولة، بتخليها عن بعض مهامها لفائدة عدد من الفاعلين، في إطار ما يعرف بالمقاربة التشاركية، كسبيل لتخفيف الأعباء، وترسيخ التضامن وتحقيق الجودة.

وتبرز خلال فترة الأزمات فئة تتهافت على تحقيق الربح على حساب المعاناة الإنسانية، وهي التي تندرج ضمن ما يسمى بتجار الأزمات، سواء تعلق الأمر بأفراد أو هيئات خاصة. وفي هذا السياق أيضاً، تحرص العديد من الشركات الكبرى في الدول المتقدمة على احتكار الإنجازات المعرفية والعلمية، بصورة تحرم باقي الشعوب من الاستفادة منها، أو تسعى إلى نقلها مقابل مبالغ مالية خيالية وتعجيزية أحياناً، فيما تبرز مظاهر الاحتكار والزيادة في

---

223. حسين عبد المطلب الأسرج: المسؤولية الاجتماعية للشركات، التحديات والآفاق من أجل التنمية في الدول العربية، يونيو/ حزيران 2011، https://mpra.ub.uni-muenchen.de/32380/1/MPRA_paper_32380.pdf:6ص

الأثمنة الخاصة بعدد من المواد الأساسية والخدمات، وهذه سلوكيات تتناقض مع قيم المواطنة ومع قيم التضامن والتكافل المطلوب توافرها إبان فترات الأزمات.

ويشير بعضهم إلى أن رأسمالية الكوارث هي أيديولوجية عصرنا؛ لأننا سمحنا بأن تكون كذلك. ويضيف أنه بوسعنا تغيير ذلك، وينبغي أن يكون هدفنا هو إيجاد نظام اقتصادي أكثر مساواة وديمقراطية تمثلنا تمثيلاً حقيقياً[224].

لقد أضحت المسؤولية الاجتماعية وما تقتضيه من موازنة بين مصالح الشركات من جهة، ونظيرتها في المجتمع من جهة أخرى، حاضرة وبقوة ضمن أولويات الشركات في عالم اليوم، وهو ما سمح بالتقليل من الانعكاسات السلبية لتحولات العولمة.

إن المسؤولية الاجتماعية في أوقات الأزمات تساعد الشركات على إصلاح السياسات التي اتبعتها وأثرت سلبياً في سمعتها، كما تستطيع أن تؤدي إلى بيئة استثمار أكبر لتُحدِث نمواً وتخلق وظائف جديدة واستثمارات جديدة[225].

وتنطوي المسؤولية الاجتماعية للقطاع الخاص على أهمية كبيرة، فهي تعبير راقٍ عن قيم المواطنة، كما أنها تمثل سلوكاً حضارياً، يوازن بين تحقيق المصلحة الخاصة من جهة، والمصلحة العامة من جهة أخرى.

وبالتالي، فإن أي شركة تسعى للانطلاق وتحقيق الأرباح لابد أن تعمل لأن يكون لها قبول مجتمعي، وذلك من خلال تطبيق قواعد ومفاهيم المسؤولية الاجتماعية للشركات، فالشركات أصبحت مطالبة بالإفصاح عن أدائها في مجال المسؤولية الاجتماعية، بالإضافة إلى ما تقوم به من إفصاح عن قوائمها المالية[226].

وتدعم المسؤولية الاجتماعية خبرة الشركات وكفاءتها في مجال إدارة المخاطر والأزمات المختلفة. ونظراً إلى أهميتها، فقد أوصت الأمم المتحدة عام 1999 الشركات بالمساهمة في تحقيق التنمية وترسيخ قيم المواطنة، كما أن البنك الدولي أكد أكثر من مرة أهمية المسؤولية الاجتماعية وانعكاساتها بالنسبة إلى أداء الشركات وتنافسيتها.

---

224. أنتوني لوينشتاين، رأسمالية الكوارث، كيف تجني الحكومات والشركات العالمية أرباحاً طائلة من ويلات الحروب ومصائب البشرية؟، ترجمة أحمد عبدالحميد، سلسلة عالم المعرفة، العدد 478، (الكويت: المجلس الوطني للثقافة والفنون والآداب، نوفمبر/ تشرين الثاني 2019)، ص 374.

225. نورا محمد عماد الدين أنور، المسؤولية الاجتماعية للشركات في ظل الأزمة الاقتصادية العالمية، دراسة تطبيقية، مركز المديرين المصري، مسابقة الأبحاث السنوية 2010، ص 54. على الرابط: https://tslibrary.org/wp-content/uploads/books/241.pdf

226. نورا محمد عماد الدين أنور، المرجع السابق، ص 19.

تتبنى المسؤولية الاجتماعية للشركات في جزء أساسي منها على توخي الجودة واستحضار حقوق الإنسان في الأداء، وهي تتوزع تجاه عدد من الأطراف: فعلاقتها بالدولة تقتضي ترسيخ الشفافية وتكافؤ الفرص، وأداء الرسوم والضرائب المستحقة، والانضباط للقوانين الجاري بها العمل، والمساهمة في التنمية، وإيلاء الاهتمام للمعضلات والمشاكل الاجتماعية المطروحة.

أما بالنسبة إلى المستخدمين فالأمر يتطلب اعتماد عدد من التدابير والإجراءات الرامية إلى تحسين ظروف العمال، والوقوف على احتياجاتهم الاجتماعية المختلفة، والسعي لتلبيتها. وأما القضايا المجتمعية فتتضمن عادة الصحة والسلامة في أماكن العمل، ومدى ارتياح الموظفين، والأعمال الخيرية التي تقوم بها الشركة، فضلاً عن حقوق العمال وحقوق الإنسان، وتنوع القوى العاملة[227]، بصورة تسهم في تحسين أحوالهم، علاوة على تطوير كفاءاتهم، وتمكينهم من التحفيزات والترقيات المستحقة، مع احترام الهيئات النقابية.

أما فيما يتعلق بالمتعاملين والزبناء، فيقتضي الأمر إتاحة الخدمات والسلع بجودة عالية، واستحضار البعد الصحي والآمن في تقديم هذه الخدمات والسلع، وعدم رفع الأسعار، والامتناع عن كل مظاهر الغش والتدليس.

أما بالنسبة إلى الشركات والمتنافسين، فالأمر يرتبط بتوخي منافسة شريفة، واحترام الملكية الفكرية، وعدم خرق القوانين الجاري بها العمل. وفيما يتعلق بهذه المسؤولية تجاه المجتمع، فتحيل إلى الاهتمام بقضايا البيئة، والمساهمة في دعم السياسات التعليمية والثقافية، وتشجيع البحث العلمي والفنون والرياضات، والعمل على إدماج ذوي الاحتياجات الخاصة في العمل، والاهتمام بشؤونهم، إضافة إلى الاهتمام بمختلف القضايا الاجتماعية، والمساهمة في تطوير البِنَى التحتية، ودعم المجتمع المدني، ثم التدخل البنّاء خلال فترات الأزمات والكوارث.

وتتضاعف أهمية هذه المسؤولية خلال فترات الأزمات والكوارث، حيث تتفرع عن هذه الأخيرة أزمات أخرى، وينتشر الذعر والخوف من المستقبل في أوساط المجتمع، فيما تجد الدولة نفسها أمام ضغط كبير ومسؤوليات جسام، تتطلب منها البحث عن حلول آنية، واتخاذ قرارات صعبة.

---

227. مؤتمر الأمم المتحدة للتجارة والتنمية، كشف البيانات المتعلقة بتأثير الشركات على المجتمع، الاتجاهات والقضايا الراهنة، الأمم المتحدة نيويورك وجنيف 2004، ص 16.

فالقطاع الخاص، بما يملكه من خبرة وإمكانيات وسبل تنظيمية وإدارية متطورة، بإمكانه أن يسهم بشكل فاعل في تخفيف العبء عن الدولة من خلال الانخراط الجاد في ترسيخ قيم التضامن داخل المجتمع، ووضع عدد من الإمكانيات التقنية والمادية والبشرية والخطط رهن إشارة السلطات المختصة للدولة لتجاوز آثار الأزمة أو الكارثة.

كما تزداد أهمية انخراط القطاع الخاص في دعم جهود الدولة على مستوى إدارة الأزمات والكوارث، بالنظر إلى السبق الذي يستأثر به هذا القطاع على مستوى توظيف التقنيات الحديثة، واحتضان عدد من الكفاءات في مختلف المجالات، وبلورة إدارة استراتيجية تعتمد التواصل الناجع.

ورغم أنها قد تكون مدمِّرة أحياناً، فإن الأزمات الإنسانية توفر فرصاً للعمل مع الحكومات وأصحاب مصلحة آخرين لإعادة البناء بشكل أفضل، وتعزيز النظم، وخاصة بناء القدرة على التحمّل في إعادة التأهيل والبناء؛ وذلك لضمان وضع حلول دائمة، وثمة دور رئيسي تقوم به الأعمال التجارية في تقديم المنافع الملموسة للسكان على نطاق واسع، بمن فيهم الأطفال، وذلك من خلال استثمارات لا تخلق فرص عمل وحسب، بل تعيد الخدمات الأساسية كذلك؛ فمثلاً يمكن للاستثمار في التعليم الابتدائي وفرص التعلم أن يساعد في تخطي الصدمات، ويوفر للأطفال حساً من الحالة الطبيعية والأمل في المستقبل، ويوفر لهم أيضاً مهارات لبناء حياة أفضل، وشروطاً صحية جيدة لأنفسهم وأسرهم ومجتمعاتهم المحلية جيلاً بعد جيل [228].

إن انخراط الشركات الخاصة في تحمل قسط من المسؤولية في هذا الصدد لا يعد عملاً خيرياً، بل هو جزء من الالتزامات التضامنية التي تؤكدها الدساتير إبان حدوث الأزمات والكوارث، وهو عمل يعود بالنفع والربح من منظور استراتيجي على هذه المؤسسات؛ لكونه يسهم في تسويق صورة مشرقة عن الشركة في أوساط المجتمع، كما أنه سلوك يدعم إرساء مؤسسات مؤمنة بقيم التضامن والمواطنة داخل المجتمع، علاوة عن كونه يتيح لهذه الشركات ربط علاقات بناءة وجيدة مع مختلف الجهات المدنية والرسمية.

بعد أن تبلور بشكل واضح ومتنام وجود التزام اجتماعي طوعي للشركات للقيام بمسؤوليتها الاجتماعية، بدأت مجموعة من الأفكار تتسلل إلى النقابات والجمعيات والمنتديات، قوامها التأسيس لأطر قانونية تنظم المسؤولية الاجتماعية للشركات، هذه الأطر يمكن تلمسها في موقف

---

228. منظمة الأمم المتحدة للطفولة (اليونيسف)، «الأطفال في الأزمات الإنسانية: ما تستطيع الأعمال التجارية أن تقوم به»، سبتمبر/ أيلول 2016، ص 27.

مجلس الأعمال العالمي والبنك الدولي، وغيرها من المنظمات والهيئات التي تبنّت موضوع المسؤولية الاجتماعية للشركات[229].

إن ترسيخ هذا السلوك الحضاري في أوساط القطاع الخاص يتطلب وجود إدارة تقدّر أهمية هذه المسؤولية، وتستحضر انعكاساتها الإيجابية على تطور الشركة والمجتمع، ويتطلب الأمر ترسيخ أخلاق إدارية راقية أيضاً، ووعياً في أوساط العاملين لهذه الأهمية، كما تتحمل الدولة من جانبها قسطاً من المسؤولية في هذا الشأن، على مستوى توفير الشروط المناسبة التي تساعد هذه الشركات على القيام بمهامها المطروحة في هذا السياق، وانخراطها في تقديم نموذج راق من الإدارة الشفافة، والمنفتحة على مختلف القنوات والفاعلين داخل المجتمع (شركات، ومجتمع مدني، وإعلام، ونخب مختلفة ...إلخ)، علاوة على وضع أولوية المسؤولية الاجتماعية ضمن مقتضيات دفاتر التحمّلات [لائحة تحديد المسؤوليات] في سياسات الخصخصة، مع سن تشريعات مواكبة في هذا الخصوص.

المطلب الثالث: المجتمع المدني وإدارة الأزمات

عادة ما تفرض الأزمات ضغطاً كبيراً على صانعي القرار، بالنظر إلى فجائيتها وتسارعها وانعكاساتها؛ ما يفرض الانفتاح على بعض الشركاء والفاعلين في التعامل مع تداعياتها، في إطار من التنسيق والتضامن والتناغم.

إن إرساء السلام المستدام يحتاج إلى بناء الحكومات والتنمية الاقتصادية وتنمية عضوية للمجتمع المدني. وعندما تسهم المؤسسات الحكومية والقطاع الخاص على السواء في تمويل منظمات المجتمع المدني نكون أمام حالة مثلى[230].

يمكن للمجتمع المدني بحكم احتضانه عدداً من الكفاءات التقنية والعلمية والعملية، وتوفره على تجارب وخبرات مهمة، أن يسهم بشكل كبير في التخفيف من حدة الأزمات والوقاية منها ومن انعكاساتها.

وتتدرج مهام المجتمع المدني فيما يتعلق بالمساهمة في إدارة الأزمات والكوارث ضمن ثلاثة مستويات: الأول، يندرج ضمن المهام التوعوية، والثاني، يرتبط بالتدخلات والمواكبة الميدانيين، والثالث، يتصل بالتقييم والمراقبة.

---

229. نظام جبار طالب وطيبة حبيب ظاهر، «المسؤولية الاجتماعية للشركات الأجنبية تحت مظلة الاتفاقات الإدارية الدولية، دراسة تحليلية»، مجلة المستنصرية للدراسات العربية والدولية، مركز المستنصرية للدراسات العربية والدولية، العراق، العدد 59، المجلد 59، 2017، ص 173.

230. مارتينا فيشر، المجتمع المدني ومعالجة النزاعات: «التجاذبات والإمكانيات والتحديات»، ترجمة يوسف حجازي، مركز بحوث (برغهوف) للإدارة البناءة للنزاعات 2009، ص 25، على الرابط: https://bit.ly/3eFnLtM

كما يحيل المجتمع المدني إلى تلك الهيئات والتنظيمات التي لا تخضع لوصاية الدولة ومؤسساتها، والتي تهتم ضمن نشاطاتها بمجموعة من القضايا الحقوقية والاجتماعية والثقافية والفنية والبيئية.

وعلى المستوى الدولي يتكون المجتمع المدني من أشخاص طبيعيين وهيئات تطوعية ومستقلة من بلدان مختلفة، وهو يخضع للقانون الداخلي للدول، فيما تتوزع أنشطته وفروعه في مختلف بلدان العالم، ويتأسس عمل هذه الهيئات على مجموعة من المبادئ، تتركز في العنصر الدولي، من حيث وجود فروع ممثلة لها ومنتشرة في مناطق مختلفة من العالم، واقتران التأسيس بمبادرة مستقلة غير حكومية، مع الارتكاز على العمل التطوعي، وعدم استهداف الربح المادي.

وقد أصبح نشاط المجتمع المدني إحدى السمات المميزة للعلاقات الدولية في عالم اليوم، فقبل ثلاثة عقود شهد المجتمع المدني العالمي دينامية ملحوظة، انسجاماً مع التطور الذي شهده العالم على مختلف الواجهات، وتزايد الاهتمام بعدد من القضايا الحقوقية والبيئية والاجتماعية والعلمية، وتقديم الدعم والمساعدة خلال فترات النزاعات في إطار من التطوع، وبالمخاطر والتهديدات العابرة للحدود.

كما تنامت أهمية المجتمع المدني وحضوره مع تطور وسائل الاتصال الحديثة وتمدد العولمة، وتزايد الاهتمام الدولي بقضايا الحكم الرشيد وحقوق الإنسان والبيئة، واقتناع دول العالم بأهمية إشراكه في عدد من قضايا السياسات العمومية، وإدارة الأزمات والكوارث، وحفظ السلم والأمن الدولي.

ومع تزايد مصداقيته، التي يعكسها حصول عدد من فعالياته على جوائز دولية[231]، أصبح المجتمع المدني يمثل الضمير الإنساني العالمي، فيما يتعلق بالمرافعة بصدد عدد من القضايا والأولويات الإنسانية، بعيداً عن المصالح، والحسابات الضيقة.

ولا يمكن للمجتمع المدني على أي حال أن يحل محل الدولة، فهو ويعتمد بشكل جذري على الأمن، وإمكانية التقدير المسبق، اللذين توفرهما دولة فعالة وديمقراطية ترأسها حكومة تضمن سيادة القانون، وتطبق سياسات تستجيب لاحتياجات السكان[232].

إن الثقة المتزايدة في عمل هذه الهيئات داخل الأوساط الدولية، جعل منها شريكاً متميزاً للدول، فيما أصبحت مختلف المنظمات الدولية الحكومية تستعين بخبرتها وكفاءتها على مستوى إدارة الكوارث والأزمات، وفي تحقيق التنمية وحفظ السلام، ودعم حقوق الإنسان في العالم.

---

231. نشير في هذا السياق إلى حصول منظمة العفو الدولية على جائزة نوبل للسلام في عام 1977، والأمر نفسه بالنسبة إلى هيئة أطباء بلا حدود التي حصلت عليها في عام 1999.

232. مارتينا فيشر، المجتمع المدني ومعالجة النزاعات: التجاذبات والإمكانيات والتحديات، مرجع السابق.

وفي هذا السياق أصبحت الأمم المتحدة تعتمد الكثير من هذه الهيئات كشركاء في تحقيق أهدافها، حيث تحرص دائماً على التشاور معها، ودعوتها إلى مؤتمراتها ولقاءاتها المختلفة، وفي متابعة مشروعاتها الميدانية ضمن خططها لحفظ السلم والأمن الدولي.

وتعد وحدة المجتمع المدني التابعة لإدارة الأمم المتحدة للتواصل العالمي (إدارة شؤون الإعلام سابقاً) هي الرابط بين منظمة الأمم المتحدة وما يقرب من 1500 منظمة من المنظمات غير الحكومية، وتقدم لها الدعم في نشر موادها الإعلامية المتصلة بالقضايا ذات الأولوية على جدول أعمالها، بما في ذلك التنمية المستدامة، وخلق عالم أكثر أمناً وسلامة، ومساعدة الدول التي تمر بمراحل تحول، وتمكين المرأة والشباب، والتصدي للفقر، وغيرها من القضايا[233].

وقد أصبح المجتمع المدني شريكاً حيوياً في جميع أنشطة مفوضية الأمم المتحدة لحقوق الإنسان في الميدان، على مستوى تنبيهها إلى تدهور حالات حقوق الإنسان والاتجاهات الناشئة، وتقديم المعلومات إليها عن الحالات وتطوراتها وادعاءات التجاوزات على الصعيدين المحلي والوطني، والعمل بالشراكة معها في مجال الحلقات الدراسية والحلقات التدريبية، بشأن حقوق الإنسان وبرامج التدريب ذات الصلة، وفي المشروعات الوطنية والإقليمية بزيادة الوعي بحقوق الإنسان، والعمل معها أيضاً (المفوضية) لتعزيز التصديق على معاهدات حقوق الإنسان وتنفيذها[234].

لقد بنت المنظمات غير الحكومية الدولية والمؤسسات والمجتمعات المحلية شراكات مع المجموعات والأفراد التي تعاني صراعات، وطورت معها برامج دعم بهدف التمكن من معالجة النزاعات وبناء السلام. علاوة على ذلك، تعمل كثير من المنظمات غير الحكومية من أجل التأثير في سياسات الحكومات والمنظمات الدولية ومراقبتها في إدارة الأزمات الدولية بهدف التوعية العامة باحتياجات المجتمعات الممزقة بسبب الحروب[235].

ورغم الجهود التي تباشرها هذه الهيئات على سبيل إرساء السلام، وإدارة كثير من الأزمات، وتقديم المساعدة الإنسانية لعدد من المتضررين في أوقات الكوارث، فإن عملها لا يخلو من صعوبات يطرحها الكثير من التضييقات السياسية والقانونية التي تطال نشاطها دولياً بذريعة حماية السيادة، أو بسقوط بعض هذه الهيئات نفسها في انحرافات تمس مصداقيتها واستقلاليتها وحيادها، إما بتلقي تمويلات مشبوهة ومشروطة، أو بمحاباة بعض الدول، أو بالتورط في صراعات وحسابات سياسية، أو بالترويج لمعطيات مغلوطة أو لأفكار متطرفة.

233. «المجتمع المدني»، الأمم المتحدة، على الرابط: https://bit.ly/2Pr7Arj

234. مفوضية الأمم المتحدة لحقوق الإنسان، العمل مع برنامج الأمم المتحدة لحقوق الإنسان، دليل للمجتمع المدني، نيويورك وجنيف، 2008، ص 7.

235. مارتينا فيشر، المجتمع المدني ومعالجة النزاعات...، مرجع سابق.

وعموماً أصبح الكثير من الدول يستأنس بتجارب المجتمع المدني وقدراته في عدد من المهام، من خلال التواصل مع الجمهور، وتكوين الأطر، وتقديم المساعدات، وبلورة خلاصات وتوصيات لإدارة أفضل للأزمات.

وتمتد مساهمة المجتمع المدني في إدارة الأزمات على مراحل عدة، تبدأ قبل الأزمة وخلالها ثم بعدها، ويتعلق الأمر بمبادرات موازية ومواكبة، تنسجم مع استراتيجية الفاعل المركزي محلياً ووطنياً، من دون تجاوز للأدوار أو إرباك للجهود، بما يكرس الهلع والشائعات، مع ضرورة اعتماد الأخبار والمعلومات التي يتم الاستناد إليها لمباشرة التدخل من الجهات المسؤولة والمصادر الموثوق بها.

ويمكن للمجتمع المدني أن يسهم في إدارة الأزمات على مستويين؛ الأول أفقي، وينبني على التواصل مع المواطنين، على سبيل ترسيخ ثقافة التعامل مع الأزمات، وتشجيع العمل التضامني والتطوعي[236] في هذا الشأن، وتقديم الدعم النفسي والخدمات الطبية الأولية والإسعافات للمعنيين بالأزمة، وإيصال المساعدات الإنسانية والاجتماعية للفئات المتضررة، إضافة إلى تقديم دورات تكوينية في مجال إدارة الأزمات، وتكوين فرق قادرة على التفاعل مع الكوارث والأزمات في إطار من الكفاءة، والمساهمة في حفظ النظام العام، والانضباط للتعليمات الصحية التي تفرضها المحطات الصعبة، ثم الاهتمام ببعض الفئات الأكثر عرضة للخطر؛ كالمسنين والمهاجرين وذوي الاحتياجات الخاصة ...إلخ، والوقوف على الأولويات المتعلقة بالسكان خلال فترة الأزمة[237].

أما الثاني، فعلى المستوى العمودي، ويمكن للمجتمع المدني أن يسهم من خلاله في جمع المعلومات المتعلقة بالأزمة وتداعياتها، ومشاركتها مع السلطات والهيئات المركزية المعنية بإدارتها، ثم تقديم كل المعلومات والمعطيات التي يمكن أن تفيد صانعي القرار في الحد من تطور الأزمة أو الكارثة، وطرح مقترحات تدعم تطوير منظومة إدارة الأزمات والاستفادة من المحطة الصعبة، وتوصيات تدعم تعزيز السياسات العامة والتشريعات في هذا الخصوص، والمساهمة أيضاً في إعادة تأهيل المناطق المتضررة في مختلف المجالات.

وتنطوي أدوار المجتمع المدني على أهمية كبرى في هذا الخصوص، بالنظر إلى احتكاكه المباشر بأفراد المجتمع وقضاياهم وانشغالاتهم؛ ما يسهم في إرساء إدارة القرب التي تستحضر خصوصية الفضاءات والأزمات المطروحة بقدر من النجاعة.

---

236. يمكن القيام في هذا الصدد بعمليات تحثّ الناس على سبيل التبرع بالدم، مثلًا.

237. لمزيد من التفاصيل حول الموضوع، يراجع:

Gestion de la sécurité des organisations de la société civile, guide pratique pour les organisations locales, Initiative des volontaires de l'aide de l'union Européenne - EU aid volunteers, Alianza por la Solidaridad, España 2019.

وبالنظر إلى الواقع الاجتماعي والسياسي المتغير، أصبح من اللازم على منظمات المجتمع المدني إعادة النظر في هدفها المتمثل في تعبئة المواطنين، ووضع استراتيجية جديدة تستجيب لاحتياجاتهم، تقوم على العمل مع الشبكات أو المجموعات الموجودة، وضمان سماع أصوات الفئات المهمشة، وإشراك السكان الأصليين والمؤسسات الدينية والمنظمات المجتمعية في استراتيجية التعبئة، كما يمكن لها أن تتبنى مناهج عدة لمراقبة قرارات الميزانية الحكومية، واستخدام سلطات الطوارئ، والتأثير في المجتمعات المهمشة والحريات المدنية، ومدى فاعلية تنفيذ السياسة العامة[238].

ولا يمكن لفعاليات المجتمع المدني أن تكسب رهان المساهمة الفاعلة في إدارة الأزمات والكوارث إلا بإرساء أداء متطور ومتخصص ومستدام، يستوعب حدود المساهمة في العملية، مع الاشتغال أفقياً وعمودياً، ونهج التشبيك مع مختلف الهيئات المماثلة العاملة في مجال إدارة الأزمات، فيما على السلطات الحكومية من جانبها توفير الإمكانيات المالية والتقنية والتشريعات، والبنى اللازمة لاشتغالها في هذا الخصوص، والاستئناس بمقترحاتها وجهودها، على طريق تجويد الاستراتيجيات الوطنية لمواجهة الأزمات والكوارث.

---

238. آرون ازيلتون ورايتشل ميمز وميشيل آتوود، «دليل عملي لمنظمات المجتمع المدني خلال الأزمات»، المعهد الديمقراطي الوطني (NDI)، ص 16، على الرابط: https://bit.ly/32OXxiT

الفصل السادس

التخطيـط الاسـتراتيجي والتنميـة المسـتدامة فـي مواجهـة الأزمـات

أضحـى العمـل الإداري في عالم اليـوم علمـاً وفنـاً، يتجـاوز المقاربـات التقليديـة المتجـاوزة، مـن حيث آلياتـه ونظمـه وأهدافـه، كمـا أصبـح يسـتلزم الموازنـة بيـن الأولويـات اليوميـة مـن جهـة، والاحتياجـات المسـتقبلية مـن جهـة أخـرى.

إن التحـولات التـي شـهدتها المجتمعـات، وتلـك التـي عرفهـا العالـم على مختلف الواجهـات، أصبحـت تفـرض توخـي إدارة حديثـة تقـوم على المقاربـة التشـاركية، وفتـح هوامـش للمبـادرة والإبـداع، مـع تجنيـد الإمكانيـات البشـرية والتقنيـة والماليـة المتوافـرة، وتقييـم الجهـود المبذولـة، خدمـة للجـودة.

كمـا أن التعقيـدات التـي باتـت تطبـع الأزمـات والكـوارث في عالم اليـوم الموسـوم بتشـابكه، أصبحـت تتطلـب تطويـر النظـم والآليـات المعتمـدة لإدارتهـا. وفي هـذا السـياق يمكـن للتخطيـط الاسـتراتيجي بوصفـه أحـد المرتكـزات التـي تقـوم عليهـا الحوكمـة أن يلعـب دوراً مهمـاً في تطويـر أسـلوب إدارة الأزمـات وتجويـده.

ومـن جانـب آخـر، أثبتـت التجـارب الميدانيـة أن التنميـة الإنسـانية مدخـل حقيقـي لإدارة الأزمـات والكـوارث بشـكل مسـتدام، سـواء على المسـتوى الوقائـي أو العلاجـي.

المبحث الأول: التخطيط الاستراتيجي وإدارة الأزمات

يوفـر التخطيـط الاسـتراتيجي، بوصفـه أسـلوباً حديثـاً ومتطـوراً لـلإدارة، فرصـاً مهمـة أمـام تقنيـة إدارة الأزمـات، بالنظـر إلـى أن هـذه الأخيـرة تعتمـد في جـزء كبيـر منهـا علـى التنبـؤ والتوقـع، والاسـتفادة مـن المحطـات القاسـية، بغيـة تحصيـن المسـتقبل.

المطلب الأول: أهمية التخطيط الاستراتيجي في عالم اليوم

يحيـل التخطيـط الاسـتراتيجي إلـى تلـك الخطـط المنتظمـة، والبرامـج الراميـة إلـى تحقيـق أهـداف معينـة تتصـل بالمسـتقبل، وعلـى قـدر مـن الجـودة. وهـو نمـط إدارة ومنهجيـة عمـل عصريين، ينحـوان إلـى تحقيـق الجـودة في أداء الإدارات العموميـة والشـركات، وإلـى تعزيـز مردوديتهمـا، ضمـن رؤيـة مسـتقبلية واستشـرافية تسـمح بمواجهـة مختلـف التحديـات والمخاطـر، وكسـب رهانـات التنافسـية، وهـو يمثـل أحـد

المرتكـزات التي تقـوم عليهـا الحوكمـة، والعناصـر التـي تميـز التدبيـر (Gestion) الحديث، في أبعاده الإدارية والسياسية والاقتصادية والاجتماعية، التـي تتأسس علـى عقلنة القرارات.

إن مهمـة الاستراتيجية باختصـار هـي الوصـول إلـى القـوة التـي تمكننـا مـن إيجـاد حـل للمشـكلات الصراعيـة والمتأزمـة، والوصـول إلـى تحقيـق مصالحنـا وأهدافنـا الوطنيـة[239].

يقوم التخطيط الاستراتيجي على استحضار المستقبل، إلى جانب المناخين الداخلي والخارجي للمؤسسة، كسبيل لمواكبة التحولات التي يعرفها المجتمع، والاستجابة للاحتياجات المطروحة وتطلعات المتعاملين، ولدخول غمار التنافس إلى جانب مؤسسات وشركات تقدم السلع والخدمات والقرارات نفسها.

إنه أسلوب مستمر ومستدام يتصل بإدارة المستقبل، ويحقق التميز في الأداء ويحفز على الاجتهاد والابتكار، وعلى تطويـر القـدرات مـن خـلال الاستفادة مـن التجـارب والخبـرات، كما يتيـح الاشتغال بأسـلوب عقلاني ومحدد الأهداف.

ويتسـم التخطيـط الاسـتراتيجي بالمرونـة والتكيـف مـع الأوضـاع، والمناخ السـائد داخـل المؤسسـة أو خارجهـا، بمـا يفرض التقييـم وتصويب الأوضـاع باستمرار، وهـو يحيل إلـى عمليات معقدة تتطلب مجهـوداً كبيـراً، وتوافـراً لإرادة التغييـر، وتطويـراً لمهـارات الأطر الإدارية بتخصصاتها كلها.

كما يمثـل عمليـة مدروسـة تنحـو إلـى عقلنة القـرارات، وجعلهـا في مسـتوى التحديـات والإشكالات والحاجـات المسـتقبلية، مـن خـلال استيعاب الواقـع، وطـرح تصورات قابلـة للإنجـاز، وبلـورة خطـة مدروسـة تسـمح بتحقيـق الأهـداف المستقبلية.

إن استحضار المستقبل في هذا السياق، لا يتأتى عبر طرح احتمالات عشوائية تندرج ضمن أسـاليب «التنجيم»، بل يتم الاعتمـاد في ذلك على عـدد مـن المؤشـرات والمعطيـات العلمية الدقيقة، التـي تسمح بطرح مجموعة من السيناريوهات والقرارات الملائمة لكل حالة.

ولضمـان نجـاح التخطيـط الاستراتيجي، ينبغـي تعبئـة المـوارد والإمكانيـات المتاحـة، وطرح تصورات مرنـة قابلـة للتحقـق، مـع ملاءمـة الإمكانـات للأهـداف المتوخـاة، وتجـاوز الارتجال والمنطلقـات غيـر المحسـوبة، واعتمـاد توقعـات واقعية قابلة للتحقق، واستحضار مختلف الإشكالات والتهديـدات والمخاطر المحتملة، ويظل التخطيط الاستراتيجي بحاجة إلى عقل استراتيجي أيضاً، يستحضر المسـتقبل عند اتخـاذ القرارات ورسـم الخطـط.

---

239. أحمد ضيف الله القرني، ص 61.

فالتخطيط الاستراتيجي ينطوي على قدر كبير من الأهمية؛ فهو يدعم تحقيق الأهداف على وجه سليم وجيد، ويوفر سبل العمل المنظم والبعيد عن العشوائية والارتجال، وترشيد الجهد والإمكانيات المالية والبشرية والتقنية المتاحة.

ولا يمكن كسب رهانات التنمية دون استحضار البعد الاستراتيجي، الذي يسمح بالموازنة بين تلبية الحاجات الراهنة للمجتمع، ودون إغفال حاجات الأجيال القادمة، والجدير بالذكر أن التخطيط الاستراتيجي يحيل إلى اليقظة والقدرة على التنبؤ، الذي يتم من خلال اعتماد مناهج علمية وأساليب متطورة تتيح رسم الخطط المنفتحة على المستقبل، وعقلنة القرارات في مختلف المجالات الاقتصادية والإدارية والعسكرية.

وفي هذا السياق ظهرت الإدارة الاستراتيجية، التي تعتمد هذا التخطيط بوصفه أسلوباً يطبع قراراتها وتدابيرها المختلفة، ويشير كثير من الباحثين إلى أن كسب رهان التخطيط بصورة بناءة وناجعة، لا يمكن أن يتأتى إلا عبر بوابة التفكير الاستراتيجي الذي ينبني على ممارسات عقلانية تأملية تستحضر المستقبل عند تقديم أجوبة بصدد قضايا وإشكالات مختلفة، في إطار من الشمولية والتكامل والإقناع.

وتعود الأصول الأولى للتفكير الاستراتيجي إلى تاريخ بعيد، حيث ظهرت مع الفيلسوف والقائد العسكري الصيني «سون تزو» في القرن الخامس قبل الميلاد، من خلال اجتهاداته حول فن الحرب[240]، قبل أن يتطور التنظير في هذا الخصوص مع اجتهادات المفكر الإنجليزي «هنري لويد» والمنظّر العسكري المعروف «كارل فون كلاوزفيتز»، خلال القرن التاسع عشر، بهدف رسم الخطط الكفيلة بحسم المعارك العسكرية، ثم برزت إسهامات الجنرال «أندري بوفر» التي حاول فيها على امتداد القرن الماضي، إخراج المفهوم من طابعه العسكري لينفتح على عدد من المجالات المدنية الأخرى، قبل أن يتطور الأمر في الوقت الراهن، مع ظهور مراكز ومؤسسات متخصصة، واجتهادات فكرية، ومع تطور المناهج العلمية، لتقتحم عدداً من القطاعات الخاصة والعمومية، سعياً لكسب معارك بيئية وتنموية واقتصادية وسياسية واجتماعية وعلمية...، ولمواكبة المتغيرات والتحولات الكبرى التي شهدتها المجتمعات، والعالم بشكل عام.

يسمح التفكير الاستراتيجي بركوب المغامرات المختلفة بقدر كبير من الجاهزية والثقة في النفس، وباتخاذ القرارات بصورة محسوبة، كما أنه أحد العوامل الداعمة للاجتهاد والإبداع والابتكار

---

240. لمزيد من التفاصيل في هذا الخصوص، يراجع:

Bernard Pénisson: Histoire de la pensée stratégique: de Sun Zi au nucléaire, Ellipses, Paris 2013

داخل المؤسسات، فرضه تعقد المشكلات والقضايا والأزمات في عالم اليوم، التي تقتضي إرساء حلول ومقاربات مستدامة وناجعة. يعتبر بعض المتخصصين في هذه العلوم والمجالات أن التفكير الاستراتيجي يملك كلمة السر للخروج من معظم الأزمات[241].

لقد بات الاهتمام بالدراسات المستقبلية من الضرورات التي لا غنى عنها للدول والمجتمعات والمؤسسات، ولم تعد ترفاً تأخذ به تلك الدول أو تهجره، تستوي في ذلك الدول المتقدمة والدول النامية، فالقرن الحادي والعشرون يحمل من عواصف التغيير، ما يحمل البشرية على الاستعداد له، والأخذ بأسباب مواجهته بجهد جماعي علمي يستشرف هذه التغيرات، عبر أدوات الاستشراف المستقبلي، وما تنذر به من تحديات، وما تنبئ عنه من فرص، ويشحذ الاستعداد على مواجهة القوى المضادة والعوامل غير المرغوبة، والتأثير فيها والتعامل مع المتغيرات المتسارعة في المجالات كافة[242].

ووعياً بأهمية التخطيط الإستراتيجي، اعتمدت كثير من المؤسسات الحكومية والشركات الوازنة، هذا الأسلوب ضمن إدارتها خلال العقود الأخيرة، فيما خصص كثير من الجامعات ومراكز الأبحاث عناية خاصة لهذا الأسلوب ضمن تخصصاتها وأبحاثها، بوصفه سبيلاً لتعزيز الجودة في الأداء داخل المؤسسات، وتكوين الأطر البشرية الكفيلة بإرساء هذا الأسلوب الحديث في الإدارة، ميدانياً.

ويتطلب التخطيط الاستراتيجي وجود كفاءات إدارية وتقنية وفنية وعلمية، قادرة على ترجمة الخطط المتبناة إلى واقع عملي، وعلى استحضار وتوقع المخاطر والتهديدات الآنية والمستقبلية كافة التي تواجه المؤسسة، مع استيعاب عناصر قوة المؤسسة وضعفها، ومختلف الفرص المتاحة أمامها، والتحديات المطروحة أيضاً.

كما ينبني التخطيط الاستراتيجي على مجموعة من التدابير والإجراءات المتدرجه والمتناسقة، التي تبدأ بمرحلة الإعداد، حيث يتم وضع الترتيبات الأولية، من تصورات وآليات وإمكانيات وأجندات زمنية، وتكليف الأطر المعنية بالتنفيذ، ثم مرحلة تقييم الوضع القائم، سواء تعلق الأمر بالمناخين الداخلي والخارجي للمؤسسة بفرصهما وتحدياتهما، ومرحلة صياغة الرؤية والرسالة والقيم التي تتبنّاها المؤسسة، ثم مرحلة رسم الأهداف الكبرى، والتوجهات المستقبلية، وتأتي بعدها مرحلة التنفيذ عبر خطة محكمة واضحة المعالم، تقوم على رصد الإمكانيات والكفاءات، مع وضع أجندة

---

241. شهدي رجب، التفكير الاستراتيجي والخروج من الأزمة، قليوب (مصر): مطابع الأهرام التجارية، 2013)، ص 39، متاح أيضاً على الرابط: https://bit.ly/3aFdpsE

242. محمد إبراهيم منصور، «الدراسات المستقبلية، ماهيتها وأهمية توطينها عربياً»، مجلة المستقبل العربي، مركز دراسات الوحدة العربية، بيروت، العدد 416، أكتوبر/ تشرين الأول 2013، ص 40.

زمنيـة محـددة في هذا الخصوص، ثم مواكبـة الخطـة وتقييمها بصورة تسمح بمواءمة الأهداف مـع التدابيـر والإجـراءات والإمكانيـات، وباتخـاذ القرارات الناجعة والمناسبة في هذا السياق.

يتيـح التخطيـط الاستراتيجـي ترشيد النفقـات واستثمارها بصورة ناجعة وفعالـة، فمحدودية توافر الوسائـل تجعـل مـن الاستراتيجية مجـالاً للعمل العقلي، حيـث لا يمكن إلا يحدها إلا قدرة القادة على الابتكار، وإيجـاد منظومـة جديدة مـن الأدوات التـي توفرهـا النظرية[243]، كمـا يسـمح برسم تصورات واضحـة بصدد الأهـداف التـي تسـعى المؤسسـات لتحقيقهـا أيضاً، وبتجنيـد الطاقـات والإمكانـات المتاحـة في سبيل كسـب رهانات التخطيط، وتحقيـق الجودة وإرضاء المتعاملين، عـلاوة على إرسـاء نظـام إداري متطور يقـوم على التشاركية والتنسيق والمرونة والشفافية والإبداع.

المطلب الثاني: إدارة الأزمات وفرص التخطيط الاستراتيجي

تعقـدت الأزمـات والكـوارث الداخليـة كالدوليـة في عالـم اليـوم، سـواء مـن حيـث أسبابها وحدودها ومخاطرهـا، وكذا العوامـل التـي تغذيهـا، وهـو مـا يبـرز أهميـة السبل اللازمـة للتعامل معهـا وضرورة تطويرهـا بقـدر مـن الكفـاءة والفاعليـة، عبـر اعتمـاد آليـات متطـورة في إدارتها.

ويظل حدوث الأزمات والكوارث بأنواعها كلهـا، داخـل الـدول والمؤسسـات والشركات ومختلف البنى الاجتماعية أمراً طبيعياً، غير أن كسـب رهان إدارتهما بشكل فعال لا يمكن أن يتأتى بالسبل التقليدية، بـل يتطلب الأمـر إرسـاء آليات جديدة تتوافق وتتناسب مـع خطورة الإشكالات التي تطرحها، ومن ثم يعـد وضع خطط اسـتراتيجية متوسـطة أو بعيدة المدى لإدارة الأزمـات، أمـراً حيويـاً، للتفاعل العقلاني مـع هـذه المحطات الصعبة، في أفق التقليل من مخاطرهـا.

ومـن أهـم العوامـل التـي تزيد مـن كفـاءة إدارة الأزمـة هـو العمل على جعل التخطيط للأزمات جزءاً مهمـاً مـن التخطيـط الاستراتيجـي، وعنصـراً رئيسـياً مـن الخطـة العامـة للمنظمة. فهـذا الأخير (التخطيـط الاستراتيجـي) لـه دور كبير في زيادة فاعلية إدارة الأزمات؛ لكونه يضمن الاستعداد لمواجهة الأزمـات التـي قـد تحـدث والعمـل على توفير قاعدة معلومـات، وتحليل الأزمـات السـابقة للاستفادة منهـا كتجـارب سـابقة، وتدريب فريق الأزمـات ووضـع السـيناريوهات لمواجهـة الأزمـات[244].

---

243. جوزيف هينروتيـن وآخـرون، حـرب واسـتراتيجية، نهـوج ومفاهيـم (الجزء الثاني)، ترجمة أيمـن منـير، سلسـلة عالم المعرفة، العـدد 473، (الكويـت: المجلـس الوطنـي للثقافة والثقافة والفنون والآداب، يونيو/ حزيـران 2019) ص 108.

244. نسريـن عبدالله بـدوي الجبـوري، وعبدالوهاب عبدالفتـاح عبدالوهـاب الألـوسي، «دور التخطيط الاستراتيجي في إدارة الأزمات»، مجلـة الفنـون والأدب وعلـوم الإنسانيات والاجتماع (JALHSS)، كليـة الإمارات للعلـوم التربويـة في الإمارات العربية المتحدة، دبي، العـدد 24، مايـو/ أيـار 2018، ص 152.

ولا يمكن الحديث عن أزمات في أي مجال من المجالات، من دون أن يكون هناك عنصر المفاجأة حاضراً، فمن دون هذا العنصر، نكون غالباً أمام مشكلة عادية، يمكن أن تقع دون أن تهدد السير الطبيعي للبنى والأنساق المختلفة.

ومن هذا المنطلق، يقوم أسلوب إدارة الأزمات في جزء كبير منه على التوقع والتنبؤ، والسعي إلى التحكم في الوضع، قبل تطور الأمور وخروجها عن نطاق السيطرة.

إن التنبؤ في هذا السياق، لا يعني – كما ذكرنا سابقاً – التوقع الدقيق لما سيكون عليه الأمر، بل يتعلق الأمر بتحليل المعطيات والمعلومات المتوافرة كأساس لوضع مؤشرات تساعد في هذا الخصوص.

ويسمح التخطيط الاستراتيجي بطرح مجموعة من الاحتمالات واستحضارها، بما فيها السيئة، عند بلورة المشروعات والقرارات؛ الأمر الذي يجعل الأزمات والكوارث في صلب اهتمام هذا الأسلوب المتطور، ويسمح بإدارتها على وجه سليم أيضاً.

لقد أسهمت التجارب الدولية الرائدة، والاجتهادات الفكرية والعلمية الرصينة التي طرحها المختصون والخبراء والمراكز العلمية المتخصصة، في إرساء علم إدارة الأزمات الذي ينصب على إدارتها بسبل علمية مدروسة، تتجاوز الارتجال والعشوائية، بل وإرساء سبل متطورة تسمح بالوقاية من حدوثها، أو التخفيف من آثارها، ما يجعل إدارة الأزمات تقوم في جزء مهم منها على التنبؤ، فوظيفتها لا تقتصر على التعامل مع الأزمات التي تحدث فعلاً فقط، بل إن جزءاً كبيراً من مهامها يرتبط بالجانب الوقائي؛ ما يفرض بلورة قرارات/ خيارات جاهزة، بصدد أزمات وكوارث محتملة الوقوع في المستقبل.

إن توظيف التخطيط على مستوى إدارة الأزمات والكوارث، يفرض وضع الأهداف بدقة، ورصد عدد من المخاطر والسيناريوهات المحتملة، واستيعاب الإمكانات المتاحة والإشكالات والحواجز المطروحة أيضاً.

وثمة علاقة وطيدة بين التخطيط الاستراتيجي وإدارة الأزمات، ذلك أن هذه الأخيرة تقوم في جزء كبير منها على التنبؤ والترقب، فعلاوة على مواجهة الأزمات الواقعة بسبل علاجية تنحو إلى الحد من الخسائر ومنع خروج الأمور عن السيطرة، تنطوي العملية على سبل وقائية أيضاً تقوم على منع حدوث الأزمات والكوارث أو توقع حدوثها بناء على مجموعة من المؤشرات.

كما يسمح أسلوب إدارة الأزمات باستحضار السيناريوهات والاحتمالات السيئة المحتمل وقوعها، من خلال استثمار جدي للمعلومات والمعطيات الدقيقة المتوافرة، بصورة تساعد على وضع قرارات وبدائل تتيح التعامل بنوع من الكفاءة والنجاعة مع الأزمات وتقلبات الأوضاع.

يمكن استخدام مفهوم الاستراتيجية في إدارة الأزمات، وبخاصة أزمات القرن الحادي والعشرين نحو بناء توجه لكل المؤسسات والإدارات ذات العلاقة، لتحديد عوامل وجودها وكذلك أنواعها؛ لأن الهدف من مواجهتها يتمثل في الحد من التدهور والخسائر، والاستفادة من المواقف المستجدة في الإصلاح والتطوير ودراسة أسبابها وعواملها حتى يمكن اتخاذ الإجراءات الملائمة لمنع تكرارها[245].

أصبحت صناعة القرارات في عالم اليوم بتحدياته المختلفة، تتطلب استحضار الجانب الاستشرافي، لمواجهة كل الاحتمالات والتطورات الطارئة بكل استعداد وثقة في النفس، عبر توفير البدائل والخيارات اللازمة في هذا الخصوص.

ورغم ذلك، لا يحتاج القادة خلال الأزمات إلى تنفيذ خطة استجابة مُعدَّة مسبقاً، وإنما يحتاجون إلى انتهاج سلوكيات وتبنّي عقليات تمنعهم من المبالغة في رد الفعل تجاه تطورات الأمس وتساعدهم على التطلع إلى المستقبل[246].

ولا يمكن إرساء الحوكمة كأسلوب حديث ومتطور للإدارة يضمن تحقيق الجودة في الأداء، دون تبنّي البعد الاستراتيجي، واستحضار آلية إدارة الأزمات، فالتفكير الاستراتيجي يساعد على فك شفرة العلاقات الاجتماعية والسياسية، ويمكنه أن يكون جزءاً من مشروع نقدي أيضاً، يحلل الوضع الراهن ويغير موازين القوى[247].

لقد أصبح وضع خطط استراتيجية لإدارة الأزمات أمراً ضرورياً ملحاً في الوقت الحالي، في ظل المخاطر المتشابكة والعابرة للحدود؛ ما حدا بالكثير من الدول المتقدمة إلى إيلاء اهتمام كبير لهذا المجال، وهو ما يعكسه إحداث مراكز ومؤسسات تعنى بالموضوع[248]، كسبيل للمساهمة في تحقيق التنمية، وتجاوز حالات الهدر والخسائر الكبيرة التي عادة ما تنجم عن الكوارث والأزمات.

إن مواكبة الواقع الاجتماعي والاقتصادي والأمني المتغير، بمخاطره المختلفة، وبلورة قرارات في مستوى التحولات المتسارعة التي يفرزها، تقتضي استحضار البعد الاستشرافي. فالانشغال بالعمل

---

245. فيصل بن معيض القحطاني، ص 334.

246. جيما دوريا وآرون دي سميت، مرجع سابق.

247. جوزيف هينروتين وآخرون، ص 22.

248. نشير في هذا السياق إلى مجموعة الأزمات الدولية (International Crisis Group)، وهي هيئة دولية غير حكومية لا تستهدف الربح، أحدثت عام 1995 يقع مقرها في العاصمة البلجيكية بروكسل، ولها مكاتب استشارية في كل من الولايات المتحدة الأمريكية (واشنطن ونيويورك) وبريطانيا، وهي تهدف إلى تقديم توصيات ومقترحات واستشارات للدول ولعدد من المنظمات الدولية الحكومية، بصدد عدد من الأزمات والنزاعات التي تنتشر في مناطق عدة من العالم، كما تصدر تقارير منتظمة في هذا الخصوص؛ لمزيد من التفاصيل، يمكن زيارة الموقع الإلكتروني للمجموعة على الرابط: www.crisisgroup.org/

الإداري الآني الذي ينصب على منع خروج الأزمة عن نطاق التحكم، وكذلك الأمر بالنسبة إلى الأزمات الفرعية ينبغي ألا ينسى صانع القرار أو مدير الأزمة التفكير في بلورة سبل استراتيجية تتفاعل بشكل إيجابي مع التداعيات المستقبلية للأزمة، أو بلورة خلاصات ودروس يتم بلورتها ضمن خطط بعيدة المدى للحيلولة دون حدوث الأزمات، عبر تطوير نظم الإنذار المبكر، ضمن المقاربات الوقائية، أو التقليل من مخاطرها عندما تحدث، في سياق السبل العلاجية.

المبحث الثاني: دور التنمية المستدامة في الوقاية من الكوارث والأزمات

تمثل التنمية المستدامة الأرضية الصلبة التي تتكسر تحت قوتها الأزمات والكوارث، وكذلك ارتداداتها المختلفة، لذلك سار كثير من الدول على درب الاستثمار في تحقيق هذا الرهان؛ ما جعلها تتغلب على كثير من التحديات والصعوبات، وتحقق الأمن والرفاهية لشعوبها.

المطلب الأول: مفهوم التنمية المستدامة ومرتكزاتها

يحيل مفهوم التنمية إلى مجمل التحولات والتطورات التي يشهدها المجتمع في عدد من المجالات الاجتماعية والسياسية والاقتصادية والمعرفية والتقنية، والتي تضمن توفير الشروط اللازمة لحياة أفضل، وتحقق التطور والرفاهية للأفراد، عبر تجنيد الإمكانات المتاحة وتوظيفها بصورة جيدة، تلبي مجمل حاجات المجتمع المتعلقة بالحاضر والمستقبل.

ولا تتحقق التنمية بالتركيز على المحدد الاقتصادي بمفرده، بل يفرض الأمر استحضار الجوانب السياسية والاجتماعية والثقافية والبيئية لهذه التنمية لتعزيز استدامتها. وتقوم مرتكزاتها في جزء كبر منها على المكون البشري بكفاءته، وقدراته الكفيلة بتحويل الأفكار والاستراتيجيات إلى منجزات ميدانية، وعلى الاستثمار الجيد والبناء للتكنولوجيا الحديثة، بما تختزنه من إمكانيات كفيلة بتحقيق الاستدامة ومواجهة مختلف التحديات.

تهدف التنمية المستدامة إلى عقلنة استخدام الموارد المتاحة وترشيدها دون استنزافها، وتوظيفها بشكل جدي لخدمة المجتمع، مع استحضار البعد البيئي في هذا الخصوص، إضافة إلى إرساء نظم متطورة لإدارة الأزمات والكوارث، تلافياً لأي هدر للوقت أو الإمكانات.

ويقاس مستوى التنمية داخل الدول بناء على مجموعة من المؤشرات الاجتماعية والاقتصادية والسياسية والبيئية. وتظل مخططات التنمية المستدامة بحاجة إلى استحضار إمكانية حدوث الأزمات والكوارث ضمن التشريعات والسياسات العمومية التي ينبغي دائماً أن تأخذ في الاعتبار

المستقبل بكل ما يحيط به من فرص وتحديات ومخاطر، كسبيل لبلورة قرارات وخطط استشرافية مبنية على أسس سليمة؛ ما يفرض إرساءها بقدر من التشاركية التي تدعم العمل الجماعي، وتسمح بالانفتاح على عدد من الخبراء والكفاءات المختصصة.

إن تحقق التنمية داخل المجتمعات لا يتم بمحض الصدفة، بقدر ما يتأتى كنتاج لتدابير وخطوات استراتيجية واعية، يستأثر فيها المكون البشري بمكانة مركزية وأساسية، سواء كان فاعلاً أو مستهدفاً بها، وهو ما يتطلب الحرص على تعزيز الكفاءات وتطوير خبراتها، والتسلح بمقومات العلم والمعرفة في هذا الصدد.

ويتوقف تحقيق التنمية على توافر مجموعة من الشروط من قبيل وجود إدارة قوية ومتناسقة، بكفاءات بشرية على قدر عال من التكوين، وبمهام ومسؤوليات واضحة، وإمكانيات مالية كافية، مع الاشتغال في إطار منهج علمي، وخطط استراتيجية، ثم القدرة على التفاعل بشكل سريع مع تطورات الأوضاع والإشكالات الميدانية، والحرص على الاستفادة من هذه الأخيرة، بإرساء خلاصات تعزز منظومة إدارة الأزمات في المستقبل.

ونشير إلى أنه حدثت تغيرات جذرية في التنمية وفي نظرياتها، من النظر إلى الإنسان كأداة إنتاج، إلى النظر إليه ككائن إنساني واجتماعي أولاً، ينتج ويعمل من أجل تحقيق التنمية، مهما كانت الاستراتيجيات الإنمائية، والخطط والبرامج المصاحبة لها[249].

ولا يمكن للتنمية أن تنشأ إلا داخل فضاء قوامه احترام القانون، ذلك أن تحقق هذا الأخير إضافة إلى وجود قضاء مستقل، هي عوامل تمثل مدخلاً أساسياً لإرساء وبناء منظومة اقتصادية قوية مبنية على المنافسة الشريفة والشفافية وتكافؤ الفرص، ولتوفير الشروط اللازمة لانتعاش الاستثمارات الوطنية والدولية في عدد من القطاعات.

ويظل العنصر البشري أهم العناصر التي تقوم عليها التنمية، فهو القادر على تحويل مختلف المقومات الأخرى إلى مرتكزات لكسب عدد من الرهانات؛ فمن دونه تظل مجمل المكونات الأخرى دون أهمية تذكر، سواء تعلق الأمر منها بالمقومات المالية أو التقنية أو القانونية، فالإنسان هو القادر بذكائه وقدراته على توظيف باقي المقومات على طريق خلق الثروة.

إن التنمية الحقيقية هي تلك التي تستحضر الإنسان في صلب اهتمامها، فهي تنمية بالإنسان وللإنسان، منفتحة على حاجات المواطن، ومبنية على إشراكه في اقتراح ومواكبة المشروعات، وتحترم

---

249. علي الحوات، التنمية البشرية في عالم متغير، دراسات في المجتمع الليبي، (طرابلس: الجامعة المغاربية، الطبعة الثانية 2012)، ص 20.

المعايير المرتبطة بحقوق الإنسان (الكونية والإنسانية وعدم التمييز والشمولية وعدم القابلية للتجزئة) بعيداً عن المقاربات الإحسانية.

ولا يمكن فصل التنمية عن حقوق الإنسان، على اعتبار أن ثمة علاقة وطيدة بينهما، فاحترام الحقوق يوفر الأجواء المناسبة والكفيلة بإرساء تنمية تلبي حاجات اليوم دون التفريط في حقوق الأجيال القادمة، فحق التنمية رسخته كثير من الاتفاقيات والمعاهدات الدولية والقرارات الأممية والتشريعات الداخلية، كما أن سن السياسات العمومية يتطلب استحضار مقومات الحوكمة بعناصرها كلها، وبخاصة على مستوى اعتماد الشفافية في الأداء، وربط المسؤولية بالمحاسبة وتوخي النجاعة، واستحضار المواطن في صلب هذه السياسات.

ويعتبر الحق في التنمية من ضمن الحقوق التي أرساها الجيل الجديد لحقوق الإنسان، إلى جانب الحق في السلام والحق في الحصول على المعلومات والحق في بيئة سليمة... وقد سارعت الكثير من الدول إلى تضمين هذا الحق ضمن مقتضيات دساتيرها ومختلف تشريعاتها الداخلية، كما سبق للجمعية العامة التابعة للأمم المتحدة أن أصدرت بتاريخ 04 ديسمبر/ كانون الأول من عام 1986 قرارها 41/128 المتعلق بإعلان الحق في التنمية، أكدت من خلاله أن الإنسان هو الموضوع الرئيسي للتنمية، وعلى أن جميع البشر يتحملون مسؤولية في هذا الشأن، بصورة فردية وجماعية، واعتبرت فيه، أن كسب هذا الرهان لا يعني الدول فقط، وإنما يتطلب التعاون والتنسيق بين دول العالم.

ورغم الجهود المبذولة والمكتسبات التي تحققت على مستوى تعزيز التنمية المستدامة في عدد من الدول، فمازال أمام المجتمع الدولي كثير من العقبات والمشكلات التي تتطلب بذل المزيد من الجهود، فهناك كثير من الأشخاص على امتداد مناطق مختلفة من العالم يعيشون على إيقاع الهشاشة، والافتقار إلى أبسط مقومات الحياة والكرامة الإنسانية من غذاء[250]، وفرص عمل، أو دخل ثابت، أو مرافق اجتماعية، وصحية، وتربوية أساسية...إلخ، إضافة إلى تصاعد حدة الهجرة القسرية تحت ضغط الكوارث والأزمات، فضلاً عن التباين الحاصل بين دول الشمال التي تملك المقومات كلها الاقتصادية، والتقنيات الحديثة، والعلوم المتطورة...، ودول الجنوب التي يعاني كثير منها جراء ويلات التخلف وانتشار النزاعات، والكوارث، والأزمات، وندرة المياه، وتلوث البيئة.

أصبح تحقيق التنمية مطلباً ملحاً في عالم اليوم، مع تزايد المخاطر العابرة للحدود، التي تشكل تهديداً للسلم والأمن الدولي، سواء تعلق الأمر بالإرهاب أو التهريب ومختلف الجرائم المنظمة...،

---

250. أشارت بعض الإحصائيات قبل سنوات إلى أن شخصاً واحداً من بين كل عشرة أشخاص، يعاني نقصاً في التغذية، ولا يجد ما يكفي من طعام لتغطية احتياجاته منها. وأكثر ما ينتشر، نقص التغذية في مناطق أفريقيا جنوب الصحراء وجنوب آسيا وشرقها والمحيط الهادي. انظر في ذلك، البنك الدولي للإنشاء والتعمير (البنك الدولي): أطلس أهداف التنمية المستدامة 2018، مرجع سابق، ص 9.

فالاستثمار في البنى الأساسية المتعلقة بالوقاية والجاهزية لمواجهة الكوارث والأزمات، يظل خياراً أكثر نجاعة وترشيداً من التدابير العلاجية التي غالباً ما تكون متعبة ومكلفة في الآن نفسه.

وفي هذا الشأن وضعت الأمم المتحدة في عام 2015 خطة شاملة ومتكاملة للتنمية المستدامة، تمتد لعام 2030 [251]، وتتضمن مجموعة من المقترحات والمداخل الكفيلة بتجاوز معضلات الفقر والهشاشة، وعدم المساواة، وتلوث البيئة، حيث وزعت أهدافها على 17 هدفاً و169 غاية فرعية أخرى، تفتقد الطابع الإلزامي، حيث يبقى تنفيذها رهن توافر إرادة الدول.

المطلب الثاني: التنمية المستدامة وتذليل الأزمات

لا تخفى الكلفة التي تخلفها الأزمات والكوارث بالنسبة إلى الأفراد والمؤسسات والدول، بصورة تنعكس بالسلب على واقع التنمية بروافدها الاقتصادية والاجتماعية والسياسية كلها.

إذ تبرز علاقة الأزمة بالتنمية من خلال أربعة جوانب: الأول منها، تحدده الانعكاسات السلبية التي تطرحها المعضلات الاجتماعية والاقتصادية على مستوى تغذية الأزمات، وتوفير الظروف المناسبة لتمددها وانتعاشها.

---

251. تتركز أهداف خطة التنمية المستدامة 2030، على ما يلي:

– القضاء على الفقر بجميع أشكاله في كل مكان.
– القضاء على الجوع وتوفير الأمن الغذائي والتغذية المحسنة وتعزيز الزراعة المستدامة.
– ضمان تمتُّع الجميع بأنماط عيش صحية وبالرفاهية في مختلف الأعمار.
– ضمان التعليم الجيد المنصف والشامل للجميع، وتعزيز فرص التعلم مدى الحياة للجميع.
– تحقيق المساواة بين الجنسين، وتمكين النساء والفتيات كلهن.
– ضمان توافر المياه وخدمات الصرف الصحي للجميع، وإدارة مستدامة.
– ضمان حصول الجميع بتكلفة ميسورة على خدمات الطاقة الحديثة الموثوق بها والمستدامة.
– تعزيز النمو الاقتصادي المطرد والشامل للجميع والمستدام، والعمالة الكاملة والمنتجة، وتوفير العمل اللائق للجميع.
– إقامة بنى تحتية قادرة على الصمود، وتحفيز التصنيع الشامل للجميع، وتشجيع الابتكار.
– الحد من انعدام المساواة داخل البلدان وفيما بينها.
– جعل المدن والمستوطنات البشرية شاملة للجميع وآمنة وقادرة على الصمود ومستدامة.
– ضمان وجود أنماط استهلاك وإنتاج مستدامة.
– اتخاذ إجراءات عاجلة للتصدي لتغير المناخ وآثاره.
– حفظ المحيطات والبحار والموارد البحرية واستخدامها على نحو مستدام لتحقيق التنمية المستدامة.
– حماية النظم الإيكولوجية البرية وترميمها، وتعزيز استخدامها على نحو مستدام، وإدارة الغابات على نحو مستدام. ومكافحة التصحر، ووقف تدهور الأراضي وعكس مساره، ووقف فقدان التنوع البيولوجي.
– التشجيع على إقامة مجتمعات مسالمة لا يهمَّش فيها أحد من أجل تحقيق التنمية المستدامة، وإتاحة إمكانية وصول الجميع إلى العدالة، وبناء مؤسسات فعالة وخاضعة للمساءلة وشاملة للجميع على كل المستويات.
– تعزيز وسائل التنفيذ وتنشيط الشراكة العالمية من أجل تحقيق التنمية المستدامة، مع التسليم بأن اتفاقية الأمم المتحدة الإطارية بشأن تغير المناخ هي المنتدى.
– انظر في هذا الشأن: الأمم المتحدة، الجمعية العامة، الدورة السبعون، قرار اتخذته الجمعية العامة بشأن خطة التنمية المستدامة لعام 2030، بتاريخ 25 سبتمبر/ أيلول 2015، وثيقة رقم A/ RES/70 /1، ص ص 18 و19.

أما الثاني، فيتصل بالتأثيرات السياسية والأمنية والاقتصادية الواضحة التي تخلفها الأزمات الراهنة العابرة للحدود، في أبعادها ومظاهرها المختلفة، على المحيطين الإقليمي والدولي في ظل تشابك العلاقات الدولية.

فيما يتجلى المظهر الثالث لهذه العلاقة، في الفرص التي تقدمها التنمية المستدامة كأرضية صلبة لمواجهة الأزمات والكوارث والحد منها، ومن آثارها السلبية.

بينما يرتبط الرابع، بالانعكاسات الإيجابية التي يفرزها الاستثمار في البنى المتعلقة بتعزيز منظومة إدارة الأزمات والكوارث (طرق، وشبكة اتصالات متطورة، ومراكز لرصد الأزمات والكوارث ومواكبتها وإدارتها، ونظم الإنذار المبكر والاستشعار عن بعد) في تشجيع الاستثمارات الداخلية والأجنبية، بما يسهم في تعزيز أسس ومرتكزات التنمية المستدامة.

تتسم الأزمات والكوارث بالتسارع في تطورها، ما يجعلها قادرة على إلحاق كثير من الأضرار بالأشخاص والبنى والطبيعة في لحظات، وبخاصة في الدول التي لا تمتلك منظومة متطورة للحد من المخاطر.

غالباً ما تتفاقم الأوضاع عند حدوث الأزمات والكوارث في المناطق الهشة التي تعرف ندرة في الموارد البشرية والطبيعية، والبنى التحتية، والخدمات الصحية ومختلف المرافق الاجتماعية، وهو ما يجعل معاناة الفئات الفقيرة مضاعفة في هذه الأوقات العصيبة.

إن عدد الكوارث آخذ في الازدياد؛ ما يلحق الدمار بالمجموعات السكانية، ويدمر الأصول الاقتصادية والاجتماعية. وتشير البيانات التي سجلها المركز المتعاون مع منظمة الصحة العالمية لبحوث انتشار الأوبئة بسبب آثار الكوارث، في بروكسل، أنه خلال الفترة المشمولة بهذا التقرير (يونيو/ حزيران 2005 إلى مايو/ أيار 2006) وقعت 404 كوارث، أثرت تأثيراً واسع النطاق في البلدان التي حلت بها، بمعدل بلغ كارثة واحدة في اليوم (...) وبلغ مجموع البلدان المتضررة 115 بلداً، وقتل من جرائها 93000 شخص، فيما كانت التكاليف الاقتصادية المترتبة على وقوعها أكثر بمقدار 6.2 مرة من متوسط التكاليف المسجلة على مدى عشر سنوات، حيث بلغت 173 مليار دولار، كما زاد عدد الفيضانات بنسبة تقارب 50 في المئة وتسببت في إلحاق خسائر بالاقتصاد، بلغت نسبتها 97 في المئة[252].

---

252. الأمم المتحدة، الجمعية العامة: التنمية المستدامة، الاستراتيجية الدولية للحد من الكوارث، تقرير الأمين العام، الدورة الحادية والستون، وثيقة رقم A/61/229 بتاريخ 08 أغسطس 2006، ص 4.

فالتغيرات المناخية تقف اليوم حجر عثرة في طريق خطط التنمية واستدامتها على الصعيد الدولي، كما أن الأثر الذي خلفته جعلته تأخذ بعداً كونياً، حيث أصبح تغير المناخ اليوم مدمراً للمجتمعات في كل مكان[253].

وتتسبب الكوارث في خسائر سنوية تقدر بنحو 314 مليون دولار في البيئة القائمة فقط، مما ينتكس بمكاسب التنمية في البلدان المتضررة، ويعرقل آفاق تحقيق التنمية المستدامة، كما أنه من المتوقع لتغير المناخ أن يفاقم من وضع هذه الخسائر خلال العقود المقبلة[254].

ويشكل التغير المناخي عاملاً جديداً سيعمل بوصفه مصدر ضغط إضافي لزيادة نقاط الضعف الموجودة لدى الكثيرين. ونتيجة للاحتباس الحراري فمن المتوقع أن تتكرر المخاطر المرتبطة بالمناخ مثل: الفيضانات والجفاف وموجات الحر والعواصف، بشكل أكبر ما سيضر بأحوال المعيشة، ويزيد الفقر ويلحق الضرر بالأمن الغذائي[255].

وهناك ترابط بين الكوارث وانعدام الأمن الغذائي، فالفيضانات والأعاصير وموجات «التسونامي» وغيرها من الأخطار، تدمر الزراعة والبنى التحتية الخاصة بالثروة الحيوانية وصيد الأسماك والطاقات والقدرة على الإنتاج. كما أنها تعيق الوصول إلى الأسواق والتجارة والحصول على الإمداد الغذائي، وتحد من المداخيل وتستنزف المدخرات، وتسبب تآكل سبل العيش. وكذلك فالأزمات الاقتصادية تحد من الدخل الحقيقي، وتجبر الفقراء على بيع أصولهم، وتقلل من الاستهلاك الغذائي وتحد من التنوع الغذائي[256].

ولاشك أن هناك وعياً عالمياً متزايداً لحجم المخاطر والأزمات الطبيعية أو تلك التي من صنع البشر، والتي تهدد الإنسانية جمعاء، غير أن هذا الوعي لا يقابله استعداد جدي وكاف؛ ما يقتضي بذل المزيد من الجهود في هذا الخصوص.

كما تتباين تداعيات الكوارث والأزمات بحسب طبيعة الفضاءات التي تحدث فيها، من حيث مستوى التنمية القائم، فالبنى التحتية من طرق ومستشفيات، وشبكات متطورة للاتصال، علاوة على وجود

---

253. حنان مراد، أثر التغيرات المناخية على التنمية بالضفة الجنوبية للبحر المتوسط، ضمن، الإنسان والبيئة، رهانات الصراع المستدام من أجل البقاء، مؤلف جماعي، (المغرب، المرصد المغربي للأجيال المقبلة، 2019)، ص 46.

254. مكتب الأمم المتحدة للحد من مخاطر الكوارث، تمكين المدن من القدرة على الصمود، دليل قيادات الحكومات المحلية، مساهمة في الحملة العالمية 2010 - 2020، «مدينتي تستعد!» مكتب الأمم المتحدة، جنيف 2017، ص 19.

255. الاتحاد الدولي لجمعيات الصليب الأحمر والهلال الأحمر، دليل لتعميم الحد من مخاطر الكوارث والتكيف مع التغير المناخي، مرجع سابق، ص 10.

256. المرجع نفسه، ص 57.

نظـام إداري متطـور، وأطـر مدربـة، وتبنّـي اسـتراتيجيات للتعامـل مـع مثل هـذه الأوضـاع – كلهـا عوامـل توفـر قدراً مـن الجاهزيـة للحـد مـن التداعيـات المحتملة لهذه الأزمـات والكوارث.

بينمـا تمثل هشاشـة الأوضـاع في هذا الخصوص فضاءً ملائمـاً لتمدد الأزمـات والكوارث، وتصاعـد آثارهـا السـلبية علـى واجهـات عدة اقتصادية واجتماعية وبيئيـة.

ويؤكد أحـد التقاريـر أن البلدان تدير مخاطـر الكوارث بفاعلية أكبر عندمـا تدمج الاعتبارات المتعلقـة بمخاطـر الكوارث في الخطط الإنمائيـة والقطاعيـة الوطنيـة، وعندمـا يتـم الأخـذ باستراتيجيات للتكيف مـع تغيـر المنـاخ، وتترجم هـذه الخطط والاسـتراتيجيات إلـى إجـراءات توجه نحو المناطق والجماعات الضعيفة[257].

لقـد تطـورت معـارك اليـوم بالنسبة إلـى الـدول لتنصب علـى مواجهـة الفقـر والجهـل والتطـرف، مـن خـلال الاسـتثمار في عدد مـن المجـالات العلميـة والتعليميـة والتقنيـة والثقافيـة والبنـى الأساسـية، التـي تسـتهدف تنميـة الإنسـان ومحيطـه.

إذ لا يمكن كسـب معـارك الإنسـان في عالـم اليـوم بالأسـلحة العسـكرية التـي تحظـى بميزانيات ضخمـة واسـتثمارات مهمـة، بـل يقتضـي الأمـر توظيـف أسـلحة اسـتراتيجية جديـدة، تأخـذ في الاعتبـار تطـور التهديـدات التـي باتـت تواجـه الإنسـان في عالـم اليـوم، مـن فقـر وتطـرف وإرهـاب وأمـراض خطيـرة.

فتعزيـز البنـى التحتيـة مـن طـرق وقناطـر وسـدود وأنفـاق وشـبكة متطـورة للاتصـال، إلـى جانـب إرسـاء منظومـة متطـورة لإدارة الأزمـات والكوارث، كلهـا عناصـر تمثل مدخـلاً اسـتراتيجياً يعـزز جهـود التنميـة الاقتصاديـة والاجتماعيـة، مـن خـلال تشـجيع الاسـتثمارات، والتقليـل مـن الأضـرار الناجمـة عـن الكوارث والأزمـات في حـال حدوثهمـا.

ومن جانبها تسـهم المعضـلات الاجتماعية والاقتصادية، كما هو الشـأن بالنسبة إلى انتشـار البطالـة والفقـر وهشاشـة القطاعـات الاجتماعيـة، في تغذيـة وإنعـاش كثيـر مـن الأزمـات، ولا تخفـى أهميـة تطويـر منظومتي التعليـم والبحـث العلمـي في تجـاوز هـذه المعضـلات، فهمـا الكفيـلان ببنـاء إنسـان واع وقـادر علـى مواجهـة التحديـات كلهـا بثقـة بالنفس، وبعقلنة السياسـات والخطط التـي يعتمدهـا صانعـو القـرار في هـذا السـياق.

إن تطويـر سـبل التوقـع بحـدوث الأزمـات والكوارث وتوظيـف التكنولوجيـا الحديثـة في هـذا الشـأن، يعـد مدخـلاً مهمـاً يعـزز سـبل التنميـة، ويحصن عناصرهـا في مواجهـة التهديـدات والأزمـات كلهـا، في أبعادهـا البيئيـة والاقتصاديـة والاجتماعيـة.

---

257. إدارة مخاطر الظواهـر المتطرفة والكوارث للنهـوض بعمليـة التكيـف مـع تغيـر المنـاخ، ملخص لمقرري السياسـات، مرجع سـابق، ص 8، علـى الـرابط: https://bit.ly/3nmRpb4

ويتطلب الأمر أيضاً، وضع الخطط اللازمة لدرء الأخطار والسلبيات الناتجة عنها، وهذا في حد ذاته انعكاس لرغبة الإنسان في التقدم والتطور، ولهذا فليس مصادفة ملاحظة تطور العلوم ذات الصلة بإدارة الأزمات والكوارث، خاصة في البلدان المتقدمة بالقياس مع البلدان النامية. وقد استفادت البلدان المتقدمة من التطورات العلمية الحديثة في التعامل مع الأزمات والكوارث لمعالجة الأخطار والسلبيات الناجمة عنها، رغم أن الأزمات والكوارث في البلدان النامية أكثر عدداً وأشد خطورة[258].

إن الاستثمار في تعزيز القدرة على مواجهة الأزمات، سوف يسمح بتحقيق أقصى استفادة من الموارد القائمة عن طريق الاستثمار في حلول تدوم أطول، ويعزز البنى التحتية والقدرات الوطنية الأكثر استدامة على الأجل الطويل، كما سيعزز قدرات الأفراد والمجتمعات والدول على مواجهة الصدمات المستقبلية المحتملة والتعايش من آثارها، ويخفض تكلفة الاستجابة الدولية على الأجل المتوسط، علاوة على مساندة عملية التحول المفضية إلى الاستدامة الذاتية وتحسين الأحوال وتحقيق النمو ويوفر للسكان بيئة أنظف وأصح وأكثر إنتاجية[259].

ويمكن القول إن دور التنمية يتوقف، في إدارة الأزمات والحد منها، على مدى احترام المعايير المرتبطة بحقوق الإنسان باعتبارها حقوقاً إنسانية وكونية وشمولية، لا تحتمل التمييز والتجزئة، سواء في صياغة القوانين أو سن السياسات العمومية، التي يفترض أن تستجيب للحاجات الإنسانية في أبعادها التعليمية والصحية والبيئية والاجتماعية.

كما أن كسب الرهان في إرساء تنمية مستدامة قادرة على المساهمة في إدارة الأزمات والحد من العوامل المختلفة التي تغذيها، يتوقف في جزء كبير منه على تشكيل الحياة العامة ومكافحة الفساد بصوره الإدارية والمالية والسياسية، إضافة إلى دعم وصول الكفاءات إلى مراكز القرار، وتعزيز استقلالية السلطة القضائية، وصياغة تشريعات متطورة، وسن سياسات عمومية منفتحة، ومواكبة لتحولات المجتمع وللتجارب الدولية المتطورة في هذا الشأن.

---

258. فيصل المناور ومنى العلبان، التجربة الماليزية في إدارة الأزمات، مقاربة في الاقتصاد السياسي، سلسلة دراسات تنموية، العدد 59، (الكويت: المعهد العربي للتخطيط بالكويت، إبريل/ نيسان 2018)، ص 9.

259. برنامج الأمم المتحدة الإنمائي، بناء القدرة على مواجهة الأزمات، المكتب الإقليمي للدول العربية التابع لبرنامج الأمم المتحدة الإنمائي، (عمان: فبراير/ شباط 2015)، ص ص 6 و7.

الفصل السابع

ثقافة التعامل مع الكوارث والأزمات

تقترن الأزمات والكوارث بلحظات ضاغطة، غالباً ما تفضي إلى القيام بسلوكيات غير محسوبة، واتخاذ قرارات عشوائية قد تكون مكلفة؛ الأمر الذي يطرح أهمية ترسيخ تنشئة تسهم في تأهيل الأفراد على تحمل الأزمات ومواجهتها، تقودها كثير من القنوات الحديثة والتقليدية في هذا الخصوص.

وتخلف الكوارث والأزمات أضراراً تتفاوت من حيث خطورتها؛ ما يشكل عبئاً كبيراً على الأفراد والدولة، في غياب التأمين على المخاطر، ما يفرض اعتماد تدابير وسن تشريعات تدعم إجبارية التأمين في هذا الخصوص.

يمكن لترسيخ ثقافة التعامل مع الأزمات والكوارث في أوساط أفراد المجتمع وبين صفوف صانعي القرار أن يسهم بشكل كبير في الحد من خطورة هذه المحطات الصعبة على المستويين الوقائي والعلاجي، وهي مهمة تتطلب وقتاً وجهداً كبيرين، وتقتضي انخراط عدد من القنوات إلى جانب الدولة.

المطلب الأول: أهمية ثقافة التعامل مع الأزمات والكوارث

ترتبط الأزمات بلحظات ضاغطة، تثير الكثير من الذهول والخوف بين أفراد المجتمع، كما في أوساط صانعي القرار، ما يدفع أحياناً إلى الاندفاع وارتكاب سلوكيات متسرعة غير محسوبة، لا تخلو من مغامرات خطيرة.

وتؤكد الممارسات أن تطور العديد من الأزمات والكوارث نحو الأسوأ، وإفرازها كثيراً من الخسائر في الأرواح والممتلكات والأضرار البيئية، غالباً ما تتسبب فيه هذه السلوكيات المرتبكة، سواء من قِبَل صانعي القرار، أو من قبل بعض الأفراد داخل المجتمع.

وتعد الفجائية من ضمن الخصائص والسمات التي تميز الأزمة؛ ما يجعلها تفرز قدراً كبيراً من الهلع والخوف والذهول في أوساط المجتمع عند تفجرها، وكما أشرنا إلى ذلك، هناك كثير من المقومات التي يمكن أن تدعم إدارة الأزمات، وتحوّل المخططات والاستراتيجيات إلى قرارات

وممارسات على الأرض، غير أن ترسيخ ثقافة التعامل مع هذه المحطات العصيبة يستأثر بمكانة مهمة وأساسية ضمن السبل الكفيلة بمحاصرة الأزمات والكوارث، والحد من أخطارهما، باعتبار أنها تسمح بإعداد النفوس، وتوفير شروط الجاهزية داخل المجتمع للتعامل مع المخاطر والظروف الصعبة بقدر من العقلانية وعدم التسرع.

تدفع الفجائية التي ترافق اندلاع الأزمات إلى اعتماد عدد من رؤساء الدول ورؤساء الحكومات وعدد من الفاعلين الإداريين والسياسيين قرارات متسرعة وأحادية، وغير مدروسة أحياناً، تكون لها تداعيات خطيرة، بل وتعقد الأوضاع أكثر، وتتطلب مجهودات وإمكانيات أكبر لتجاوزها، أو الحد من انعكاساتها السلبية.

فسوء التقدير، والجهل بطبيعة الأزمات، وعدم الاستعداد القبلي لمواجهتها، وغياب سبل وقائية في هذا الخصوص، والتأخر في الأخذ بزمام المبادرة عند حدوثها – كلها مؤشرات تعكس غياب ثقافة التعامل مع الأزمات في أوساط صانعي القرار، بكل درجاتهم وتخصصاتهم؛ ما يجعل قراراتهم تتسم بالتسرع وعدم الاتزان، رغم توافر الإمكانيات المختلفة أحياناً.

والأمر نفسه ينطبق على كثير من أفراد المجتمع، الذين يدفعهم هول الأزمة أو الكارثة إلى ارتكاب أخطاء، أو اقتراف سلوكيات متسرعة تزج بهم في مواقف خطرة ومكلفة؛ فعدم الإلمام ببعض القواعد المتصلة بالإسعافات الأولية، أو عدم ضبط خرائط المواقع، أو عدم التأكد من أحوال الطقس، أو عدم الإلمام بمنافذ الإغاثة، أو عدم الانتباه لأجراس الإنذار وكيفية الاستجابة لها، أو عدم احترام شروط السلامة والأمان، علاوة على الافتقار إلى المعلومات، وعدم الاقتناع بإمكانية حدوث الأزمات كل حين – كلها عوامل تعرّض حياة الناس للأذى والضرر.

إن عدم استيعاب عدد من الشروط والمقومات التي تمنح الشخص ثقة في الذات، وتوفر له ظروف الشعور بالاتزان المطلوب عند حدوث الأزمات، سيدفع المعنيين بمواجهة هذه الأحداث الصعبة حتماً نحو ارتكاب حماقات وأخطاء قد تكون نتائجها كارثية؛ كالتدافع والقفز من أعلى المساكن عند حدوث الزلازل أو الحرائق، أو عدم القدرة على إسعاف غريق أو مصاب بأذى طارئ، وعدم إجلاء المهددين بالكوارث الداهمة إلى فضاءات آمنة، كما تدفع بعضهم تحت ضغط عدم الاطمئنان والخوف من المستقبل إلى القيام بأعمال غير مشروعة، كالنهب وسرقة الممتلكات العامة والخاصة.

وتقع الكوارث الثانوية عندما تتأثر صحة الناس على نحو سلبي من خلال الاكتظاظ في الملاجئ المؤقتة، والاستجابة غير الملائمة في مجالات النظافة الصحية والتزويد بالمياه ونوعية هذه المياه، والتخلص من النفايات الصلبة في المرحلة اللاحقة للكارثة[260].

وغالباً ما تحدث الأزمات والكوارث ارتباكاً واضحاً في أداء النظم التعليمية الهشة التي تعتمد تقنيات ومناهج تقليدية في هذا الخصوص، ولا تستحضر أسلوب إدارة الأزمات ضمن أولوياتها، حيث تقترن هذه اللحظات بالهدر وأحياناً بوقف عمل هذه المؤسسات. فعلاوة على ضعف البنى التحتية وقلتها، التي يتمخض عنها اكتظاظ كبير وضعف في الأداء على مستوى الجودة، يزداد الوضع صعوبة مع غياب تأهيل نفسي يدعم التعامل الجدي مع ظروف الكوارث والأزمات، في أوساط عدد من المتعلمين والأطر الإدارية والتعليمية.

وتشير كثير من دراسات علم الاجتماع إلى أن فترة الأزمات والكوارث والأوبئة تعرف انتعاشاً كبيراً للشائعة؛ بسبب استغلال هذه الأجواء الاستثنائية وما تخلفه من قلق وضغوطات نفسية من جهة، وعدم توخي الحذر وسبل الوقاية والسلامة الصحية اللازمة في مثل هذه الظروف من جهة أخرى، ما يدفع الناس إلى اعتماد بعض الأساليب التقليدية غير المضمونة في التعامل مع الأمراض المعدية والأوبئة الخطيرة.

وتتدرج الأزمات الاقتصادية والاجتماعية والإدارية التي تزداد خطورة تداعياتها في هذا الإطار؛ فكلما كان هناك قصور مسبَق في مستوى مواجهتها بسبل عقلانية تتجاوز العشوائية والارتجال، تعقدت الأمور وتزايدت نسبة الخسائر أكثر.

إن غياب ثقافة التعامل مع الأزمات والكوارث في أوساط المجتمع غالباً ما تريك التدابير التي تتخذها القنوات المعنية بإدارة هذه المحطات، بل وتتفرعها من مدلولها وأهميتها، وبخاصة على مستوى الانضباط لتعليمات السلامة الوقائية والعلاجية التي تصدر خلال هذه الأوقات العصيبة.

وعلاوة على التمكن من معلومات وكفاءات تدعم رفع المعنويات خلال فترات الأزمات والتعامل مع تداعياتها وفجائيتها بشكل عقلاني، ثم التفاعل الإيجابي والسريع مع التعليمات وإرشادات السلامة التي تطلقها السلطات المختصة، هناك مجموعة من الاحتياطات التي يفترض أن تعتادها المؤسسات والأفراد؛ كاحترام قواعد السلامة في البناء، ووضع آليات إطفاء الحريق داخل المباني في القطاعات الحكومية والخاصة، إضافة إلى تثبيت العلامات التوجيهية

---

260. الاتحاد الدولي لجمعيات الصليب الأحمر والهلال الأحمر، مرجع سابق، ص 45.

والإرشادية المتعلقة بخريطة المباني، ومنافذ الإغاثة، ووضع الأجهزة المتعلقة بالإنذار من الحرائق عند انبعاث الدخان.

إن ما يعقد الأمر أكثر هو سيادة أفكار جاهزة ونمطية، تحيل إلى أن التعامل مع الأزمات والكوارث هو أمر محفوظ للسلطات العمومية، في حين أن الأمر يقتضي مساهمة الجميع؛ ومن ثم يجب اعتبار العمل الذي يؤديه السكان المحليون أثناء الكارثة خدمة لأنفسهم ولمصلحة مجتمعهم، وليس واجباً موجهاً لمجابهة الكارثة فحسب؛ ولهذا يُفتَرَض مقدماً حدوث تغيير جوهري في مفاهيم المجتمع مقارنة بالانطباع المعتاد بأن مسؤولية الرعاية في حالة الكوارث يجب أن تتولاها السلطات المحلية بالكامل مستعينة بالمساعدات الخارجية[261] .

فإدارات القطاع الحكومي مطالبة – كما هو الأمر أيضاً بالنسبة إلى القطاع الخاص – باعتماد مجموعة من التدابير التي توفر السلامة الصحية والنفسية لأطرها، مع تطوير قدراتهم في مجال مواجهة مختلف الأزمات الطارئة.

وتؤكد اتفاقية السلامة والصحة المهنيتين وبيئة العمل، رقم 155، لمنظمة العمل الدولية، لعام 1981، التي أصبحت سارية المفعول بتاريخ 11 أغسطس من عام 1983، في مادتها السادسة عشرة (16) أنه «يُطلَب من أصحاب العمل أن يؤمنوا، إلى الحد الممكن والمعقول، أن تكون أماكن العمل، والآلات، والمعدات وطرائق التنفيذ الخاضعة لإشرافهم مأمونة ولا تشكل خطراً على الصحة». كما يُطلَب منهم أيضاً «أن تكون المواد والعوامل الكيميائية والفيزيائية والحيوية الخاضعة لإشرافهم دون خطر على الصحة، عندما تتخذ تدابير كافية للحماية». وعليهم أيضاً «أن يوفروا، عند الاقتضاء، ما يكفي من الملابس والمعدات الواقية؛ لكي يمكن – إلى الحد الممكن والمعقول – تفادي خطر الحوادث أو الآثار الضارة بالصحة»[262] .

وقد خلص مؤتمر العمل الدولي لعام 2005 إلى دعوة دول العالم نحو وضع برامج لتحقيق الحماية الوافية لحياة العاملين في جميع المهن وصحتهم، والسعي المتواصل لخلق بيئة عمل آمنة وصحية، وتمنح الأولوية اللازمة للسلامة والصحة المهنيتين في البرامج الوطنية، والترويج لثقافة وقائية للسلامة والصحة على الصعيد الوطني[263] .

---

261. منظمة الصحة العالمية وآخرون، مواجهة الكوارث الطبيعية، ص 3.

262. نصوص ومواد اتفاقية منظمة العمل الدولية بشأن السلامة والصحة المهنية وبيئة العمل، الموقع الإلكتروني: «محاماة نت»، 12 يناير/ كانون الثاني 2017. على الرابط: https://bit.ly/32OYW99

263. مكتب العمل الدولي، إطار ترويجي للسلامة والصحة المهنيتين، مؤتمر العمل الدولي، الدورة 2005/ 93، التقرير الرابع (2)، سويسرا 2005، ص 93.

المطلب الثاني: التنشئة الاجتماعية وترسيخ ثقافة التعامل مع الأزمات

لا يمكن للخطط والتدخلات التي تقودها الدول ومختلف المؤسسات للحد من تفاقم المخاطر والأزمات أو حتى للبنَى والإمكانيات المالية المتوافرة أن تكسب رهان إدارة جيدة في هذا السياق، فدورها يظل غير ناجع أو غير مكتمل في غياب ثقافة التعامل مع الأزمات في أوساط المجتمع وبين صانعي القرار.

إن الاستعداد النفسي يظل عاملاً مهماً ومفصلياً، كسلاح كفيل بالتعامل العقلاني مع الأزمة، وهذه المهمة ليست مسؤولية قطاع الطب النفسي وحده، بل تقتضي انخراط عدد من القنوات.

كما تتباين ردود الأفعال حيال الأزمة وفقاً للتركيبة النفسية والعقائدية والفكرية، وبناء على الخبرة العلمية والظروف البيئية، ومن ثم تتفاوت النظرة إلى الأزمة من إنسان إلى آخر، ومن مجتمع إلى آخر، ومن دولة إلى أخرى تأسيساً على هذه الخلفيات؛ فلكلٍّ فلسفته الخاصة ورؤيته المستقلة في التعامل مع أسباب الأزمة أو تداعياتها أو طرق علاجها[264].

وإلى جانب التدابير العلاجية والوقائية المختلفة التي تعتمدها الدول في سبيل الحد من الأزمات والتقليل من مخاطرها وانعكاساتها، فإن استحضار العناصر التربوية التي تعد التنشئة الاجتماعية إحدى ركائزها يعدُّ أمراً مهماً؛ لارتباط ذلك بالاستثمار في تكوين الفرد وتطوير قدراته.

إن ترسيخ ثقافة التعامل مع الكوارث والأزمات في أوساط صانعي القرار وداخل المجتمع وبين المؤسسات العامة والشركات يمكن أن يسهم بشكل كبير في توفير الشروط النفسية والمناخ البنّاء، الكفيل بالتعامل مع الأزمات والكوارث بقدر كبير من الجاهزية، ويوفر الأجواء الكفيلة بالتقليل من الأخطار، ومنع الأمور من الانفلات والخروج عن السيطرة.

وقد شغل موضوع تشكيل السلوك اهتمام الباحثين والمتخصصين في العلوم الإنسانية المختلفة، وذهبوا في ذلك مذاهب شتى؛ فبعضهم يرى فيه عملية لابد منها، لأنها تؤدي إلى تنمية السلوك المرغوب فيه، ويرى آخرون أنه عملية في غاية الخطورة. ومهما يكن من أمر تشكيل السلوك، فإنه يظل الأداة المناسبة لتنمية الأنماط السلوكية المرغوب بها[265].

264. عبدالقادر مصطفى عبدالقادر، ثقافة التعامل مع الأزمات، الاقتصادية، السبت 24 أكتوبر/ تشرين الأول 2009.
https://www.aleqt.com/2009/10/24/article_292348.html .

265. محمود شمال حسن، «الخطاب التربوي وإشكالية تشكيل السلوك»، مجلة شؤون عربية، الأمانة العامة لجامعة الدول العربية، القاهرة، العدد 115، خريف 2003، ص 103.

ولا تتوقف تداعيـات الأزمـات علـى المستويات الاقتصادية والاجتماعية، بل تتجاوزهـا إلى جوانب نفسية أيضاً، بالنظر إلـى الهلع والخوف الـذي تسببه الكـوارث والأزمـات، بفعل تضارب الأخبار ونشر الشائعات، والخـوف مـن المستقبل، الأمـر الـذي يطرح بشكل كبير أهمية المواكبة النفسية، واستحضار هـذا الجانـب مـن قبل أطبـاء مختصين يخ هـذا المجـال، سـواء علـى المسـتوى الوقائـي بإرسـاء ثقافة التعامـل مـع الأزمات يخ أوسـاط المجتمـع وتهيئتهم المسبقة نفسياً، لتقبل مثل هذه الأوضاع الاستثنائية ومواجهتها بقدر مـن الاتـزان، أو علـى المسـتوى العلاجـي مـن حيث مواكبة المتضررين وتأهيلهم للخروج مـن الأزمـات النفسـية التـي تفرزهـا الضائقـة بأقل كلفـة، ولاسـتئناف الحيـاة العادية بشـكل طبيعـي داخل المجتمـع، بـل ولتحصين الأفراد وجعلهم مؤهلـين نفسياً للتعامل مـع الكوارث والأزمـات المحتمل حدوثها يخ المستقبل.

كمـا يمكن المراهنـة علـى التنشـئة الاجتماعيـة يخ ترسـيخ ثقافـة التعامـل مـع الأزمـات والكـوارث يخ أوسـاط أفراد المجتمـع، وبـين المسـؤولين أيضـاً، وتحيل هـذه التنشـئة إلى التفاعل المجتمعي الذي يمكّن الفـرد مـن اكتسـاب مجموعـة مـن القيم والسـلوكات التي تسـاعده على تنمية شـخصيته وتطوير قدراته العقليـة، ومنحـه الثقـة بنفسـه، ودفعـه نحو التكيـف الإيجابـي مـع محيطه المجتمعي. فهي عملية منظمة ومستمرة تقودهـا مجموعـة مـن القنـوات التقليدية والحديثة، وتتوخى يخ مضمونها إعداد الفرد طـوال مراحل حياتـه ليكون اجتماعيـاً، مـن خـلال التربيـة والتلقين والتعليم.

إن هـذه المهمـة لا تتوقف علـى جهـود الدولة بمختلف مؤسسـاتها فقـط، بـل هـي عمليـة يفترض أن ينخرط يخ القيام بها عـدد مـن الفعاليـات والقنوات المعنية بوظائـف التنشئة الاجتماعيـة، كمـا هـو الأمـر بالنسـبة إلـى الأسـرة والمؤسسـات التعليميـة، والمجتمـع المدني، والقطاع الخاص ومختلف القنوات الإعلاميـة، عبـر ترسـيخ ثقافة التعامـل السليم مـع الأزمات والكوارث عند حدوثها، ومـن خلال التأهيل النفسـي والاجتماعـي للضحايا مـا بعد وقـوع الكـوارث والأزمـات، وتقـديم الإرشـادات وتنظيـم الـدورات التدريبيـة حول الموضوع بصور منتظمة.

ويقتضـي الأمر إحداث مراكـز وتخصصـات علميـة حول الموضوع داخل مختلف المؤسسـات الجامعيـة أيضـاً، مـع الانفتـاح علـى التجـارب الدوليـة الرائـدة يخ هذا الخصـوص.

كما يتطلب تطويـر مجتمعـات مسـالمة ولا تؤمـن بالعنف، وذلك بالقيام بمبـادرات تثقيفية بنيوية، تعلم النـاس كيف يحلون خلافاتهم بطريقـة أكثر فاعليـة وإنتاجـاً وأقل ضـرراً تجاه بعضهم، ويجب أن تبـدأ هـذه الجهـود مـع نشـأة أصغـر الأطفـال، ولكنها يجـب أن تسـتمر يخ كل مراحل الحيـاة والتعليم، كذلك فإن تعليم الناس مـن مختلف الثقافات كيفيـة معالجة الأزمات والنزاعات بشكل سلمي وأكثر فاعلية،

يعني المزيد من الأبحاث حول كيفية معالجة النزاعات بنجاح من قبل هذه الثقافات، وأحياناً يمكن استعارة إجراءات معينة من ثقافة أخرى [266].

وفي هذا السياق تنطوي تجربة اليابان على قدر كبير من الأهمية، حيث استفادت كثيراً من الكوارث والأزمات التي عصفت بالبلاد؛ فعلاوة على التداعيات التي خلفها القصف النووي الأمريكي لمدينتي هيروشيما ونجازاكي خلال فترة الحرب العالمية الثانية، وما أسهم به في بلورة آليات ناعمة للتمدد وكسب معارك علمية واقتصادية وتكنولوجية في مواجهة أعداء وخصوم الأمس، تعيش البلاد على إيقاع مجموعة من الكوارث الطبيعية من زلازل وأعاصير وفيضانات، جعلتها تحظى بتجربة متميزة على مستوى ترسيخ ثقافة مجتمعية، تتيح التعامل بشكل بنّاء وعقلاني مع هذه الأزمات.

وقد نجحت اليابان في إرساء سبل لا مركزية على قدر من الكفاءة والجاهزية في إدارة الكوارث والأزمات، ونجحت كذلك في إرساء تنشئة أجيال وبرامج تعليمية واعدة تدعم هذا الخيار الذي يوفر المناخ السليم لإدارتهما بشكل سليم.

ويشير أحد الخبراء اليابانيين [267] إلى أن الهندسة والعلوم الطبيعية منحت اليابان سدوداً للسيطرة على الفيضانات وقنوات التحويل والجدران البحرية وبوابات السدود ومخمّدات الزلازل أو معدات عزل الزلازل للهياكل والمنشآت الكبيرة، والمزيد من معلومات الطقس المحلية. ويضيف: إن هذه العناصر هي جزء من البنية التحتية المادية للبلاد، كما أن الحكمة التي اكتسبت من خلال العيش في كوارث متكررة ومشاركتها من قبل المجتمعات المحلية – ضمن ما يسميه الخبير «ثقافة» الكوارث – تتطور من خلال العلاقات الإنسانية.

كما أولت كثير من الدول المتقدمة أيضاً أهمية قصوى لثقافة إدارة الأزمات؛ اقتناعاً منها بأهمية ذلك في توفير شروط التعامل مع هذه الأحداث بشكل ناجع وفعال ويتيح التحكم في الوضع ويمنع خروجه عن نطاق السيطرة، حيث أنشأت المراكز العلمية التي تهتم بالموضوع وشجعتها، وقدمت لها الإمكانيات المالية والبشرية والتقنية اللازمة، كما حفزت الكثير من المؤسسات على تطوير كفاءة أطرها الإدارية والتقنية في هذا المجال، بل توجهت إلى إحداث تخصصات علمية في مختلف الأسلاك «الأقسام» الجامعية تهتم بالموضوع أيضاً.

---

266. كريستوفر و.مور، عملية الوساطة، استراتيجيات عملية لحل النزاعات، ترجمة فؤاد سروجي، (عمان: الأهلية للنشر والتوزيع، 2007)، ص 636.

267. كاواتا يوشياكي، «بعد 30 عاماً من الكوارث الطبيعية المختلفة، هل اليابان مستعدة لمواجهة غضب الطبيعة؟» اليابان بالعربي، 25 إبريل/ نيسان 2019، على الرابط: https://www.nippon.com/ar/currents/d00477

كما سعت هذه الدول إلى استحضار مخرجات هذه المراكز وتوصياتها على مستوى سن التشريعات، وبلورة السياسات العمومية في مختلف المجالات والقطاعات، ضمن إطار التخطيط الاستراتيجي.

وبناء على ما سبق، يمكن القول إن ترسيخ ثقافة التعامل مع الكوارث والأزمات، هو رهان رابح، سواء تعلق الأمر بالقطاع الحكومي أو الخاص، وبإمكان استحضاره التخفيف بشكل ملحوظ من وطأة الأزمات والكوارث والتقليل من تداعياتهما.

ويقتضي كسب رهان ترسيخ ثقافة التعامل مع الأزمات والكوارث انخراط المؤسسات التعليمية التي بإمكانها أن تستأثر بأدوار رائدة في هذا الخصوص، على المستويين الوقائي والعلاجي، فقد أصبح بإمكان الإجراءات التدخلية التعليمية أثناء الأزمات أن تدعم الوقاية وتعايى الصحة العامة، مع تخفيف أثر تلك الأزمات على الطلاب وعملية التعلم[268]. وفي أوقات الأزمات، وعند العمل باتجاه التعايش، يؤمِّن التعليم الجيد حماية مادية ونفسية اجتماعية وإدراكية يمكن أن تعزز الاستدامة للحياة وتنفذها[269].

وجاء في أحد التقارير الصادرة عن هيئة اليونسكو أنه لابد من تعزيز الأنظمة التعليمية والاستثمار في قدرة الحكومات في المنطقة العربية على تحمل الصدمات، وبناء قدرتها على الصمود؛ فلطالما جاءت أنظمة التعليم بردود أفعال على الأزمات، مع اعتماد القليل من التدابير الوقائية لضمان الاستمرار في تأمين فرص التعليم بسرعة خلال اندلاع أزمة ما[270].

وإلى جانب المؤسسات التعليمية يمكن لوسائل الإعلام بمختلف قنواتها، المكتوبة والمرئية والمسموعة والإلكترونية، أن تقوم بأدوار حيوية في هذا الخصوص، كما لا تخفى أهمية إحداث أقسام دائمة ومتخصصة تعنى بقضايا الأزمات والكوارث داخل الإدارات الحكومية وبمثيلاتها في القطاع الخاص.

المبحث الثاني: التأمين على الكوارث الطبيعية

يعتبر التأمين على الكوارث الطبيعية من ضمن المداخل الأساسية التي تخفف من وطأة الخسائر المترتبة عن مختلف الكوارث، ورغم الأهمية التي تطبع هذا الإجراء، فإن هناك ضعفاً ملحوظاً في الإقبال عليه؛ ما دفع الكثير من الدول إلى سن تشريعات تقر بإلزاميته.

---

268. كالييوي قازي – هق وتيغران شميس، «إدارة تأثير فيروس كورونا المستجد على الأنظمة التعليمية في أنحاء العالم»، مدونات البنك الدولي، 18 مارس/ آذار 2020، على الرابط: https://bit.ly/3dUJVJ9

269. منظمة الأمم المتحدة للتربية والعلوم والثقافة، إطار العمل الاستراتيجي لليونسكو للتعليم في حالات الطوارئ في المنطقة العربية (2018 – 2021)، مكتب اليونسكو الإقليمي للتربية في الدول العربية، لبنان 2017، ص11.

270. المرجع السابق نفسه، ص 20.

المطلب الأول: دور التأمين في التقليل من تكلفة الكوارث

يقوم التأمين على توفير احتياطي، في إطار من التعاون والتضامن، للتعويض عن الخسائر التي قد يتعرض لها المُؤَمَّنون من أفراد ومؤسسات، بسبب أخطار ناتجة عن عوامل بشرية وطبيعية مختلفة.

أما عقد التأمين فهو يتم بين طرفين، أولهما المُؤَمَّن له والثاني المؤمِّن، يقوم بموجبه الطرف الأول بدفع قسط التأمين المحدد للطرف الثاني، مقابل التزام هذا الأخير بتقديم التعويض المناسب للمؤمِّن له أو المستفيد، عند تحقق الخطر موضوع التأمين.

وهناك أشكال متباينة من التأمين يمكن تصنيفها إلى: تأمين اختياري كالذي يخص الحوادث الشخصية كالسرقة، وآخر إجباري كالذي يختص بحوادث السيارات.

إن تعرض الأفراد والمؤسسات لخطر الكوارث يظل قائماً في كل وقت، رغم التدابير الاحترازية المعتمدة، ويمكن للتأمين أن يوفر الحماية في حال الطوارئ، ويقوم التأمين أساساً على الخطر، باعتبار العنصر المركزي الذي يسعى المؤمِّن له إلى تغطيته بالحماية، انطلاقاً من احتمال حدوث الكوارث والأزمات بمختلف أشكالها.

وقد ذكرت شركة إعادة التأمين السويسرية «سويس ري» أن الخسائر الناجمة عن الكوارث الطبيعية والكوارث التي يتسبب فيها الإنسان، كلفت العالم نحو 140 مليار دولار عام 2019، بعد أن كانت 176 مليار دولار في عام 2018، كما أكدت أن نحو ألف شخص لقوا حتفهم أو اختفوا في كوارث في عام 2019 [271].

بينما أشارت شركة (إيه.أو.إن)، وهي شركة بريطانية للتأمين تأسست في لندن، وانتشرت في نيويورك وشيكاغو ولوس أنجلوس، يعمل موظفوها الذين يقدر عددهم بـ 61 ألف موظف في 120 دولة، إلى أن عام 2019 شهد 409 كوارث طبيعية بلغ مجموع خسائرها 232 مليار دولار غطت البرامج التأمينية 71 مليار دولار منها [272].

أما شركة ميونيخ لإعادة التأمين «Munich Re» فقدرت الأضرار الناجمة عن أحوال الطقس القاسية في البلدان النامية والصاعدة بين عامي 1980 و2016 بنحو تريليون دولار أمريكي. وقد كان 3 بالمئة فقط من هذه الأضرار مؤمَّناً ضدها [273].

---

271. «كوارث 2019 كلفت العالم 140 مليار دولار»، سكاي نيوز عربية، 20 ديسمبر/ كانون الأول 2019، على الرابط: https://bit.ly/3tQIWiJ

272. إسلام عبدالحميد، «قطاع التأمين يغطي خسائر الكوارث الطبيعية عالمياً بقيمة 71 مليار دولار خلال 2019»، أموال الغد، 23 يناير/ كانون الثاني 2020، على الرابط: https://bit.ly/3vgsQPE

273 . المركز الألماني للإعلام (وزارة الخارجية الألمانية)، «تأمين جيد ضد مخاطر المناخ»، 26 فبراير/ شباط 2020، على الرابط: https://almania.diplo.de/ardz-ar/-/2312674

لذلك، يلعب التأمين دوراً كبيراً، فيما يتعلق بالتخفيف من حدة الخسائر الناجمة عن الأزمات والكوارث. وبالرغم من أهميته بالنسبة إلى الأفراد والاقتصاد فمازال تطوره بطيئاً، مقارنة بتأمينات أخرى؛ لاعتبارات عدة تتصل بضعف الثقافة التأمينية، وغياب الثقة في شركات التأمين بسبب المماطلة في أداء التعويض، وربط التعويض في التأمين على آثار الكوارث الطبيعية بوجود إعلان حالة الكارثة الطبيعية، وضعف الرقابة في مثل هذا النوع من العقود لعدم توافر الوسائل البشرية (مفتشي التأمين) بالعدد الكافي لمراقبة الممتلكات والمنشآت الصناعية والتجارية[274].

كما تضاف إلى ذلك عوامل أخرى مرتبطة بعدم التسويق الجيد للفرص التي يتيحها هذا التأمين وأهميته، من قِبَل وكالات التأمين، إضافة إلى هيمنة الأفكار القدرية في التعامل مع الأزمات والكوارث، ضمن توظيف منحرف للدين في هذا الخصوص، وغياب الثقة في خدمات قطاع التأمين، وعدم وجود ثقافة سليمة في التعامل مع الكوارث والأزمات.

المطلب الثاني: إجبارية التأمين على الكوارث

وبالنظر إلى كلفتها الخطيرة، سعى العديد من الدول إلى إلزام المواطنين ومختلف الشركات بالتأمين على المخاطر التي تترتب عن الكوارث الطبيعية، من خلال سن تشريعات في هذا الخصوص؛ ففي المغرب أضحى التأمين عن الأضرار المترتبة عن الكوارث الطبيعية والإرهابية إجبارياً، ويغطي جميع السكان، فيما تم إنشاء صندوق التضامن ضد الكوارث في هذا الشأن[275]، فبتاريخ 12 سبتمبر/ أيلول 2019، وفي إطار تطبيق القانون 110.14 المتعلق بإنشاء نظام عواقب الوقائع الكارثية الصادر بتاريخ 25 أغسطس من عام 2016 بهدف تعويض ضحايا هذه الوقائع، وخصوصاً بالنسبة إلى الذين لا يتوفرون على تغطية في مجال التأمين، قام المغرب بإنشاء نظام لتغطية الأضرار الناجمة عن الأحداث الكارثية، التي تتسبب فيها الفيضانات والزلازل، بالإضافة إلى الأعمال الإرهابية، من خلال إسدار مرسوم يتعلق بإلزامية إدراج الضمان ضد عواقب الوقائع الكارثية في عقود التأمين، وآخر ينص على فرض رسم التضامن ضد الوقائع الكارثية لفائدة صندوق التضامن ضد الوقائع الكارثية.

وفي الإمارات العربية المتحدة أكدت هيئة التأمين أن شركات التأمين في الدولة ملزمة بالتعويضات عن حوادث المركبات الناجمة عن الأمطار والرياح، ما لم يصدر قرار من السلطات المختصة في الدولة باعتبارها كارثة طبيعية مثل الفيضانات والأعاصير[276].

---

274. حيتالة معمر، «إلزامية التأمين ضد الكوارث الطبيعية في القانون الجزائري»، مجلة البحوث القانونية والسياسية، جامعة سعيدة، الدكتور مولاي الطاهر، الجزائر، العدد 2، سنة 2014، ص 559.

275. لحسن مقنع، «المغرب يبدأ التأمين الإجباري على الكوارث الطبيعية مطلع 2020»، الشرق الأوسط (لندن)، 24 سبتمبر/ أيلول 2019.

276. رامي سميح، «التأمين ملزم بتعويض حوادث المركبات جراء الأمطار والرياح»، البيان (دبي)، 24 نوفمبر/ تشرين الثاني 2019، على الرابط: https://bit.ly/3u1YIri

كما تم إقرار الطابع الإجباري للتأمين على الكوارث الطبيعية بالجزائر بموجب المادة 1 من الأمر رقم 03-12 المؤرخ في 26 أغسطس/آب 2003، وهو يغطي مخاطر الزلازل والفيضانات والغرق والعواصف القوية، وانجراف التربة.

ويعتبر بعضهم أن هناك دلائل تشير إلى أن الوطن العربي قياساً إلى ما يحدث في المناطق الأخرى من العالم، يبدو وكأنه الأقل تعرضاً للكوارث الطبيعية، من حيث شدتها ومعدل تكرارها، وبالتالي فإن معدلات خسائر الكوارث الطبيعية في أسواق التأمين العربية مقبولة، ومع ذلك تتعرض هذه الأسواق لفرض شروط أسعار مبالغ فيها لتغطية الكوارث الطبيعية من جانب شركات إعادة التأمين العالمية التي تسعى لتعويض خسائرها وتحميل المنطقة العربية سوء أعمال تحدث خارج حدودها[277].

إن جعل التأمين عن الكوارث إلزامياً سيشكل ثقلاً كبيراً على كاهل الأشخاص، لكن في مقابل ذلك سيضمن تعاملهم بالطريقة التي تتجاوب بشكل أفضل مع أخطار هذه الكوارث، لأنهم على وعي تام بأنهم يتحملون مسؤولياتهم في مواجهتها، كما تشكل أسلوباً للوقاية من هذه الأخطار، حيث يتضامن المُؤَمَّنون لهم، بهدف التخفيف من حجم الأضرار الناجمة عنها بحكم استحالة تجنبها، الأمر الذي يدفعهم إلى اتخاذ احتياطاتهم التي من شأنها أن تسهم في التقليل من حدة الآثار الناجمة عنها. لكن بالمقابل، فإن هذه الإلزامية تعدُّ حماية اجتماعية حقيقية تضمن للمؤَمَّن له الحصول على تعويض عن الأضرار التي تلحق بممتلكاته العقارية المبنية[278].

ويمكن للتأمين أن يسهم بشكل ملحوظ في الإدارة الوقائية للأزمة، والتخفيف من حدة آثارها بالنسبة إلى الدولة والأفراد في حال حدوثها، من خلال إعادة تهيئة ما لحق بمختلف البنى التحتية والمصالح من خسائر وبنائها، وحماية عدد من الفئات من فقدان مصادر العيش، والانحدار نحو الفقر، والمساهمة في إنعاش الاقتصاد، وعودة الحياة داخل المجتمع إلى طبيعتها.

ففي سبتمبر/ أيلول من عام 2017 وبعد أسبوعين فقط من اجتياح إعصارين عاتيين منطقة البحر الكاريبي، تلقت 10 بلدان في المنطقة أكثر من 55 مليون دولار في شكل مدفوعات التأمين عن طريق صندوق التأمين ضد مخاطر الكوارث في منطقة البحر الكاريبي للمساعدة في الاستجابة لحالات

---

277. عبدالرحيم فؤاد الفارس وعيد أحمد أبو بكر، «اقتصاديات التأمين ضد الكوارث الطبيعية، أعباء إضافية تنأى بها شركات التأمين العربية»، جامعة الزيتونة الأردنية، ص ص 3 و4، على الرابط: https://bit.ly/3gIXFZs

278. زيتوني طارق، «حول فعالية التأمين عن الكوارث الطبيعية في القانون الجزائري»، مجلة الدراسات القانونية والسياسية، الجزائر، العدد 06، يونيو/ حزيران 2017، ص 258.

الطوارئ والبدء في عملية التعافي[279]. ويمثل التأمين ضد التلوث البيئي عموماً، والإشعاعي خصوصاً، إحدى الوسائل الفعالة في حماية البيئة[280].

وعلى المستويات الوطنية، وأمام تزايد مخاطر الكوارث والأزمات وتنامي كلفتهما على واجهات عدة، أضحى من اللازم إحداث برامج للتأمين في هذا الصدد، من خلال إرساء شراكات بين القطاعين العام والخاص.

والأمر نفسه ينطبق على المستوى الدولي؛ فبالنظر إلى خطورة الكوارث الطبيعية في عالم اليوم، والتي زاد من حدتها التدمير المتلاحق للبيئة، وتجاوز تأثيراتها لحدود الدول، أصبحت تتطلب إرساء تمويل عالمي ضخم للتأمين كسبيل للتخفيف من تداعياتها، ويشير البنك الدولي إلى أن برنامج تمويل التأمين ضد مخاطر الكوارث بدأ في التوسع سريعاً، بدعم من العديد من الجهات المانحة، حيث بدأ هذا العمل بالشراكة مع سويسرا، ويركز على البلدان ذات الدخل المتوسط، وسريعة النمو مثل إندونيسيا، لدمج مخاطر الكوارث في إدارة المخاطر المالية العامة، ومن بين المانحين ممولي البرنامج حالياً الاتحاد الأوروبي وألمانيا واليابان والمملكة المتحدة[281].

---

279. «التأمين ضد المخاطر المناخية، ملخص النتائج»، البنك الدولي، 01 ديسمبر/ كانون الأول 2017، على الرابط: https://bit.ly/2SaYe45

280. نجيب بن عمر عوينات، ص 48.

281. جيلا بازارباشيوغلو، «تمويل التأمين ضد مخاطر الكوارث: الاستعداد بشكل أفضل»، مدونات البنك الدولي، 10 نوفمبر/ تشرين الثاني 2018، على الرابط: https://bit.ly/32R8T5T

الفصل الثامن

تطوير النظـم والتشـريعات الدوليـة لإدارة الأزمات والكوارث

علاوة عن التدابيـر والإجراءات الاستراتيجية المهمة، المشـار إليهـا في عدد من الفصول السابقة، التي يمكن للـدول اعتمادهـا على سبيل الوقاية مـن الأزمات والكوارث وتطويقهمـا، وتجـاوز الآثار الناجمة عنهمـا، فـإن كسـب رهـان تحويـل هـذه المحطـات القاسيـة إلى فرص حقيقيـة، يظل بحاجة ماسـة أيضاً إلى استحضار مجموعة مـن التدابيـر الأخـرى التي نـرى أهميتها، مادام الأمـر يتعلق بمخاطر وتهديدات عابرة للحدود.

إن بناء منظومـة دوليـة متطـورة لإدارة الأزمـات تأخـذ في الاعتبار تشابك العلاقات الدوليـة، وتعقّد الأزمات والكوارث في عالم اليوم، يقتضـي بناء تعاون وتضامـن دوليين على طريق كسب هـذا المطلـب، في إطار مـن حسـن النية والوعي الجماعي بحجم التهديدات التي تواجه العالـم بأسـره (المبحـث الأول)، إضافـة إلـى تطويـر منظومـة الأمم المتحـدة لإدارة الأزمات والكـوارث، والانخـراط الجـدّي والمسـؤول للهيئـة في تنسيق الجهـود بيـن الـدول الأعضاء لترجمـة هـذا الخيـار علـى أرض الواقـع (المبحـث الثانـي)، وضماناً لاستدامة هـذه التدابيـر، وإعطائها طابعاً مـن التنظيـم، والمسـؤولية، يمكن لتعزيز قواعد القانون الدولي ذات الصلة، ومواءمـة التشـريعات الداخلية مـع مقتضياته، أن يسـهم بشـكل كبيـر في كسـب هـذا الرهـان الجماعي (المبحـث الثالث).

المبحث الأول: التعاون الدولي لمواجهة الكوارث والأزمات

أمـام تطور مفهـوم الأمـن، ببـروز تهديدات جديدة باتت تواجه دول العالـم في صـورة أزمـات وكـوارث مختلفـة تتجـاوز حدودهـا، أصبـح مـن الطبيعـي واللازم أن يتّجـه المجتمـع الدولي إلـى نهج المزيد مـن التعـاون والتنسيق أيضـاً، لكسب رهـان إدارة ناجعة ومستدامة لهذه المخاطر.

المطلب الأول: التّهديدات الراهنة وتطوّر مفهوم الأمن

شكّلت التهديدات التي تعرض لها الإنسـان منذ زمن بعيد سـبباً في تحسين عناصر حياته ومكانته الكونيـة، وزيادة وسـائله للسيطرة على البيئة المحيطة به وإخضاعها لرغباته، وإشباع حاجاته الأمنية

والطبيعية والاجتماعية، حتى يتمكن من مواجهة متطلبات الحياة المتنوعة المتعددة في بيئة مملوءة بالمشكلات والتحديات، سواء كانت هذه المواجهة على مستواه الفردي أو في إطار الدولة[282].

تتعدد وتتنوع العوامل المهددة للسلم والأمن الدوليين في عالم اليوم، ما يفرض تنويع السبل اللازمة وتطويرها لإرساء أمن مستدام، يستوعب المتغيرات الدولية في أبعادها المختلفة. سواء عبر الحد من سياسات التسلح، وتوجيه قدر كبير من الإمكانات المخصصة في هذا الشأن، نحو البحث العلمي وتعزيز المعرفة، وتطوير النظم المتعلقة بإدارة الأزمات والكوارث، وإرساء تعاون دولي، يسمح بالالتفات إلى المعضلات والإشكالات المختلفة التي تواجهها دول الجنوب.

كما فرض تزايد المخاطر والتهديدات العابرة للحدود واقعاً جديداً، يستدعي تطوير الاستراتيجيات والآليات الدولية لإدارة الأزمات والكوارث، فالتدابير والإجراءات التي تتخذها الدول على المستوى الوطني، وعلى أهميتها، تظل ناقصة بل ودون جدوى في كثير من الأحيان، عندما لا تقترن بتنسيق وتعاون دوليين في هذا الخصوص، وهو ما ينطبق على الآليات المتصلة بمكافحة الإرهاب أو مواجهة ظاهرة الهجرة السرية، أو تلوث البيئة.

ولا يخلو تحديد مفهوم للسلم والأمن الدوليين من صعوبات، تتحكم فيها اعتبارات علمية وأخرى سياسية وأيديولوجية، حتى إن ميثاق الأمم المتحدة الذي ذكر غير ما مرة هذين المصطلحين، لم يحدد مدلولهما بشكل دقيق، بالرغم من أهميتهما وخطورتهما في آن واحد.

وقد منحت المادة (39) من الميثاق سلطة تقديرية وواسعة لمجلس الأمن، على مستوى تحديد إذا ما «قد وقع تهديد للسلم أو إخلال به أو كان ما وقع عملاً من أعمال العدوان»، وتقديم توصياته أو قراراته فيما «يجب اتخاذه من التدابير طبقاً لأحكام المادتين 41 و42 لحفظ السلم والأمن الدولي أو إعادته إلى نصابه».

ومحسوساً، فالسلام هو تلك الحالة التي تتجسد فيها الطمأنينة والاستقرار والتعايش داخل الدول والمجتمعات وفيما بينها، وتغيب فيها مظاهر الحروب والتوترات والأزمات كلها. أما فيما يتعلق بالأمن، فقد تم تعريفه ضمن تقرير منشور عام 1986، لفريق من الخبراء الحكوميين شكله الأمين العام للأمم المتحدة، تطبيقاً لقرار الجمعية العامة 188 في دورتها 38 لسنة 1983، بأنه تلك «الحالة التي ترى فيها الدول أنه ليس ثمة أي خطر في شن هجوم عسكري أو ممارسة ضغط سياسي أو إكراه اقتصادي، بحيث تتمكن من المضي قُدماً نحو العمل بحرية على تحقيق تنميتها الذاتية وتقدمها»[283].

---

282. جـرايـة الصـادق، «تحـولات مفهـوم الأمـن فـي ظـل التهديـدات الدوليـة الجديـدة»، مجلـة العلـوم القانونيـة والسياسـية، كليـة الحقـوق والعلـوم السياسـية، جامعـة الشـهيد حمّـة لخـضر، الـوادي، الجزائـر، العـدد 8، ينايـر/ كانـون الثـاني 2014، ص 20.

283. مفاهيم الأمن: تقرير الأمين العام الأممي رقم 553 /40 A نيويورك، الأمم المتحدة، إدارة شؤون نزع السلاح 1986، ص 2.

ويركز مفهوم الأمن التقليدي على أن مسار السياسة الأمنية يكون (من أعلى إلى أسفل)، فالافتراض الأساسي هو أن أمن الدولة يحتوي أمن الفرد، وما دامت الدولة آمنة فالأفراد بالضرورة آمنون، وأن حماية الدولة تنصرف إلى حماية كل ما بداخلها . في حين أن مفهوم الأمن الإنساني يتبع مساراً أمنياً مختلفاً، يقوم على أن أي سياسة أمنية، يجب أن يكون محورها الفرد (من أسفل إلى أعلى)[284] .

ففي عام 1994 ومع صدور تقرير التنمية البشرية عن برنامج الأمم المتحدة الإنمائي، وطرحه لمجموعة من التحديات المرتبطة بالأمن، التي حددها حينئذ في ستة مفاهيم، هي: النمو الديموغرافي، والتفاوت الاقتصادي، والنزوح الجماعي، والتدهور البيئي، وتجارة المخدرات، والإرهاب الدولي، بدأ يتبلور مفهوم متطور وأكثر شمولية للأمن.

ومع التطورات المتسارعة التي شهدها العالم في هذه المرحلة، صارت طبيعة القضايا وتركيبتها والمشكلات القائمة مختلفة كثيراً عن تلك السابقة المتعارف عليها[285]، وهو ما سمح ببلورة مجموعة من المفاهيم الفرعية الجديدة للأمن، ضمن النقاشات والخطابات السياسية والأكاديمية، حيث بدأ الحديث عن الأمن الروحي، والأمن القضائي، والأمن الصحي، والأمن البيئي والأمن الرقمي...إلخ.

وقامت الدراسات الأمنية النقدية بتوسيع قطاعات الأمن، من القطاع العسكري التقليدي إلى القطاعات السياسية، والاقتصادية، والمجتمعية، والبيئية، وتعميق فواعله انطلاقاً من الدولة (الأمن القومي) وصولاً إلى الجماعات (الأمن المجتمعي) والأفراد (الأمن الفردي أو الإنساني)[286] .

ويختلف المفهوم المعاصر للأمن عن المفهوم التقليدي الذي ساد في فترة ما قبل الحرب الباردة وأثنائها، كون الأمن مفهوماً متعدّد الأبعاد والمستويات، ومركّباً وشاملاً، يبدأ بتحقيق أمن الفرد، ويتسع نطاقه بعد ذلك، ليشمل الدوائر كافة التي يمكن أن تكون مصدراً لتهديد الأمن، سواء كانت داخلية أو خارجية أو متداخلة بين الداخل والخارج، كالأخطار الناجمة عن الجهل والفقر وانتشار الأوبئة والأمراض، كذلك الكوارث الطبيعية وتفاقم الجرائم المنظمة العابرة للحدود الوطنية[287] .

---

284. خديجة عرفة أمين، الحماية المدنية والأمن الإنساني، (الرياض، دار جامعة نايف للنشر 2019)، ص 51.

285. سامح راشد، تفضيل القوة، تغير أدوات الصراعات الإقليمية، مجلة شؤون عربية، الأمانة العامة لجامعة الدول العربية، القاهرة، العدد 163، خريف 2015، ص 40.

286. سيد أحمد قوجيلي، الدراسات الأمنية النقدية، مقاربات جديدة لإعادة تعريف الأمن، (الأردن: المركز العلمي للدراسات السياسية، 2014)، ص 117.

287. جراية الصادق، مرجع سابق ص 29.

إن العالم يعيش على إيقاع تهديدات أمنية كثيرة ومتنوعة تمس الأفراد والمجتمعات والدول على حدّ سواء، وتؤثر في توزيع القوى وتوازنها على المستويين الإقليمي والدولي، وتحجم أدوار بعض الفاعلين وتزيد من مساحات تدخل الآخرين[288].

فيما أصبحت التطورات الحاصلة تسائل المجتمع الدولي بشأن إعادة النظر في الآليات التقليدية التي دأب على توظيفها لمواجهة التهديدات والمخاطر المختلفة، وبلورة تقنيات متطورة ومستدامة، تستحضر التعاون والتنسيق الدولي في هذا الإطار.

ويتوقع أنه بحلول عام 2030، سيعيش ما يقدر بنحو 50 في المئة من سكان العالم في المناطق الساحلية المعرضة للفيضانات والعواصف وموجات التسونامي، ويعد الاستثمار في البنية التحتية المرنة وأنظمة الإنذار المبكر والتعليم أمراً مهماً لإنقاذ الناس وحماية أملاكهم من مخاطر تسونامي في المستقبل[289].

لقد فرضت هذه المتغيّرات تطوير التعامل مع مختلف التهديدات والمخاطر، فإذا كانت الدولة تستأثر بدور حاسم وأساسي في تحقيقها للأمن بمفهومه التقليدي، فإن الأمن الإنساني والشامل أصبح يتطلب مقاربة تشاركية لمواجهة تحديات عابرة للحدود، فالتكافل والتضامن في السياقين الوطني والدولي أصبح لهما دور كبير في تعزيز الجهود وتعبئة الموارد للحد من تداعيات الكوارث والأزمات التي لا تعترف بالجغرافيا.

المطلب الثاني: التعاون الدولي في مواجهة المخاطر العابرة للحدود

مع اندلاع الأزمات والكوارث العابرة للحدود، يجد المجتمع الدولي نفسه أمام امتحان حقيقي لقياس مدى الوعي بالمخاطر التي أصبحت تهدد الإنسانية جمعاء، وبضرورة إرساء تعاون دولي يضمن تجنيد الإمكانيات المتاحة لمواجهتها.

فقد أصبح العالم مرتبطاً في الوقت الحالي بشبكة من العلاقات والمصالح التي تترجمها الاتفاقيات والمعاهدات المبرمة في عدد من المجالات، ووجود مجموعة كبيرة من المنظمات الدولية التي تعنى بمختلف القضايا والاهتمامات الدولية في أبعادها الاقتصادية والاجتماعية والسياسية والأمنية.

---

288. مليكة الزخنيني. (2017- 2018). النظام الدولي الراهن وإشكالية ضمان الأمن الدولي، أطروحة لنيل الدكتوراه في القانون العام والعلوم السياسية، غير منشورة، جامعة الحسن الثاني بالدار البيضاء، المغرب، ص 416.

289. «تعزيز الخطط الوطنية والمحلية للحد من المخاطر في عام 2020»، الأمم المتحدة، على الرابط: /https://www.un.org/ar/events/tsunamiday

والجدير بالذكر أن ميثاق الأمم المتحدة جعل من تنسيق العلاقات بين الدول أحد أهم أهداف المنظمة، كسبيل لإرساء التواصل والتعاون بين الدول، ولتجاوز سوء الفهم، وللصراعات التي غالباً ما تؤدي إلى التورط في النزاعات والحروب، وفتح باب التنسيق بين دول العالم لكسب رهانات مشتركة في عدد من المجالات من خلال عدد من الوكالات المتخصصة التابعة للهيئة، والمؤتمرات واللقاءات الدولية.

وتمثل لحظات الأزمات والكوارث العابرة للحدود، التي غالباً ما تخلف ضحايا في الأرواح والممتلكات والبيئة، محطة يفترض أن تختفي فيها الخلافات والصراعات والمصالح الضيقة، ويحضر فيها التفكير العقلاني، لمواجهة تحديات مشتركة لا تستثني أحداً، في إطار من التعاون والتنسيق.

كما يعبر التعاون الدولي عن وعي متقدم بضرورة تنحية المظاهر الصراعية في العلاقات الدولية، وإعطاء هذه الأخيرة بعداً أكثر توافقية، عبر إضفاء نوع من الشفافية على عملية صنع القرار الخارجي، وتوسيع دائرة الفاعلين لتشمل إلى جانب الدول أطرافاً أخرى قادرة على العمل على توسيع شبكة المبادلات والمكاسب المشتركة، بالاستعانة بمخرجات التقنية، والتطور الهائل في شبكة الاتصالات[290].

ويمكن للتعاون في مثل هذه الأوقات، سواء كان ذلك في إطار شمال - شمال، أو جنوب - جنوب، أو شمال - جنوب، أن يجنب العالم الكثير من الويلات، خاصة إذا كان هذا التعاون يتم في إطار منظم ومستدام، وبحسن نية.

وعلاوة على دور الأمم المتحدة في هذا الخصوص، هناك منظمات إقليمية يمكنها أن تسهم بشكل كبير في تخفيف العبء على الهيئة الأممية ووكالاتها المتخصصة؛ كالاتحاد الأوروبي والاتحاد الأفريقي وجامعة الدول العربية...إلخ، كما لا تخفى أهمية المنظمات غير الحكومية؛ التي اكتسبت خبرة كبيرة في مجال تقديم المساعدات الإنسانية إبان الأزمات والكوارث.

فلا يمكن إنكار الجهود التي قام بها المجتمع الدولي على مستوى التعامل الجماعي مع الأزمات والكوارث، فإقراراً بأهمية الحد من مخاطر الكوارث، وقعت 168 حكومة وكذلك الجهات الإنسانية والتنموية الفاعلة كلها في عام 2005 على إطار عمل (هيوغو HFA)، ملزمين أنفسهم بمخطط متعدد الأطراف والقطاعات للاستثمار في الحد من مخاطر الكوارث كسبيل لبناء مجتمعات قادرة على مواجهة الكوارث[291]، كما تم إحداث نظام المحيط الهندي للتحذير والتخفيف من التسونامي.

---

290. مليكة الزخنيني، ص 46.

291. الاتحاد الدولي لجمعيات الصليب الأحمر والهلال الأحمر، مرجع سابق، ص 9.

وفي أعقاب مؤتمر الأمم المتحدة العالمي الثالث الذي انعقد في سنداي في اليابان بتاريخ 18 مارس/ آذار 2015، تم اعتماد إطار «سنداي» للحد من مخاطر الكوارث ما بين الأعوام 2015 و2030، بعد مشاورات دولية بدأت منذ عام 2012 بدعم من مكتب الأمم المتحدة للحد من مخاطر الكوارث، وبناء على طلب الجمعية العامة للأمم المتحدة، ويقوم إطار «سنداي» على أربع أولويات[292] كما يلي:

1.   فهم مخاطر الكوارث.

2.   تعزيز سبل إدارة مخاطر الكوارث من أجل تحسين التصدي لها.

3.   الاستثمار في مجال الحد من مخاطر الكوارث من أجل زيادة القدرة على مواجهتها.

4.   تحسين مستوى الاستعداد للكوارث بفاعلية و«إعادة البناء بشكل أفضل» في مجال التعافي وإعادة التأهيل والإعمار.

كما لا تخفى الأهمية التي تحظى بها الهيئة الدولية للصليب الأحمر والهلال الأحمر، على مستوى تقديم المساعدة وإغاثة الضحايا خلال الحروب والنزاعات المسلحة، والكوارث الطبيعية على امتداد مناطق مختلفة من العالم.

وتحتفل الدول باليوم العالمي للحد من الكوارث الذي أقرته الجمعية العامة للأمم المتحدة عام 1989، وهو يصادف تاريخ الثاني من شهر أكتوبر/ تشرين الأول من كل عام، وهي مناسبة للوقوف على المخاطر والتحديات التي تمثلها الكوارث على السلم والأمن الدوليين، وتقييم الجهود والتدابير المبذولة لتقليل الخسائر التي تطرحها، وإرساء نظم جديدة لمواجهتها في إطار من التنسيق والتضامن الدوليين.

وعلى الرغم من هذه المبادرات وغيرها فإن الممارسات الدولية تبرز أن هناك قصوراً واضحاً على مستوى إرساء تعاون دولي كفيل بمواجهة الكوارث والأزمات في إطار من التضامن والتعاون اللازمين.

أما بخصوص الأزمات الاقتصادية والسياسية والعسكرية، وعلى الرغم من أهمية الآليات السياسية والقانونية التي حددتها المادة 33 من الميثاق الأممي في هذا الخصوص، فإنها تظل بحاجة إلى تطوير ومواءمة أكثر مع المتغيرات الدولية الراهنة، فيما يمكن للمنظمات الدولية الحكومية وغير الحكومية أن تلعب أدواراً مهمة على طريق كسب هذا الرهان.

---

292. «إطار سنداي للحد من مخاطر الكوارث للفترة ما بين الأعوام 2015 و2030»، الأمم المتحدة - مكتب الأمم المتحدة للحد من مخاطر الكوارث، ص 14، على الرابط: https://bit.ly/3aIfYd8

ومما يلاحظ في هذا السياق أن العالم لم يتخلص بعد من هاجس المخاطر العسكرية التي استحوذت على الفكر الاستراتيجي العالمي؛ ما جعلها تحظى بوافر العناية، وتخصص لها نفقات واستثمارات ضخمة على مستوى التسلح.

وقد أظهر تمدد وباء فيروس كورونا أن الصواريخ العابرة للقارات والبوارج الحربية والطائرات الموجَّهة لم تسمح بوقف تمدد الوباء وانتشاره، كما كشف أن دول العالم أيضاً، ورغم تحولات العولمة المتسارعة التي شهدها العالم منذ سنوات التسعينيات من القرن الماضي، لم تتمكن بعد من إرساء تعاون وتضامن حقيقيين على مستوى التعامل مع الكوارث والأزمات الجديدة التي باتت تهدد الجميع دون استثناء.

كما أبرزت الجائحة أكثر من أي وقت مضى أن الجهود الداخلية المبذولة لتطويق المخاطر والتهديدات العابرة للحدود ومنع خروجها عن السيطرة، وعلى أهميتها، تظل بحاجة ماسة إلى تدابير أخرى تتم في إطار من التنسيق والتعاون الدوليين أيضاً.

وتؤكد تقارير الأمم المتحدة وغيرها من المنظمات والمؤسسات الحكومية وغير الحكومية أن هناك تفاوتاً صارخاً بين دول الشمال ونظيرتها في الجنوب، تعكسه مؤشرات التنمية الإنسانية المتباينة بين الجانبين، ورغم الجهود التي برزت منذ عقود على طريق تعزيز التعاون بين الطرفين على مستويات عدة اقتصادية واجتماعية وسياسية ...، فإن واقع الحال يبرز أن هناك الكثير من الإشكالات مازالت مطروحة بحدة ضمن أجندتهما المشتركة، بما يفرض من العمل الدؤوب لتعزيز التنسيق والتعاون، ولتضييق حجم الهوة التي باتت تتسع يوماً بعد آخر في عدد من المجالات والميادين.

وتمثل منطقة المتوسط أحد الفضاءات التي يتجسد فيها هذا التباين بشكل صارخ بين ضفتين؛ شمالية تعيش معظم دولها مظاهر من التقدم والتطور على المستويات الصناعية والاقتصادية والتكنولوجية، وأخرى جنوبية مازال الكثير من أقطارها يعيش على إيقاع الهشاشة والمشكلات والأزمات السياسية والاقتصادية والاجتماعية والأمنية، وهي الملفات التي تحظى بنقاشات مكثفة بين الجانبين.

ورغم الجهود المبذولة لتعزيز التعاون بين الطرفين في هذا السياق، والتي انطلقت بشكل جدي بعد إعلان برشلونة لعام 1995 الداعم لاستقرار منطقة المتوسّط، فإن الواقع يؤكّد مدى الخلل، وعدم التوازن القائمين في هذه العلاقة، والتي غالباً ما تكون في صالح الدول الأوروبية، بسبب تركيز الجانب الأوروبي على القضايا الأمنية، في مقابل تهميش عدد من القضايا الأخرى؛ كالاستثمار والتعاون الاقتصادي والمساهمة الفعلية في محاصرة «الإرهاب» ووقف نزيف الهجرة القسرية ومكافحة تلوث البيئة.

إن الانخراط الجدي للدول في بلورة تعاون وشراكات عالمية، مع إدماج الحد من مخاطر الكوارث ضمن البرامج الإنمائية التي تتم مع عدد من الدول أو المنظمات الدولية داخل هذه البلدان، سيتيح للدول النامية والأكثر تعرضاً للكوارث والأزمات، كما هو الشأن بالنسبة إلى مجموعة من البلدان الأفريقية، تعزيز قدراتها في مجال التكنولوجيا الحديثة الداعمة للاستشعار عن بُعد والإنذار المبكر، بما يوفر لها أرضية لتعزيز جهود التنمية المستدامة.

كما يمكن للشركات الدولية الكبرى الانخراط في هذه الجهود أيضاً، من خلال تشجيع البحث العلمي وإحداث صناديق دولية للمساعدة في الحد من الكوارث والأزمات داخل البلدان الأكثر تضرراً منهما.

وغالباً ما تشكّل الأزمات بؤراً لتدهور الأوضاع الاجتماعية والاقتصادية، وانتعاش عدد من السلوكيات المنحرفة، كالتطرف وتمدد الإرهاب[293]، ولذلك يمكن للمقاربة التنموية أن تلعب أدواراً مهمة في الحد من هذه المعضلات. وترى المفوضية السامية لشؤون اللاجئين أنه من الضروري أن ينطوي اتباع نهج متماسك الأركان وبنّاء تجاه مسألة الهجرة والتنمية على اعتراف مستحق بالدور الذي يتعين على المهاجرين قسرياً القيام به في عملية بناء السلام والتعمير في البلدان بعد انتهاء الصراع[294].

إن ضعف الدولة المركزية، وعدم قدرتها على فرض الأمن فوق أقاليمها، علاوة على دخولها في نزاعات وصراعات سياسية وعسكرية، يمثّل أرضية خصبة توفّر الشروط المناسبة لانتعاش عدد من الأزمات والمخاطر العابرة للحدود أيضاً، كما هو الشأن بالنسبة إلى التهريب ونشاط الحركات المسلحة، والهجرة السرية ونذكر في هذا السياق عدداً من دول منطقة الساحل الأفريقي، مثل: مالي، والنيجر، وتشاد ....، كما أن تردي الأوضاع داخل عدد من الدول العربية، مثلما هو الأمر بالنسبة إلى الصومال والعراق وليبيا و...، وريا واليه ن ...، أ...، ه م في تحوّل هذه البلدان إلى ساحات لاستقطاب عدد من المخاطر والأزمات العابرة، بل وفتح المجال أمام مجموعة من القوى الإقليمية الأجنبية والدولية لتصفية حساباتها السياسية والاستراتيجية فوق أراضيها.

لقد استطاعت بعض التنظيمات الدولية والإقليمية أن تحقّق مجموعة من المكتسبات، من خلال تنسيق الجهود وتعزيز التكامل لمواجهة عدد من الإشكالات، وهو ما تعكسه بعض التجارب الرائدة في عالم اليوم، كالاتحاد الأوروبي الذي أتاح لدول القارة طي صفحات قاتمة من تاريخها، لتنفتح

---

293 . لمزيد من التفاصيل بصدد الإشكالات التي تطرحها هذه التحديات، يراجع: Julien Serre: Les états Fragiles, studyrama, France 2016

294. المفوضية السامية للأمم المتحدة لشؤون اللاجئين، «الهجرة السرية والتنمية، المنتدى العالمي حول الهجرة والتنمية»، 09-11 يوليو/ تموز 2007، ص 2، على الرابط: https://www.unhcr.org/ar/537d90f96.html

على المستقبل وتواجه عدداً من التحديات والمخاطر الداخلية والدولية، بقدر كبير من التعاون والتضامن، ما فتح لدوله فرصاً لتتبوأ مكانة محترمة في عالم اليوم، وكذلك الأمر بالنسبة إلى تكتلات أخرى في آسيا (النمور الآسيوية) وفي أمريكا اللاتينية (الأنديز)....، التي حققت مكتسبات مهمة على المستويات الاقتصادية والاستراتيجية، ضمن تفاعل إيجابي مع المتغيرات الدولية الحاصلة في العقود الأخيرة.

وعلى عكس ذلك، كان تفاعل عدد من التنظيمات الإقليمية سلبياً مع المتغيرات والمخاطر الدولية المتزايدة، وتبدو حالة الأقطار العربية واضحة في هذا الإطار، سواء فيما يتعلق بالوضع الصعب الذي تعيش على إيقاعه جامعة الدول العربية، أو مختلف التنظيمات الفرعية الأخرى كاتحاد المغرب العربي، وهو ما يكبّد هذه الدول خسائر كبرى، وهدر فرص واعدة، بسبب تكريس القطرية الضيقة، وتفاقم الصراعات البينية وتدهور العمل العربي المشترك، ما يجعل وضعها هشّاً في مواجهة الأزمات والمخاطر المختلفة، مقارنة بعدد من التنظيمات الإقليمية على امتداد مناطق مختلفة من العالم.

وتبقى الإشارة إلى أن إرساء تعاون دولي حقيقي للحد من المخاطر والأزمات، هو مكسب للسلم والأمن الدوليين، وخيار في صالح دول العالم كلها، بما فيها البلدان المتقدمة نفسها التي تطالها تداعيات تلوث البيئة والإرهاب والهجرة السرية، وتصلها ارتدادات الأزمات والكوارث التي تحدث في دول الجنوب.

المبحث الثاني: تطوير نظام الأمم المتحدة لإدارة الأزمات

منذ تأسيها عام 1945، في أعقاب الحرب العالمية الثانية، التي خلفت دماراً كبيراً، جعلت الأمم المتحدة تحقيق السلم والأمن الدوليين على رأس قائمة أولوياتها.

فقد أرسى ميثاق الأمم المتحدة نظاماً مهماً لإدارة الأزمات، يقوم على مدخلين أساسيين؛ الأول وقائي متصل بمواجهة العوامل كلها التي من شأنها تهديد السلم والأمن الدوليين، والثاني علاجي، يرمي إلى التدخل بعد حدوث الأزمات والنزاعات والحروب.

وأمام تطور الأزمات والمخاطر العابرة للحدود، يُطرح السؤال حول مدى قدرة الأمم المتحدة على مواكبة التهديدات المتطورة في عالم اليوم.

المطلب الأول: جهود الأمم المتحدة في الحد من الأزمات والكوارث

ظلت الأمم المتحدة على امتداد فترة الحرب الباردة تتعامل مع مفهوم السلم والأمن الدوليين، الذي ورد غامضاً في الميثاق الأممي، من منظور ضيق للغاية، حيث انصبت مجمل جهودها على مواجهة المخاطر العسكرية دون باقي التهديدات الأخرى العابرة للحدود، وكان الأمر إلى حد ما طبيعياً بالنظر إلى التداعيات الكبرى التي خلفتها أجواء الحرب الباردة، وخاصة على مستوى تصاعد سباق التسلح، وبروز أزمات خطرة وحروب عسكرية بالوكالة.

وفي بداية التسعينيات من القرن الماضي، ومع سقوط جدار برلين أحد معالم الصراع الأيديولوجي وتفكك الاتحاد السوفيتي، التفتت الأمم المتحدة إلى بعض التهديدات العابرة للحدود كما هو الأمر بالنسبة إلى الإرهاب، وتلوث البيئة، والجرائم الرقمية، والأمراض الخطرة العابرة للحدود، فيما أصدر مجلس الأمن مجموعة من القرارات التي أتاحت لأول مرة في تاريخ الأمم المتحدة التدخل لحماية الأقليات وحقوق الإنسان، ومكافحة الإرهاب، ما طرح إشكالات عدة قانونية في هذا الصدد.

وفي سياق مواكبتها للتحولات الدولية القائمة، وتوسيع النظرة لمفهوم السلم والأمن الدوليين وللتهديدات المختلفة التي تطاله، أولت الجمعية العامة في هذه المرحلة قدراً كبيراً من الاهتمام لقضايا الفقر، والتنمية، وتلوث البيئة، والهجرة، وتزايد السكان، والأوبئة والأمراض[295].

ومنذ عام 1948 أشرفت الأمم المتحدة على إرسال قوات الأمم المتحدة لحفظ السلام[296] إلى مناطق التوتر في عدد من دول العالم في إطار الفصل السادس من الميثاق، حيث شارك أكثر من مليون رجل وامرأة ضمن هذه العمليات تحت راية المنظمة، وهي العمليات التي لم تخلُ من صعوبات ومخاطر، كلفت إمكانات بشرية وتقنية وعسكرية، حيث فقد خلالها أكثر من 3500 شخص حياتهم دفاعاً عن السلام، وتقديراً لجهودها في هذا الصدد، حصلت هذه القوات في عام 1988 على جائزة نوبل للسلام، وتشرف إدارة عمليات السلام التابعة للأمم المتحدة في الوقت الراهن على أربع عشرة عملية في مناطق مختلفة من العالم بثلاث قارات (أفريقيا، وآسيا، وأوروبا).

---

295. شير في هذا السياق إلى «قمة الأرض» في «ريو دي جانيرو» في البرازيل حول البيئة عام 1992، والمؤتمر العالمي لحقوق الإنسان في يونيو/ حزيران 1993، والمؤتمر الدولي للسكان والتنمية في القاهرة في شهر سبتمبر/ أيلول 1994، الذي عكس إدراكاً عالمياً متزايداً بالمشكل الديموغرافي العالمي، والمؤتمر الدولي حول مكافحة الجريمة المنظمة في شهر ديسمبر/ كانون الأول 1994 بـ «نابولي» بإيطاليا، ومؤتمر القمة العالمي للتنمية الاجتماعية بـ «كوبنهاجن» عام 1995، والمؤتمر الدولي الرابع حول المرأة بـ «بكين» عام 1995؛ ومؤتمر القمة العالمي للتنمية الاجتماعية خلال العام نفسه لتدارس قضية الفقر والبطالة والتفكك الاجتماعي.

296. لمزيد من المعلومات والتفاصيل حول عمليات الأمم المتحدة لحفظ السلام، يمكن الدخول إلى الموقع الإلكتروني على الرابط: https://peacekeeping.un.org/ar

ورغم الصعوبـات التـي تواجههـا علـى مستوى توافر المعلومـات، والإمكانـات الماليـة والعسكريـة، فإن هذه العمليـات التـي أثبتت جدارتها في إدارة الكثير مـن الأزمـات المعقدة قـد تطـورت، بعد نهايـة الحـرب البـاردة، حيـث امتـد عملهـا إلـى مناطق مختلفـة مـن العالـم، وطالـت مجـالات جديـدة، لتشـمل فـرض سـيادة القانـون، والإدارة المدنيـة، والتنميـة الاقتصاديـة وحمايـة حقـوق الإنسـان.

وتسعى المنظّمـة إلـى تطويـر أدائهـا، انسجامـاً مـع الأزمـات والحـالات الطارئـة، مـن خـلال نظـام إدارة المرونـة في المنظمـة، ويتمثّـل الهـدف الرئيسـي لهـذا النظـام في إنشاء نهج شامل لإدارة حـالات الطـوارئ، بـدءاً مـن التأهب والاستجابـة لهـا إلـى التعايـش منهـا ومـن شـأن تنفيـذ هـذا النظـام استنـاداً إلـى أفضل الممارسـات، أن يتيـح لـلأمم المتحـدة التأهب للحـوادث والتصـدي لهـا علـى نحـو أفضل، وأن يمنـع أو يحـول، في بعـض الحـالات، دون اشتـداد حدة هـذه الحـوادث وتحولهـا إلـى حـالات طـوارئ أو أزمـات أو كـوارث[297] .

ويعد إطار «سنداي» للحد مـن مخاطـر الكـوارث أول اتفـاق رئيسـي في خطـة الأمم المتحـدة للتنميـة، لمـا بعـد عـام 2015، وهـو يشتمـل علـى سبع غايـات عالميـة، وأربـع أولويـات للعمـل، كمـا رأينـا في السـابق، وتتلخـص هـذه الأهـداف في سبعة عناصـر[298]، كمـا يلـي:

1.   الحد بدرجة كبيرة من الوفيات الناجمة عن الكوارث على الصعيد العالمي بحلول عام 2030 .

2.   الحد بدرجة كبيرة من عدد الأشخاص المتضررين على الصعيد العالمي بحلول عام 2030 .

3.   خفض الخسائر الاقتصادية الناجمة مباشرة عن الكوارث، قياساً على الناتج المحلي الإجمالي العالمي بحلول عام 2030 .

4.   الحـد بدرجـة كبيـرة ممـا تلحقـه الكـوارث مـن أضـرار بالبنيـة التحتيـة الحيويـة، ومـا تسببه مـن تعطيل للخدمـات الأساسيـة، ومـن بينهـا المرافق الصحيـة والتعليميـة، بطـرق منهـا تنميـة قدرتهـا علـى الصمـود بحلول عـام 2030 .

5.   الزيـادة بدرجـة كبيـرة في عـدد البلـدان التـي لديهـا استراتيجيات وطنيـة ومحليـة للحـد مـن مخاطـر الكوارث بحلول عـام 2020 .

6.   الزيـادة بدرجـة كبيـرة في تعزيـز التعـاون الدولـي مـع البلـدان الناميـة، مـن خـلال إيجـاد الدعـم الكافي والمستدام لتكملـة أعمالهـا الوطنيـة المنجـزة في سبيل تنفيـذ هـذا الإطار بحلول عـام 2030 .

---

297. الأمـم المتحـدة - الجمعيـة العامـة، نظـام إدارة المرونـة في المنظمـة: إطـار إدارة حـالات الطـوارئ (تقريـر الأمـين العـام)، الـدورة السـابعة والسـتون، 07 أغسـطس/آب 2012، وثيقـة رقـم A/266/67، ص 4.

298. مكتـب الأمـم المتحـدة للحـد مـن مخاطـر الكـوارث، إطـار «سنداي» للحـد مـن مخاطـر الكـوارث للفتـرة مـا بـين الأعـوام 2015 و2030، المرجع السـابق، ص 12.

7. الزيادة بدرجة كبيرة، فيما هو متوافر من نُظم الإنذار المبكر بالأخطار المتعددة ومن المعلومات والتقييمات عن مخاطر الكوارث وفي إمكانية استفادة الناس بها بحلول عام 2030.

وفي عام 2010 انطلقت حملة تمكين المدن من القدرة على الصمود «مدينتي تستعد!» لدعم التنمية الحضرية المستدامة من خلال تعزيز أنشطة بناء القدرة على الصمود وزيادة فهم المستوى المحلي للكوارث[299]. حيث وضع مكتب الأمم المتحدة للحد من الكوارث، عشرة مداخل أساسية، تدعم تمكين المدن من القدرة على الصمود خلال الكوارث[300]، كما يلي:

1. الإعداد من أجل القدرة على الصمود.

2. تحديد سيناريوهات الخطر الحالية والمستقبلية وفهمها واستخدامها.

3. تعزيز القدرة المالية من أجل القدرة على الصمود.

4. تطبيق تصاميم وتنمية حضرية قادرة على الصمود.

5. حماية الحواجز الطبيعية لتعزيز المهام الوقائية للنُظم البيئية الطبيعية.

6. تعزيز القدرات المؤسسية من أجل القدرة على الصمود.

7. فهم القدرة المجتمعية على الصمود وتقويتها.

8. زيادة قدرة البنية التحتية على الصمود.

9. ضمان الاستجابة الفعالة للكوارث.

10. الإسراع في عملية التعافي وإعادة البناء بشكل أفضل.

ويستأثر التعاون الإقليمي بأهمية كبيرة في هذا السياق؛ ففي عام 2005 وقعت الدول الأعضاء في رابطة أمم جنوب شرق آسيا (آسيان) اتفاقية تاريخية، أطلق عليها اسم «اتفاقية إدارة الكوارث والمواجهة الطارئة لها»، التي تم بموجبها إحداث إطار شامل للتعاون، فيما بين الدول الأعضاء

---

299. مكتب الأمم المتحدة للحد من مخاطر الكوارث، تمكين المدن من القدرة على الصمود، دليل قيادات الحكومات المحلية، مرجع سابق، ص 31.

300. المرجع نفسه، ص 32.

في هذه المنظمة الإقليمية، بالإضافة إلى غيرها من الأمم والمنظمات التي قد يطلب منها تقديم الإغاثة في حالات الطوارئ[301].

المطلب الثاني: الأمم المتحدة بين واقع التقصير ومتطلبات الإصلاح

تمثّل الأمم المتحدة في الوقت الراهن أحد أهم مرتكزات النظام الدولي القائم، ولا يمكن إغفال الجهود التي حققتها على مستوى تفعيل السبل الوقائية لحفظ السلم والأمن الدوليين، عبر تحريك مجموعة من الآليات المتصلة بالحد من الأزمات من خلال حفظ السلام، وصنع السلام، وبناء السلام، والدبلوماسية الوقائية التي تسعى لمواجهة العوامل المسبّبة للنزاعات والأزمات قبل حدوثها واحتوائها، أو من خلال جهود وكالاتها المتخصصة في المجالات التنموية والصحية والتربوية والتقنية وحماية حقوق الإنسان...، في مختلف مناطق العالم، وفي تعزيز التعاون الدولي في مختلف المجالات.

وعلى الرغم من هذه الجهود التي جنّبت العالم الكثير من ويلات الحروب والكوارث والأزمات، فإن الواقع يبرز وجود الكثير من الاختلالات في أداء الهيئة في هذا الخصوص.

ونشير هنا إلى أن جائحة كورونا التي اعتبرها الكثير من الخبراء والباحثين أحد أخطر التحديات التي تواجه دول العالم منذ نهاية الحرب العالمية الثانية، أتاحت فرصة لقياس مدى نجاعة وجاهزية النظام الذي أرسته الأمم المتحدة في مجال إدارة الأزمات والكوارث، ويبدو أن هذه الأخيرة فشلت في كسب هذا الرهان، حيث كشف الوباء هشاشة منظومتها المعتمدة في هذا الصدد، بعدما وقفت الهيئة عاجزة تماماً أمام تمدد الفيروس، وسقوط عدد كبير من الضحايا والمصابين، وتصاعد الخسائر الاقتصادية، والمعاناة الاجتماعية التي خلفها حتى داخل الدول المتقدمة، كما أبرز ضعف النظم التقليدية المعتمدة لإدارة الأزمات والكوارث من قِبل دول العالم، بعدما تبين أنها لم تكن مهيأة بشكل كافٍ للتعامل مع هذه الجائحة، رغم وجود سوابق في هذا الشأن، حيث واجه العالم من قبل عدداً من الأوبئة والأمراض الخطرة العابرة للحدود.

وقد تعرضت منظمة الصحة العالمية باعتبارها الوكالة المتخصصة للأمم المتحدة في المجال الصحي، للعديد من الانتقادات التي اتهمت فيها بالتقصير، وعدم تحمل المسؤولية في حماية البشرية في الوقت المناسب من الوباء وانعكاساته المختلفة، سواء على المستوى الوقائي أو العلاجي.

---

301. الاتحاد الدولي لجمعيات الصليب الأحمر والهلال الأحمر، رابطة أمم جنوب شرق آسيا تحرز تقدماً ثابتاً للتوصل إلى اتفاقية حول إدارة الكوارث، نشرة رقم 10 الخاصة بالقوانين والقواعد والمبادئ الدولية الخاصة بالاستجابة للكوارث مارس/ آذار 2008، ص 3، على الرابط: https://bit.ly/3sZAooq

ويوماً بعد يوم يتأكد أن الأمم المتحدة التي تأسست عام 1945 في ظروف دولية تعكس موازين القوى ما بعد الحرب العالمية الثانية، لم تعد قادرة على إرساء سلم وأمن دوليين مستدامين، في مستوى التحولات والتطورات الكبرى التي شهدها العالم؛ ما يفرض إصلاح ميثاقها لتنسجم مع هذه التحديات والمتغيرات الحالية.

وقد أورد أحد التقارير الدولية[302] أن الهيئة أصبحت مطالبة بإضافة قدرات محددة وفعالة إلى قائمتها لوضع عقيدة دبلوماسية وقائية من حيث التخطيط للسياسات، ونهج مفاهيمي وتشغيلي متكامل حول ولايات الأمن والتنمية وحقوق الإنسان لإنتاج القدرة على التعامل مع الأسباب الجذرية للصراعات، فضلاً عن القدرة على الاستجابة الفورية للأزمات غير المتوقعة.

حقيقة أنه لا يمكن إنكار الدور الذي تستأثر به الهيئة على مستوى إدارة الأزمات والكوارث، على المستويين الوقائي والعلاجي، لكن هذا الدور لا يخلو من تحديات ومشكلات، فالميثاق الذي جاء حافلاً بذكر عدد من المصطلحات كالاختصاص الداخلي والعدوان والسلم والأمن الدوليين، وحق الدفاع الشرعي الفردي والجماعي، لم يحدّدها بشكل دقيق؛ ما فتح المجال واسعاً أمام بعض الدول الكبرى لإعمال تكييفات منحرفة لعدد من بنود الميثاق الواردة في هذا الخصوص، وبصورة تعسفية تستجيب لمصالحها.

فيما أصبحت تدخلات مجلس الأمن في كثير من الأزمات الدولية تثير إشكالات قانونية وقلقاً دولياً متزايداً، بالنظر إلى التوسع في تفسير بنود الميثاق وخاصة منه المادة 39 [303]، وهو ما فتح باب المطالبة بمراجعة هذا الأخير (الميثاق)، وإصلاح المنظمة، بصورة تضمن مصالح دول العالم كافة.

مازال تحرك مجلس الأمن في التعامل مع المخاطر الدولية العابرة للحدود دون التحديات المطروحة، ودون طموحات المجتمع الدولي، ويبدو أن تطوير أدائه رهين بإصلاحه، ضمن إصلاح شامل لنظام الأمم المتحدة.

فلم تعد تشكيلة المجلس، وخاصة على مستوى التمتع بالعضوية الدائمة وحق الفيتو، تتناسب مع المتغيرات الدولية وموازين القوى الحاليين، مع ظهور عدد من القوى الدولية، مثل: اليابان وألمانيا وإيطاليا والهند، وتزايد أعضاء الأمم المتحدة. وهو ما يفرض عقلنة استخدام حق الاعتراض أو

---

302. الأمم المتحدة 2030: تجديد النظام في عالم متفرق، تقرير رئيس اللجنة المستقلة المعنية بتعددية الأطراف، المعهد الدولي للسلام، نيويورك، (الولايات المتحدة الأمريكية 2016)، ص 60.

303. تنص هذه المادة على أنه: «يقرر مجلس الأمن إذا ما كان قد وقع تهديد للسلم أو إخلال به أو كان ما وقع عملاً من أعمال العدوان، ويقدم في ذلك توصياته أو يقرر ما يجب اتخاذه من التدابير طبقاً لأحكام المادتين 41 و42 لحفظ السلم والأمن الدولي أو إعادته إلى نصابه».

إلغائه، وفتح العضوية الدائمة أمام قوى دولية جديدة، مع ضمان نسبة التمثيل القاري بشكل عادل، ثم إرساء قدر من التوازن بين مختلف أجهزة المنظمة، عبر تمكين محكمة العدل الدولية والجمعية العامة من إعمال رقابة على قرارات مجلس الأمن، تسمح بعقلنة تحركه في إطار الفصل السابع من ميثاق الأمم المتحدة، مع تحديد شروط دقيقة وواضحة، فيما يتعلق بممارسة الدول فرادى وجماعات لحقها في الدفاع الشرعي والذي تحول في كثير من المناسبات إلى أعمال عدائية.

ومن جانب آخر، ينبغي تحديد العلاقة القائمة بين الأجهزة الرئيسية للمنظمة وفروعها وتوضيحها، وخاصة فيما يتعلق باختصاص صنع القرار، وذلك حتى تحقق المنظمة نوعاً من الشفافية والمسؤولية بين مختلف أجهزتها، ولتصل بهذا إلى تحقيق الديمقراطية في هذه العلاقات[304].

وتجاوزاً للإشكالات التي يطرحها تشكيل قوات دولية مؤقتة تساعد الأمم المتحدة في مباشرة مهامها المتصلة بحفظ السلم والأمن الدوليين والتي تسهم في إدارة الكثير من الأزمات والكوارث، بات من اللازم تفعيل ميثاق الأمم المتحدة بتشكيل قوات مسلحة دائمة تشتغل تحت إمرتها، مع تزويدها بالإمكانيات التقنية والمالية والعسكرية اللازمة لمباشرة مهامها بصورة ملائمة.

كما يتطلب الأمر تطوير أداء المنظمة وتفعيلها في إدارة الأزمات، من خلال توسيع صلاحيات الجمعية العامة، فيما يتعلق بحفظ السلم والأمن الدوليين، وتعزيز مهام محكمة العدل الدولية على مستوى ممارسة ولايتها الجبرية، وإضفاء طابع من الإلزامية على أحكامها.

وعموماً، ينبغي العمل على تحقيق استقلالية المنظمة بعيداً عن تأثيرات أعضائها وتوجيهاتهم من النواحي جميعها، خاصة ما تعلق منها بالمصادر المالية التي تتحكم فيها الدول في المنظمة، وفي بقية المجالات الأخرى العسكرية والإدارية والوظيفية، وذلك عن طريق دمقرطة هذه المجالات بتوسيعها على غالبية الدول، وبتنويعها، والتعامل بها بشكل شامل ومستقل ومشابه بالنسبة إلى الكلّ، وبالتالي تحقيق مصادر مالية مستقلة للتسيير أو للتجهيز أو للتمويل[305].

وتتحمل الدول الأعضاء مسؤوليتها في هذا الصدد فيما يتعلق بتوفير الإمكانيات اللازمة لقيام المنظمة بمهامها في هذا الخصوص، ومواكبة التطورات الحاصلة على مستوى الأزمات والكوارث، فقد عبر الأمين العام الأممي عن تشجيعه للجهات المانحة ومؤسسات التمويل لأجل الاستثمار بصورة منهجية في مجال الحد من مخاطر الكوارث بوصفه عنصراً جوهرياً مستهدفاً في المساعدة

---

304. عميمر نعيمة: دمقرطة الأمم المتحدة، (الجزائر، المؤسسة الجامعية للدراسات والنشر والتوزيع، 2007)، ص 451.

305. المرجع نفسه، ص 516.

الإنسانية والتعاون الإنمائي. ودعا الحكومات إلى النظر في تحديد أهداف للإنفاق العام على برامج الحد من مخاطر الكوارث المتعددة السنوات على المستويين الوطني والإقليمي أيضاً [306].

وأمام التطورات التي شهدها العالم على امتداد العقود الثلاثة الأخيرة، أصبحت المنظمة بحاجة إلى تطوير أدائها، ومنظورها للسلم والأمن الدوليين، وآلياتها المتصلة بتدبير الأزمات والكوارث، من خلال إصلاحات ومقاربات تستحضر التنمية المستدامة وحقوق الإنسان ضمن استراتيجياتها المعتمدة في هذا السياق.

المبحث الثالث: تعزيز مكانة القانونين الدولي والوطني في إدارة الأزمات والكوارث

لا يمكن التذرع بضغط الأزمات والكوارث وبخطورتهما لمباشرة إدارة تتناقض وقواعد القانون الوطني أو الدولي في هذا السياق. وفي مقابل ذلك، يحتاج الأمر إلى إطار قانوني يفتح المجال أمام مختلف الفاعلين للانخراط بشكل مسؤول في إدارة هذه الأزمات والكوارث في إطار صلاحيات محددة وواضحة، تتلاءم مع هذه المحطات الاستثنائية، للحيلولة دون ارتكاب أي تعسفات أو انتهاكات للحقوق والحريات، كما يفترض في هذه التشريعات أن تكون اجتماعية، حتى تسمح بمواكبة التطورات الملازمة لهذه الأزمات والكوارث على مستوى طبيعتها وخطورتها وتداعياتها.

المطلب الأول: إدارة الأزمات والكوارث في سياق القانون الدولي

إن خيار التّعاون لتعزيز السلم والأمن الدوليين هو واجب تؤكّده الكثير من مقتضيات القانون الدولي ومبادئه، وتنص الفقرة الثالثة من المادة الأولى لميثاق الأمم المتحدة، على أن من مقاصد هذه الأخيرة: «تحقيق التعاون الدولي على حل المسائل الدولية ذات الصبغة الاقتصادية والاجتماعية والثقافية والإنسانية، وعلى تعزيز احترام حقوق الإنسان والحريات الأساسية للناس جميعاً والتشجيع على ذلك إطلاقاً بلا تمييز بسبب الجنس أو اللغة أو الدين ولا تفريق بين الرجال والنساء».

فيما ينص الفصل الـ 55 من الميثاق في فقرته الثانية، على أن الأمم المتحدة تعمل على: «تيسير الحلول للمشكلات الدولية الاقتصادية والاجتماعية والصحية وما يتصل بها، وتعزيز التعاون الدولي في أمور الثقافة والتعليم».

---

306. الأمم المتحدة، الجمعية العامة: التنمية المستدامة، مرجع سابق، ص 28.

ولا تخفى أهمية المنظمات الدولية والإقليمية في هذا الخصوص، وتتضمن الكثير من الاتفاقيات الدولية ذات الصلة بحقوق الإنسان وقضايا الهجرة، والبيئة، ومكافحة الإرهاب، ومبادئ ومقتضيات تتناول سبل التعاون في التعامل مع الأزمات والكوارث المختلفة.

ويلاحظ بعضهم، أنه ورغم وجود عدد من هذه الاتفاقيات والمعاهدات الدولية الناعمة (غير الملزمة) المختلفة التي تتضمن مجموعة واسعة من التعليمات واللوائح ذات الصلة بالكوارث، فإن الدافع لاستحداث قوانين جديدة للاستجابة للكوارث، يكمن في الثغرات الموجودة في نطاق القانون الدولي القائم[307].

إن الأزمات والكوارث هي بمنزلة امتحان حقيقي لقياس مدى احترام الدول لالتزاماتها الدولية ذات الصلة بقواعد القانون الدولي بمختلف فروعه كالقانون الدولي لحقوق الإنسان، والقانون الدولي الإنساني، والقانون الدولي للبيئة، وبمختلف المواثيق والاتفاقيات الدولية.

فخلال حدوث الأزمات السياسية والاجتماعية والاقتصادية، وبسبب الاستهتار أو التذرع بضغط الأزمات والكوارث، تسقط بعض الدول في ارتكاب خروقات تتعارض مع التزاماتها الدولية في مجال حقوق الإنسان، وهو ما شكل محط انتقاد من قِبل المنظمات الدولية غير الحكومية العاملة في هذا الشأن، ففي أعقاب أحداث 11 سبتمبر/أيلول التي تعرضت لها الولايات المتحدة عام 2001، كانت هذه الأخيرة موضوع انتقادات شديدة من قِبل منظمة العفو الدولية وعدد من المنظمات الحقوقية الدولية، بسبب الانتهاكات التي تعرض لها عدد من المهاجرين أو الأمريكيين من أصول عربية أو مسلمة بذريعة مكافحة «الإرهاب»[308]، و الأمر نفسه بالنسبة إلى عدد من الدول الغربية التي رفعت حينها شعار «حريات أقل من أجل أمن أفضل»[309] في خضم حملتها لمكافحة الإرهاب.

ويتعرض كثير من مبادئ القانون الدولي الإنساني للخرق خلال الكوارث والنزاعات والأزمات؛ ما يعقّد الكثير من هذه الأخيرة ويجعلها مفتوحة على الاحتمالات السيئة كلها، فمثلاً، ومع تطور النزاعات وتعقّدها لم يعد من السهل تصنيفها إلى نزاعات مسلحة دولية وأخرى غير دولية. كما أن الدفع المبالغ فيه بسيادة الدول، وبعدم التدخل في شؤونها الداخلية، بالإضافة إلى الهواجس

---

307. مصعب حبيب مرحوم الهاشمي، «دور القوانين والتشريعات الدولية والمحلية في مواجهة أزمات الكوارث»، مجلة العلوم الإنسانية، جامعة السودان للعلوم والتكنولوجيا، السودان، المجلد 18، (1)، 2017، ص 100.

308. انظر في ذلك: الولايات المتحدة الأمريكية، مذكرة إلى النائب العام الأمريكي، بواعث قلق منظمة العفو الدولية المتعلقة بالتحقيقات الجارية عقب أحداث 11 سبتمبر/ أيلول، منظمة العفو الدولية، وثيقة رقم AMR 51/170/2001، 1 نوفمبر/ تشرين الثاني 2001.

309. يراجع في هذا الخصوص: «بواعث قلق منظمة العفو الدولية في أوروبا، يوليو/ تموز- ديسمبر/ كانون الأول 2001»، منظمة العفو الدولية، 30 مايو/أيار 2002، على الرابط: https://bit.ly/3dVhH12

الأمنيـة التـي تطـرح في هـذا الإطـار، غالبـاً مـا يعرقـل السـبل الكفيلـة كلهـا بـإدارة عـدد مـن الأزمـات، أو الحـد مـن تطوراتهـا[310].

وممـا يعقـد الأمـر أكثـر أن مقتضيـات القانـون الدولـي لـم تشـهد تطـوراً ينسـجم مـع المتغيـرات الدوليـة المتسـارعة؛ مـا جعـل الكثيـر منهـا متجـاوزة، وغامضـة، وتفتـح هامشـاً واسـعاً أمـام عـدد مـن الـدول للتحايـل علـى الكثيـر منهـا، بـل والانحـراف في تفسـيرها وتكييفهـا خدمـة لمصالحهـا الضيقـة، فيمـا لا توجـد هنـاك رقابـة سياسـية أو قضائيـة علـى مختلـف الممارسـات والتأويـلات المنحرفـة لمقتضياتـه، ضمـن سـياق التعامـل مـع عـدد مـن التهديـدات والمخاطـر الراهنـة.

إن غمـوض قواعـد القانـون الدولـي، وعـدم تحديـد مقتضياتـه، لـم يسـهم في إضعـاف معياريتهـا القانونيـة فحسـب، بـل أدّت إلـى تحويـل إطارهـا الوظيفـي مـن مقتضيـات لحفـظ السـلام، إلـى عامـل مـن عوامـل تهديـده[311].

وهـو مـا أصبـح يفـرض تطويـر القانـون الدولـي وتجـاوز أزمتـه الراهنـة، وخصوصـاً علـى مسـتوى مـلء الفراغـات والحـد مـن التناقضـات والممارسـات المنحرفـة علـى المسـتوى الدولـي، بمـا يعـزز الموازنـة بيـن حمايـة السـيادة مـن جهـة، وحفـظ السـلم والأمـن الدولييـن مـن جهـة أخـرى.

كمـا يتطلـب الأمـر أيضـاً، إرسـاء قواعـد قانونيـة ملزمـة، تدعـم التنسـيق والتعـاون الدولييـن لمواجهـة الكـوارث والأزمـات بصـورة تضامنيـة، ومنـح مكانـة مهمـة وأساسـية للسـبل الوقائيـة ضمـن الآليـات المختلفـة لإدارة الأزمـات، بالنظـر إلـى كونهـا تسـتحضر البعـد الاسـتراتيجي في هـذا الخصـوص.

وعلاقـة بالأزمـات السياسـية والعسـكرية، أظهـر محـك الممارسـات أن القانـون الدولـي أضحـى في كثيـر مـن مقتضياتـه ومبادئـه متجـاوزاً، بفعـل المفارقـة الحاصلـة بيـن واقـع علاقـات دوليـة يطبعهـا التشـابك والتطـور بصـورة متسـارعة مـن جهـة، وقانـون دولـي جامـد لا يواكـب حجـم هـذه المتغيـرات وسـرعتها مـن جهـة أخـرى؛ مـا جعلـه عرضـة لتكييفـات منحرفـة أثـارت قلقـاً كبيـراً في أوسـاط عـدد مـن الـدول.

ورغـم الإشـكالات القانونيـة التـي تطرحهـا، فـإن اللجـوء إلـى القـوة بأشـكالها كلهـا مـازال يسـتأثر بمكانـة وازنـة ضمـن المقومـات اللازمـة لإدارة الأزمـات في هـذا الخصـوص، علـى المسـتويين الداخلـي والدولـي، وخاصـة عندمـا يتـم توظيفهـا علـى سـبيل تحقيـق الـردع[312].

---

310. كثيراً ما يحول تذرع بعض الدول بالسيادة دون وصول المساعدات الإنسانية أو تأخر وصولها إلى ضحايا الكوارث والنزاعات والأزمات.

311. يونس الغايسي، (2015-2016): تأثيـر عـدم التحديـد في القواعـد الدوليـة علـى السـلم والأمـن الدولييـن، أطروحـة لنيـل الدكتـوراه في القانـون العـام، غيـر منشـورة، جامعـة محمـد الخامـس، كليـة العلـوم القانونيـة والاقتصاديـة والاجتماعيـة، سـلا، المغـرب، ص 531.

312. يعني الردع تلك الإمكانية التي تقضي بامتلاك عناصر القوة وإظهارها للخصم بالصورة التي تجعله يتردد في الاعتداء.

وارتباطاً بالأمن الصحي، لاحظ بعضهم [313] أنه وبرغم التطور الكبير الذي عرفته القواعد القانونية المتعلقة بحماية الصحة العامة ومكافحة الأوبئة والأمراض العابرة للقارات والحدود الدولية، سواء على مستوى القواعد العالمية أو القواعد الإقليمية، فإنه لا يمكن الجزم اليوم بوجود قانون دولي عالمي متكامل للصحة العالمية، خاصة القواعد المتعلقة بحماية الصحة أثناء تفشي الأوبئة وانتشار الأمراض العابرة للقارات أو الأمراض المتنقلة.

فلا يخلو تطوير القانون الدولي من صعوبات جمّة، تطرحها سيطرة القوى الدولية المستفيدة من الوضع الراهن، على عدد من المؤسسات الدولية، وداخل الأجهزة التقريرية للأمم المتحدة (مجلس الأمن)، وعدم وجود إرادة سياسية حقيقية من قبل الدول الكبرى في هذا الإطار.

المطلب الثاني: إدارة الأزمات والكوارث في سياق القوانين الوطنية

على المستوى الداخلي، تلعب السلطة التشريعية دوراً مهماً في فترة الأزمات، من حيث توفير الأساس القانوني المؤطر لتحرك الفاعلين، ومراقبة ومواكبة السياسات الحكومية في هذا الخصوص، في سياق إدارة الأزمة ومتابعة تطوراتها وانعكاساتها المختلفة.

ولا تقل أهمية العمل التشريعي خلال فترات الأزمات والكوارث عن أداء باقي القطاعات الصحية والأمنية والتعليمية الأخرى، فوجود قوانين مواكبة يقلل كثيراً من حالة الارتباك والشك التي ترافق أداء الفاعلين خلال إدارة هذه اللحظات القاسية.

وتمثل التشريعات أهم الأدوات التي تتيح للحكومات توضيح مسؤوليات إدارة الكوارث والمخاطر، وضمان تحقيق الموارد المناسبة في المكان المناسب، والتصدي لعوامل الضعف الكاملة، وإشراك المجتمعات المحلية، والقطاع الخاص، في تقليل درجة تعرضها للكوارث والمخاطر [314].

كما تكتسي التشريعات المتعلقة بإدارة الأزمات والكوارث طابعاً خاصاً، الأمر الذي يفرض بلورتها بقدر من الدقة والرؤية المستقبلية، بصورة تجعلها قادرة على مواكبة التفاعلات والتطورات التي تحدث في هذه الأوقات العصيبة، وبهذا المعنى، فهذه النصوص القانونية يفترض أن تتعامل مع الأزمات في مراحلها المختلفة، سواء قبل حدوثها بترسيخ السبل الوقائية التي تمنع حدوثها أو تحدّ من تداعياتها وآثارها السلبية المحتملة في أقل الأحوال، وهذا ما لا يتأتى إلا باستيعاب المتغيرات

---

313. رشيد المرزكيوي، القانون الدولي للكوارث والأزمات الصحية، ضمن حالة الطوارئ الصحية: التدابير القانونية والاقتصادية والسياسية وأبعادها، (مؤلف جماعي)، تنسيق عبدالرحيم العلام، (المغرب: مركز تكامل، الكتاب الثاني، 2020)، ص 90

314. مصعب حبيب مرحوم الهاشمي، ص 82.

المجتمعية في أبعادها المختلفة، أو عند حدوثها (الأزمات)، بوضع تشريعات تدعم التعامل المرن مع هذه المحطات الصعبة والمعقدة، وسد الثغرات القائمة في هذا الشأن، وترك هامش من الحرية والسلطة التقديرية للتحرك المناسب والملائم، مع اعتماد الصرامة القانونية في مواجهة «تجار الأزمات» أو مستغلي الأوضاع الاستثنائية، وبما يسمح بإقرار الأمن والنظام العام أيضاً، ومنع خروج الأمور عن التحكم، علاوة على توفير الأساس اللازم لتحرك مختلف الفاعلين في إطار من السرعة والنجاعة والتكامل والمسؤولية.

وتستمر نجاعة القوانين إلى ما بعد انتهاء الأزمة، بتوفير الأساس الذي يضمن تحرك مختلف الفاعلين على طريق استخلاص الدروس والعبر، والاستفادة من الأزمة، وتعزيز سبل المرافعة والتشاركية في هذا الشأن أمام عدد من الفاعلين والشركاء.

فعادة ما تلجأ الدول إلى فرض حالة الطوارئ إبان فترات الأزمات والكوارث، وتقوم هذه الحالة على فرض أحكام عرفية أو استثنائية بموجب قانون طوارئ أو قوانين مؤقتة، تسحب صلاحيات من السلطات التشريعية وتسندها إلى السلطات التنفيذية، وتشمل هذه الحالة فرض قوانين تقيد حرية حركة التنقل، كما حدث في حالة أزمة «كورونا» التي شهدها العالم عام 2020.

وعموماً، فهي حالة يؤطرها القانون، تقوم على فتح المجال لعدد من السلطات لاتخاذ تدابير اقتصادية وأمنية واجتماعية، استثنائية، وغير مألوفة في الحالات العادية، كسبيل لتطويق الأزمات الاقتصادية والاجتماعية والكوارث الطبيعية عند حدوثها، ومنع حدوث ارتباكات من شأنها التأثير في الجهود التي تبذلها السلطات في هذا الخصوص. وهي حالة يفترض أن ترفع مع انتهاء الأزمة أو الكارثة.

وغالباً ما يقترن فرض حالة الطوارئ خلال فترات الأزمات، بتقييد عدد من الحقوق والحريات، حيث تتولى السلطة التنفيذية مهام وازنة في هذا الفترات، ما يطرح ضرورة الموازنة بين متطلبات تحقيق الأمن وتوفير شروط محاصرة الأزمات والكوارث من جهة، وحماية الحقوق والحريات من جهة أخرى.

ويلاحظ أنه أحياناً يطغى منطق القوة على مقتضيات القانون خلال إدارة الكوارث والأزمات، ما يعرض الحقوق والحريات للمصادرة؛ ذلك لأن الظروف التي تخلفها الكوارث والأزمات وإن كانت تقتضي في بعض الأحيان فرض حالة الطوارئ التي قد تحد من بعض الحريات والحقوق، في إطار المحافظة على الحق الأسمى والمتعلق بالحياة، فإن ذلك لا يعني التنكر للمعاهدات الدولية والتشريعات الوطنية ذات الصلة بحقوق الإنسان، بل إن التمسك باحترامهما، هو أحد العوامل المهمة

التي من شأنها المساهمة في إنجاح إدارة الأزمات الرئيسية أو تلك المتفرعة عنها، من خلال ضمان انخراط جميع مكونات المجتمع على طريق تحقيق هذا الرهان.

كما تؤكد الممارسات الدولية أثناء الكوارث والأزمات، أن عدم وجود ترسانة قانونية كافية وملائمة تدعم وصول المساعدات الدولية إلى المتضررين بقدر من المرونة والإنسانية[315]، يسهم في ارتفاع الخسائر وخروج الأمور عن نطاق السيطرة.

وتشير لجنة القانون الدولي التابعة للأمم المتحدة إلى أن كل دولة من واجبها الحد من مخاطر الكوارث باتخاذ التدابير اللازمة والمناسبة، بما في ذلك، عن طريق التشريعات والأنظمة، لمنع الكوارث والتخفيف من آثارها والتأهب لها[316].

ويمكن لملاءمة التشريعات الوطنية، مع مقتضيات القانون الدولي والاتفاقيات الدولية ذات الصلة، أن تسهم بشكل كبير في تعزيز النظم الوطنية لإدارة الأزمات والكوارث وتطويرها، بصورة تدعم مشروعية إدارة الأزمات.

وقد سبق للبرنامج الخاص بقوانين وقواعد ومبادئ الاستجابة الدولية للكوارث التابع للاتحاد الدولي لجمعيات الصليب الأحمر والهلال الأحمر، أن وضع عام 2007 مجموعة من المبادئ التوجيهية لتسهيل المساعدات الدولية للإغاثة والانتعاش الأولي وتنظيمها على الصعيد المحلي في حالات الكوارث[317].

وتضع القوانين الوطنية والدولية مجموعة من الآليات الكفيلة بإدارة الأزمات والكوارث، تتنوع من حيث طبيعة هذه الأخيرة، وقد شهدت هذه الضوابط تطوراً ملحوظاً، انسجاماً مع ما عرفته المجتمعات الداخلية والواقع الدولي من تغيرات، وتكون المعالجة التشريعية للأزمات بإجراءات وقائية تسبق الأزمات، وإجراءات وحلول لاحقة لوقوعها[318] كما ذكرنا سابقاً.

---

315. نشير إلى أنه من الضروري منح مبادئ حقوق الإنسان الأولوية أثناء تقديم المساعدة الإنسانية، وتشمل هذه المبادئ: العالمية، وعدم القابلية للتجزئة، والمشاركة والتشاور، وعدم التمييز، والمساءلة، والشفافية. انظر في ذلك، الأمم المتحدة، مجلس حقوق الإنسان: الدورة السابعة والعشرون، تقرير مرحلي عن التقرير القائم على البحث الذي تعده اللجنة الاستشارية لمجلس حقوق الإنسان، المرجع السابق، ص 10.

316. الأمم المتحدة: تقرير لجنة القانون الدولي الدورة السادسة والستون 2014، مرجع سابق، ص 144.

317. انظر في هذا الصدد: «شرح مسودة الإرشادات المتعلقة بتسهيل المساعدات الدولية للإغاثة والانتعاش الأولي وتنظيمها على الصعيد المحلي في حالات الكوارث»، الاتحاد الدولي لجمعيات الصليب الأحمر والهلال الأحمر، 26 أكتوبر/ تشرين الأول 2007، على الرابط: https://www.ifrc.org/PageFiles/41203/annotations-ar.pdf

318. مصطفى موسى، «دور القانون في إدارة الأزمات، النسور للمحاماة والاستشارات القانونية»، 20 يونيو/ حزيران 2020، على الرابط: https://bit.ly/3gOWp6O

إن إرساء «دولة الحـق والقانون» مدخـل كفيـل بتمتيـن أرضيـة التعامـل مـع الأزمـات والكوارث والحـد منهـا، خصوصـاً علـى مسـتوى التصدي بصرامـة لبعض الانحرافات التـي تظهـر في مثل هـذه الأوقـات، كمـا هـو الأمر بالنسـبة إلـى مظاهـر النهـب والسـرقة، وظهـور «تجـار الأزمـات» الذيـن يسـتغلون الأوضـاع لكسـب المزيد مـن الأربـاح وإثقال كاهـل المواطنيـن، عبـر الزيادة غير المشـروعة في أثمان المواد الأساسـية، ومختلف الخدمـات الاجتماعية والاقتصادية.

وعلـى العكس مـن ذلك؛ فتفشـي الفسـاد في الحيـاة العامة، والاسـتهتار بتطبيق القوانين وتنفيذهـا، يسـهم بشـكل ملحـوظ في تعميـق الجـرح والمعانـاة، ببـروز أزمـات فرعيـة أخـرى، تعقـد الأوضـاع الاقتصاديـة والاجتماعيـة والسياسية والنفسية، أكثر.

وتعـد العلاقـة بيـن العدالـة والأمـن مهمـة لفهم أسـباب التهديـدات الداخليـة والخارجيـة والتصدي لهـا، وهمـا بالفعـل وجهـان لعملـة واحـدة، فقـوة مؤسسـات العدالـة وأنظمتهـا لهـا مـن الأهميـة، فيمـا يتعلق بالحفـاظ علـى اسـتقرار البلـدان، مثلمـا للمؤسسـات والأنظمـة الأمنيـة. ولا يتأتـى لسـيادة القانون أن تترسـخ إلا مع توافـر هذيـن العنصريـن معاً[319].

وبمـرور الأيـام، وأمـام تنامـي هـذه المخاطـر المسـتجدة والعابـرة للحـدود، تتزايـد أهميـة التدابيـر الجماعيـة الدوليـة في مواجهـة هـذه التحديـات في إطـار مـن التنسـيق والتعـاون والتضامـن، فالجهـود الوطنيـة لمحاصـرة هـذه التهديـدات الجديـدة تظل غيـر ذات أهميـة أو جـدوى في غيـاب تنسـيق دولـي يواكبهـا ويعـزز مـن فاعليتهـا، في عالـم أضحـى مترابطـاً بشـبكة مـن المصالـح والخدمـات والعلاقـات المختلفة.

إن تنامـي الأزمـات والكوارث العالميـة وتمددهـا خـلال السـنوات الأخيـرة بصـورة تؤثـر سـلبياً في السـلم والأمـن الدولييـن ينبغي أن يدفـع دول العالـم إلـى تعزيـز فرص التعـاون، وتعزيـز الجهـود والمؤتمـرات والتشـريعات باتجـاه مزيـد مـن التضامـن والتنسـيق، وإلـى الاقتنـاع بالمصير الإنسـاني المشـترك لمواجهة هـذه المخاطـر الآخـذة في التطـور، والتـي تمثل تحديـاً حقيقيـاً يهـدد الحضـارة الإنسانية.

فالوعي بحجم المخاطر التي باتت تهدد العالم برمته، وبالتحولات التـي حدثت علـى مسـتوى توسـع وتطور مفهـوم السـلم والأمـن الدولييـن، وبالتحديـات التـي باتـت تواجه الإنسـانية جمعـاء، سـيشكل حتمـاً منطلقـاً أساسـياً لمواجهة مخاطـر مشـتركة، وهـو مـا يؤكده كثير من الباحثين والخبراء من تخصصات علمية مختلفة.

---

319. ليان مكاي: نحو ثقافـة سيادة القانـون، استكشاف الاستجابات الفعالـة للتحديـات القائمة أمام تطبيق العدالة، (واشنطن: معهد الولايات المتحدة للسلام، 2015)، ص 9.

فقد أصبح من الضروري أيضاً، وتحت وطأة التهديدات التي تفرزها الأزمات والكوارث، إعادة النظر في النظام الدولي لإدارة الأزمات، عبر إرساء سبل مستدامة ومتطورة، تقوم على تعزيز التعاون والتنسيق وتعبئة الموارد والإمكانيات البشرية والمادية والتقنية، وتبادل المعلومات والتقنيات والخبرات من أجل التعامل مع هذه التحديات.

كما أن التضامن الدولي المطلوب لكسب هذا الرهان ينبغي أن يكون ذا طابع مؤسساتي ودائم، وليس مرحلياً يبرز عند ظهور الأزمات والكوارث فقط، ولابد أن يكون مبنياً على تقديم الدعم والمساعدة للدول الضعيفة في إطار تعاون شمال - جنوب، وهو تعاون ينبغي ألا ينم في مضمونه عن عمل خيري أو إحساني بقدر ما ينبغي أن يحركه شعور بالمسؤولية لإرساء أمن إنساني عالمي مستدام.

الخاتمة

تقـوم تقنيـة إدارة الأزمـات في جـزء كبيـر منهـا عـلى منـع خـروج الأمـور عـن نطـاق السـيطرة، ومحاولـة التحكـم في الأوضـاع الصعبـة والقاسـية، بسـبل تمـزج بيـن العلـم والفـن، كـما تتأسـس أيضاً عـلى تحويـل الخطـر الناجـم عـن خلـل مـا أو مجموعـة أخطـاء، إلـى فـرص للإقـلاع والابتـكار، عبـر الاسـتفادة مـن الأخطـاء والهفـوات، واسـتحضار تجـارب الآخريـن في هذا الصـدد.

ورغـم الانعكاسـات السـلبية والمدمـرة أحيانـاً للكـوارث والأزمـات، فإنهـا تمثـل لحظـة للتأمـل والإبـداع في سـبيل تحصيـن المسـتقبل، والاسـتفادة مـن الأخطـاء والاختـلالات المطروحـة. وقـد اسـتطاعت الكثيـر مـن الـدول أن تسـتنبط الـدروس والعبـر منهـا؛ مـا جعلهـا تسـتأثر بمكانـة وازنـة ومحترمـة بيـن الأمـم.

فعـلى امتـداد التاريـخ البشـري، اسـتطاعت الكثيـر مـن الأمـم والشـعوب أن تتجـاوز محطـات صعبـة مـن تاريخهـا، سـواء تعلـق الأمـر بكـوارث طبيعيـة، أو أزمـات سياسـية أو أمنيـة أو اجتماعيـة أو اقتصاديـة، وحولتهـا إلـى مـا يشـبه لحظـات للتأمـل، وإطـلاق العنـان للإبـداع والاجتهـاد، مـا مكنهـا مـن تحقيـق الكثيـر مـن المنجـزات والمكتسـبات التاريخيـة في شـتى المجـالات العلميـة والعمليـة.

فأوروبـا التـي خرجـت مدمـرة إثـر حربيـن عالميتيـن كبيرتيـن، اسـتطاعت أن تراهـن عـلى المسـتقبل وتطـوي الكثيـر مـن خلافاتهـا، كـما كان لمسـارها في ترشـيد حكمهـا أثـر مهـم عـلى مسـتوى بنـاء المؤسسـات، والمسـاهمة في إدارة التنـوع والخلافـات بسـبل بنّـاءة، فيـما كان لخيـار التكتـل الاقتصادي الذي تجسـد في الاتحـاد الأوروبـي، أثـر ملحـوظ عـلى مسـتوى تشـبيك العلاقـات وتحصيـن المنطقـة مـن العـودة لخيـارات العنـف والمواجهـات العسـكرية كوسـائل لإدارة الخلافـات، وبذلـك قطعـت الـدول الأوروبيـة الكثيـر مـن الأشـواط، فيـما يتعلـق بتحقيـق التنميـة والرفاهيـة داخـل مجتمعاتهـا.

ورغـم أجـواء الرعـب التـي خلفتهـا أزمـة الصواريـخ الكوبيـة[320] عـام 1962 في أوج الحـرب البـاردة بيـن المعسـكرين الشـرقي بزعامـة الاتحـاد السـوفيتي (سـابقاً) والغربـي بزعامـة الولايـات المتحـدة الأمريكيـة، فـإن قطبـي الصـراع عـلى عهـد الرئيسـين «نيكيـتا خروتشـوف» و«جـون كينـدي» قـد تمكنـا مـن تحويلهـا إلـى فرصـة حقيقيـة لتعزيـز الحـوار بصـدد عـدد مـن القضايـا الاسـتراتيجية، فالطرفـان معـاً خرجـا منتصريـن، فقـد جنـب الاتحـاد السـوفيتي حليفتـه كوبـا مـن تدخـل عسـكري أمريكـي كان وشـيك الوقـوع،

---

320 . لمزيد من التفاصيل حول الموضوع، يراجع:

Allison Graham: Conceptual models and the Cuban Missile Crisis, The American Political Science Review, 1969, vol. lxiii, No 3, pp. 690-758.

ودفع الولايات المتحدة إلى سحب صواريخ «جوبتير» النووية من تركيا، أما الولايات المتحدة فنجحت من جانبها في إبعاد الصواريخ النووية عن محيطها في كوبا بنقلها نحو الأراضي السوفيتية، كما تم إحداث خط ساخن يتيح الاتصال بين «العظيمين» لمواجهة الأزمات في المستقبل، كما شكلت الأزمة محطة لإرساء محادثات جادة، أسفرت عن إبرام معاهدة حظر التجارب النووية عام 1963؛ ما وفر المناخ الإيجابي فيما بعد لإطلاق محادثات مهمة، أسهمت بشكل كبير في الحدّ من سباق التسلح بين الطرفين وتلطيف الأجواء الدولية.

وفي السياق نفسه، وقف العالم مشدوها أمام الكارثة النووية الكبرى، التي حدثت بتاريخ 26 إبريل 1986 في محطة «تشيرنوبيل» للطاقة النووية في شمال أوكرانيا التابعة للاتحاد السوفيتي سابقاً، إثر انفجار وقع في الوحدة الرابعة للمحطّة، نتيجة لمجموعة من الأخطاء البشرية، ما أسفر عن إغلاق المحطة نهائياً فيما بعد، وقد قدرت الخسائر الناجمة عن الأمر بأكثر من ثلاثة مليارات دولار.

ولم تتوقف آثار الكارثة عند من قضوا بسببها بشكل مباشر كالعمال والموظفين بالمنشأة، بل تعدى الأمر ذلك إلى عدد من طواقم عمال الإغاثة والطوارئ الذين هبّوا لإطفاء النيران الملتهبة، كما اضطر الكثير من سكان المناطق القريبة من الحادث إلى مغادرة مساكنهم، وعلاوة عن الأضرار البيئية للكارثة المتصلة بتلوث التربة والمياه والنباتات، فقد ظهرت الكثير من حالات السرطان والأمراض التنفسية.

وتشير بعض التقارير إلى أن الحادث تسبب في وفاة أكثر من ثمانية آلاف شخص، وفي اختفاء قرية بكاملها، فيما تم إجلاء سكان عدد كبير من القرى القريبة من موقع الكارثة (85 قرية في بلاروسيا، و31 قرية في روسيا، وأربع قرى بأوكرانيا).

ورغم قساوة الحادث، فقد قامت الأمم المتحدة منذ ذلك الحين بمجموعة من المبادرات والجهود للحدّ من آثار الكارثة، كما اعترف الاتحاد السوفيتي لاحقاً (عام 1990) بأهمية المساعدة الدولية والحاجة إليها، وقد تم استثمار الكارثة بشكل جيد في المرافعة بشأن تعزيز سلامة المنشآت النووية، وفي التنويه بأهمية المحافظة على البيئة والحدّ من الدمار الذي يطالها، وخاصة أن الإشعاعات النووية المتسربة تجاوزت حدود عدد من دول أوروبا، بصورة تبين معها أن التلوث لا يعترف بالحدود السياسية، وبأن تعزيز الحماية للبيئة يقتضي قدراً كبيراً من التنسيق والتعاون الدولي. كما أعلنت الجمعية العامة للأمم المتحدة، بموجب قرارها 71/125 والمؤرخ في 8 ديسمبر/كانون الأول 2016، اعتماد تاريخ 26 إبريل/ نيسان من كل عام مناسبة لإحياء ذكرى الكارثة انطلاقاً من عام 2017 [321].

---

321. «إرث كارثة تشيرنوبيل»، الأمم المتحدة، على الرابط: https://www.un.org/ar/observances/chernobyl-remembrance-day

أما اليابان التي تعرضت لقصف نووي أمريكي خلال الحرب العالمية الثانية، ما أدى إلى تدمير مدينتي ناجازاكي وهيروشيما، وبالرغم من الآلام التي عاشتها بعد خروجها منهزمة في هذه الحرب، ومن قلة الإمكانات الطاقية والطبيعية، فقد استطاعت أن تستثمر في أحد أهم أركان التنمية، ويتعلق الأمر بتأهيل العنصر البشري، في تجاوز ترسبات الماضي، ومواجهة الكوارث الطبيعية التي تعرفها البلاد من حين لآخر بقدر من الكفاءة، ما جعلها تحتل مكانة متميزة على مستويات عدة في عالم اليوم.

كما شكلت الأوبئة التي واجهت الإنسانية محطة لطرح اكتشافات هائلة مكنت من إحداث بنية تحتية متطورة وصناعة أدوية ولقاحات كان لها الفضل في محاصرة العديد من الأمراض، والتخفيف من وطأة الأزمات والكوارث الطبيعية.

إذ تشير الدراسات التاريخية إلى أن العالم «إسحاق نيوتن» الذي كان يدرس في جامعة «كامبريدج» البريطانية، اضطر إلى مغادرة لندن إثر تفشي الطاعون فيها عام 1665 نحو الأرياف ليكتشف قانون الجاذبية، محولاً بذلك ظروف الأزمة والمعاناة إلى فرصة للإبداع والابتكار.

إن حدوث الكوارث والأزمات على المستويات الداخلية والدولية أمر طبيعي، بل وصحي أحياناً، فبرغم الخسائر والأضرار التي تخلفها، فإنها تدعم التطور والبحث عن السبل الكفيلة بتجاوز المشكلات والعوامل التي تغذيها، لاستثمارها في المستقبل عبر سبل علمية تقوم على التقصي وجمع المعلومات الدقيقة وتحليلها.

إن الأزمات والكوارث تمثل عدواً حقيقياً يواجه الدول والمجتمعات كلها، وهي محطات تقتضي طي الخلافات، ونبذ الصراعات الأيديولوجية والمصلحية في سبيل تكثيف الجهود والإمكانيات للحد من تداعياتها على المستويين الوطني والدولي. إنها فرصة لتقييم الأوضاع ومراجعة الحسابات واستخلاص الدروس، بصورة تدعم حماية الإنسان وتأمين محيطه، وتجاوز حالات الارتباك والذهول التي ترافق ظهورها، عبر توفير عدد من الخيارات مسبقاً.

كما تسهم الأزمات والكوارث في إظهار القيم النبيلة التي تختزنها المجتمعات من مواطنة وتضامن وتآزر وتعاون، وتسمح بكشف الكثير من السلوكيات السيئة لبعض الفئات التي تستغل ظروف هذه اللحظات القاسية لأجل تحقيق الأرباح والمصالح الخاصة على حساب المعاناة الإنسانية أيضاً.

لقد تنامت التهديدات والمخاطر في عالم اليوم، سواء تعلق الأمر بتلك التي تطال البيئة بمكوناتها كلها بفعل النشاطات غير العقلانية للإنسان، أو نتيجة لنشاط الجماعات المسلحة التي أصبحت تطرح تحدياً بالنسبة إلى السلم والأمن الدوليين، أو فيما يتصل بالكوارث الطبيعية التي تسببها الأعاصير والزلازل والفيضانات، أو فيما يرتبط بالأوبئة والأمراض العابرة للحدود.

ورغم الإشكالات المطروحة ﰲ هذا الصدد، فإن كثيراً من الدول المتقدمة قد تمكنت من تقليل كلفة الأزمات والكوارث بشكل كبير، اعتماداً على تبنّي أساليب علمية متطورة لإدارة الأزمات والكوارث، وهـو مـا يمثل تجارب متميزة جديرة بالاقتداء.

ووعياً منها بأهمية إدارة الأزمات وانعكاساتها الإيجابية المباشرة على جهود التنمية، أولت دول كثيرة عناية خاصة لهذا الأسلوب، عبر تأسيس المراكز والمختبرات العلمية ذات الصلة، وتشجيع البحث العلمـي ﰲ هذا الخصوص، علاوة على تكوين الأطر الإدارية والتقنية، وتوفير التشريعات القانونية والمنظومة التقنية اللازمتين لاشتغال الفاعلين المعنيين بالأمر، ﰲ إطار من المرونة والفاعلية، وأصبح مـن المألـوف ﰲ الـدول المتقدمـة وجـود أقسـام لرصـد الكوارث والطوارئ والأزمـات ومواكبتهـا داخـل مختلف المؤسسات التابعة للقطاعين العام والخاص، على شـاكلة باقـي الأقسـام المعهودة، والمتصلـة بالعلاقات العامة والشـؤون التقنية، والمالية وقضايا الموظفين.

إن استحضار التجارب المقارنة خاصة داخل الـدول التي بلورت تدابير واجتهادات ﰲ هـذا الصـدد، كمـا هـو الأمـر بالنسـبة إلى الولايـات المتحـدة الأمريكيـة واليابان، مدخـل مهم لتطويـر النظم المتصلة بمواجهة مختلف المخاطر والكوارث والأزمات بأقل كلفة، والاستفادة من الـدروس التي تحققت من خـلال هـذه التجـارب دون عنـاء. وتقدم اليابان تجربة رائـدة على مسـتوى التعامـل الأفقـي والعمودي، مـع الأزمـات والكوارث، بحكم مـرور البـلاد بعـدد مـن الـزلازل والأعاصيـر والفيضانات التـي اسـتقت منها دروسـاً وعبـراً مفيدة، وهـي تجربـة مهمـة تقـوم ﰲ جزء كبير منها على تقريب الإدارة من السكان، عبـر تطويـر كفـاءة المعنيين مباشـرة بالكوارث والأزمـات.

ويمكن لترسـيخ إدارة الأزمات والكوارث عن قرب أن يسـهم بشكل كبير ﰲ هذا الخصوص، ذلك أن مشاركة أصحاب المصلحة ﰲ الحدّ مـن مخاطر الكوارث وبناء القدرة على الصمود لا يسـاعد فقط ﰲ تحديد أوجه قابليـة التضرر وعوامل الخطـر والأولويات، بـل سيسـاعد كذلك ﰲ تمكين المجتمـع واكتسـابه الإحسـاس بالملكية[322].

ويسـهم توظيف التكنولوجيا الحديثة بشكل كبير ﰲ تعزيز هذه السـبل على مسـتوى الإنذار المبكر والاستشـعار عـن بُعـد، والتواصـل إبـان الكوارث والأزمـات، سـواء بيـن مكونـات طاقـم خليـة إدارة الأزمـة، أو ﰲ علاقتها بصانعـي القـرار، أو ﰲ اتجـاه المجتمع. فأمام تصاعد خطورة الأزمات ﰲ عالم اليوم، وتجـاوزاً للمفاجـآت التـي عـادة مـا تربـك صانعـي القـرار، أصبـح مـن الـلازم إحـداث مراصـد دوليـة

---

322. مكتـب الأمـم المتحـدة للحـد مـن مخاطـر الكوارث، تمكيـن المـدن مـن القـدرة على الصمـود، دليـل قيـادات الحكومـات المحليـة، المرجـع السـابق، ص 24.

ووطنيـة، تعنى بالموضوع مـن حيث تعزيز الأبحـاث والدراسـات ﭬﻲ هـذا الخصـوص، وإرسـاء نظم دوليـة موحدة ومنسقة لجمـع المعلومـات وللإنـذار المبكـر والاستشـعار عـن بعـد، كمـا أصبـح مـن الضـروري اعتمـاد أنمـاط حديثة للإدارة تعتمـد الحوكمـة كأسلوب استراتيجي ﭬﻲ هـذا الخصـوص.

إن توفيـر البنـى التحتيـة مـن طـرق وقناطر وسـدود، وأنفـاق وشبكات متطورة للاتصـال، ومستشفيات، وإعداد أطقم إدارية مدربة، وتشجيع البحث العلمـي، واستحضار مخرجاته مـن قبل صانعـي القرار، تشكل كلها عوامل ذات مقومـات أساسية لمواجهة هـذه المحطات الصعبة بقدر مـن الجاهزية، كمـا أن إرسـاء تنشئـة اجتماعيـة تقودهـا مختلف القنوات داخل المجتمـع، مـن مؤسسات تعليميـة وإعلاميـة ومجتمـع مدنـي، باتجاه نشـر ثقافة تبـرز كيفيـة التعامـل مـع الكـوارث والأزمات وترسيخها ﭬﻲ أوسـاط المجتمـع وبيـن صانعـي القرار، يعـد عنصـراً أساسيـاً ضمن هـذه المقومـات الكفيلـة بتطوير منظومـة إدارة الأزمات بشكل عام. فيما تمثل التنميـة المستدامة مدخلاً مهمـاً لتعبئة الإمكانيات المتاحة كلها، لكسب هـذا الرهـان وقائيـاً وعلاجيـاً.

كمـا لا تخفى أهميـة الاستثمار ﭬﻲ مجـال الحـد مـن الأزمـات والكـوارث، واستحضار الأمـر ضمـن أولويات السياسات العمومية وﭬﻲ مختلف المخططات المرتبطـة بها، واستثمار البحث العلمي ﭬﻲ تطوير المـوارد الطبيعيـة، ومواجهـة الأخطـار كلهـا التـي تهددهـا.

وينبغـي كذلك، تطويـر الإمكانيـات والسّبل الكفيلـة بإرسـاء استجابة فعالة بالنسبة إلى المعنييـن بإدارة الأزمات والكـوارث، إضافة إلـى الانخـراط الجـادّ ضمـن الجهـود الإقليميـة والدوليـة المتخذة، والحـرص علـى تبـادل الخبـرات والتجـارب والمعلومـات ﭬﻲ هـذا الإطـار.

إن الأمـر يتطلـب أيضـاً تجـاوز منطـق ردّ الفعـل ﭬﻲ التفاعـل مـع الأزمـات، إلـى اعتمـاد أسلـوب استراتيجي مبنـي علـى نمـط إداري تشـاركي حديـث، يتجـاوز الأساليب التقليديـة المفرطـة ﭬﻲ المركزيـة والانغـلاق والتسـرع.

ومن جهـة أخرى يفرض تزايد العبء الذي تطرحه الكثير مـن الأزمات والمخاطر العابرة للحدود؛ كالأمراض الخطيرة المتنقلـة، والإرهـاب، والهجرة القسرية، وتلوث البيئة، انخراط الدول الكبرى بكل مسؤولية وجدّية ﭬﻲ بلورة تعاون إقليمي ودولي، يدعم التعامل مع هذه الإشكالات بسبل شمولية ومستدامة.

كمـا أنه لا يمكن لهـذه التدابيـر والإجراءات أن تحقـق أهدافهـا ﭬﻲ هـذا الشـأن، إلا مـن خـلال نهـج قـدر مـن التنسيق والتناغـم ﭬﻲ الأداء بيـن الحكومـات والمصالح الإدارية المختصة، والجماعات المحليـة، والمجتمع المدنـي والقطاع الخاص، والمنظمـات الدولية المهتمـة بالموضوع.

ورغم الجهود التي تبذلها بعض الدول العربية في هذا الصدد، فإن الوضع العام يحيل إلى وجود قصور واضح في هذا الخصوص، رغم التجارب القاسية التي مرت بها الكثير من دول المنطقة، ورغم تزايد المخاطر العابرة للحدود على امتداد عدد من دولها، فإن الكوارث الطبيعية كالزلازل والبراكين والفيضانات والسيول والحرائق مازالت تخلّف الكثير من الضحايا في غياب تدابير وقائية فعالة في هذا الشأن، فيما تتكاثر الأزمات السياسية والاجتماعية والاقتصادية حتى العسكرية داخل عدد من الدول، دون القدرة على وقفها أو حتى الحد من تداعياتها المختلفة التي تتمدد بشكل ملحوظ.

كما تشير كثير من التقارير والمعطيات الإحصائية إلى التداعيات الكارثية لعدد من القرارات الارتجالية التي اتخذتها بعض الدول في المنطقة العربية إبان الأزمات، بسبب المركزية المفرطة، وغياب منظومة متكاملة لإدارة الأزمات، وعدم تشجيع مراكز البحث العلمي والاستئناس بمخرجاتها في هذا الشأن؛ ما أدخل هذه الدول والمنطقة برمتها في متاهات من الصراعات والأزمات المتلاحقة.

ومع التداعيات المختلفة التي باتت تخلفها هذه الأزمات على امتداد خريطة المنطقة العربية، أصبحت الحاجة ملحة أكثر من أي وقت مضى إلى إحداث منظومة عصرية ومتطورة لإدارة الكوارث والأزمات في إطار من التعاون والتنسيق، بصورة تأخذ في الاعتبار خصوصية هذه المناطق اجتماعياً وجغرافياً واستراتيجياً، مع الانفتاح على تجارب دولية رائدة في هذا المجال، وبصورة تدعم جهود صانعي القرارات في كسب رهانات التنمية المستدامة.

وتقدم الأزمات والكوارث فرصاً عديدة تختلف بحسب طبيعة هذه الأحداث وحدتها ومداها والفضاءات التي تندلع فيها والظروف التي ترافقها. ورغم أهمية المداخل التي تطرقنا إليها كسبيل لتجويد عملية إدارة الأزمات والكوارث، وبالنظر إلى دينامية هذه الأخيرة وتطوراتها المستمرة، فهي تظل (عملية إدارة الأزمات) بحاجة إلى إرساء اجتهادات مستمرة، تدعم الخروج من الأوضاع المأزومة والكارثية بأقل كلفة، بل، ودروس أكبر كفيلة بكسب مجموعة من الخبرات والتجارب الداعمة للتنمية وتعزيز الأمن الإن[...]، اني.

وخلاصة القول، إن تحويل الأزمات والكوارث إلى فرص في عالم اليوم، الذي ضاقت فيه الحدود والهوامش بين ما هو وطني وما هو دولي، هو رهان لا يتأتى بمحض الصدفة أو باعتماد ردود فعل آنية وسبل تقليدية ومتجاوزة، بل هو نتاج طبيعي للخطط الاستراتيجية المتبعة، وللتدابير التشاركية المتخذة، وإطلاق العنان للإبداع والابتكار، وتوظيف كل الإمكانيات المتاحة بشكل جيد.

إن تحقيق هذا الهدف (تحويل الأزمات والكوارث إلى فرص) يظل أيضاً رهين إرساء إدارة مستدامة تعتمد الحوكمة وتوظف العلوم الحديثة والتكنولوجيا في هذا الصدد. كما يفرض الأمر الاقتناع بأن التدابير والجهود الداخلية للدول – مهما بلغت أهميتها في هذا الخصوص أو توافرت لها الكفاءات البشرية والإمكانيات المالية والتقنية والإدارية – تظل بحاجة إلى تعاون وتنسيق دائمين على المستويين الإقليمي والدولي.

قائمة المراجع

أولاً: باللغة العربية

1. الكتب

– الحريري، محمد سرور. إدارة الأزمات الاقتصادية وطرق حل المشاكل الإدارية، (عمان، دار الحامد للنشر والتوزيع، 2012).

– الحوات، علي. التنمية البشرية في عالم متغير، دراسات في المجتمع الليبي، الطبعة الثانية (طرابلس: الجامعة المغاربية، 2012).

– الحوات، علي. العنف والإرهاب، تحليل اجتماعي، (طرابلس: منشورات المركز القومي للبحوث والدراسات العلمية، 2018).

– الخزرجي. ثامر كامل، العلاقات السياسية الدولية واستراتيجية إدارة الأزمات، (عمان: دار مجدلاوي للنشر والتوزيع، 2005).

– الخلف، موسى. العصر الجينومي. استراتيجية المستقبل البشري، سلسلة عالم المعرفة، العدد 294، (الكويت: المجلس الوطني للثقافة والفنون والآداب، يوليو/ تموز 2003).

– السعيد أحمد. أشرف، تكنولوجيا المعلومات وإدارة الأزمات، (القاهرة: دار النهضة العربية للنشر والتوزيع، 2013).

– العلام، عبدالرحيم وآخرون. حالة الطوارئ الصحية: التدابير القانونية والاقتصادية والسياسية وأبعادها، (مؤلف جماعي)، (المغرب: مركز تكامل، 2020).

– القرني. أحمد ضيف الله، نحو عقل استراتيجي جديد، (الرياض: المعهد الدولي للدراسات الإيرانية، 2018).

– المناعي، ناهد وآخرون. الدساتير والقطاع الأمني في مرحلة ما بعد 2011، (عمل جماعي)، (تونس: المنظمة العربية للقانون الدستوري، د. ت).

– المناور، فيصل والعلبان، منى. التجربة الماليزية في إدارة الأزمات، مقاربة في الاقتصاد السياسي، سلسلة دراسات تنموية، العدد 59، (الكويت: المعهد العربي للتخطيط، إبريل/ نيسان 2018).

– الهيتي، عماد عبدالرحمن. والوحيشي، عبدالسلام أحمد. الاستشعار عن بُعد، المبادئ والتطبيقات، (ليبيا: منشورات جامعة ناصر الأممية، 2005).

– بن غربي، ميلود. مستقبل الأمم المتحدة في ظل العولمة، (بيروت: منشورات الحلبي الحقوقية، 2008).

– حركات، محمد. مفارقات حكامة الدولة في البلدان العربية، (المغرب: اكسيس ديزاين، 2018).

– دياب، شبيب. سوسيولوجيا النزاعات، (بيروت: ديموغرافيا، 2007).

– رجب، شهدي. التفكير الاستراتيجي والخروج من الأزمة، قليوب (مصر)، مطابع الأهرام التجارية، 2013).

– سبيلا، محمد. والهرموزي، نوح وآخرون. موسوعة المفاهيم الأساسية في العلوم الإنسانية والفلسفية، (ميلانو – الرباط: منشورات المتوسط – المركز العربي للأبحاث والدراسات الإنسانية، 2017).

– سلامة علي، جمال. تحليل العلاقات الدولية، دراسة في إدارة الصراع الدولي (القاهرة: دار النهضة العربية، 2013).

– شكراني، الحسين وخالص، عبدالرحيم (تنسيق). الإنسان والبيئة، رهانات الصراع المستدام من أجل البقاء، (مؤلف جماعي)، (المغرب: المرصد المغربي للأجيال المقبلة، 2019).

– عرفة أمين، خديجة. الحماية المدنية والأمن الإنساني، (الرياض: دار جامعة نايف للنشر، 2019).

– عميمر، نعيمة. دمقرطة الأمم المتحدة (الجزائر: المؤسسة الجامعية للدراسات والنشر والتوزيع، 2007).

– فاغان. براين، الصيف الطويل، دور المناخ في تغيير الحضارة، ترجمة مصطفى فهمي، سلسلة عالم المعرفة، العدد 340،(الكويت:المجلس الوطني للثقافة والفنون والآداب، يونيو/ حزيران 2007).

– فالرشتاين. إيمانويل، نهاية العالم كما نعرفه، نحو علم اجتماعي للقرن الحادي والعشرين، ترجمة فايز الصباغ، (المنامة: هيئة البحرين للثقافة والآثار، 2017).

– فهمي. أحمد، هندسة الجمهور، كيف تغير وسائل الإعلام الأفكار والتصرفات؟ (الرياض: مركز البيان للبحوث والدراسات، 1436 هـ).

– فيدرين، هوبير. وبونيفاس، باسكال. أطلس الأزمات والنزاعات، تعريب أنطوان إ. الهاشم، (بيروت: عويدات للنشر والطباعة، 2011).

– قوجلي، سيد أحمد. الدراسات الأمنية النقدية، مقاربات جديدة لإعادة تعريف الأمن، (الأردن: المركز العلمي للدراسات السياسية، 2014).

– كرار. أحمد، الجغرافية الاقتصادية، سلسلة الكتب، العدد 26، (مراكش: منشورات كلية العلوم القانونية والاقتصادية والاجتماعية، سنة 2002).

– كولار، دانيال، العلاقات الدولية، ترجمة خضر خضر، الطبعة الثانية (بيروت: دار الطليعة، 1980).

– لكريني، إدريس، إدارة الأزمات في عالم متغير: المفهوم والمقومات والوسائل والتحديات، (الأردن: المركز العلمي للدراسات السياسية، 2010).

– لكريني، إدريس (تنسيق). الهجرة في حوض المتوسط وحقوق الإنسان (مؤلف جماعي)، (المغرب: منشورات منظمة العمل المغاربي، 2018).

– لوينشتاين. أنتوني، رأسمالية الكوارث، كيف تجني الحكومات والشركات العالمية أرباحاً طائلة من ويلات الحروب ومصائب البشرية؟ ترجمة أحمد عبدالحميد، سلسلة عالم المعرفة، العدد 478 (الكويت: المجلس الوطني للثقافة والفنون والآداب، نوفمبر/ تشرين الثاني 2019).

– ليوتهلد، آرنولد وآخرون. الحكامة الأمنية أو إصلاح قطاع الأمن على ضوء توصيات هيئة الإنصاف والمصالحة، (المغرب: المركز الدولي للعدالة الانتقالية، ومركز دراسات حقوق الإنسان والديمقراطية، ومركز جنيف للرقابة الديمقراطية على القوات المسلحة، أشغال ندوة بالرباط، 09 – 10 إبريل/ نيسان 2008).

– معوض، علي جلال. مفهوم القوة الناعمة وتحليل السياسة الخارجية، (الإسكندرية: مكتبة الإسكندرية مركز الدراسات الاستراتيجية، 2019).

– مكاي، ليان. نحو ثقافة سيادة القانون، استكشاف الاستجابات الفعالة للتحديات القائمة أمام تطبيق العدالة والأمن (دليل عملي)، (واشنطن: معهد الولايات المتحدة للسلام، 2015).

– منظمة الصحة العالمية بالتعاون مع رابطة جمعيات الهلال الأحمر والصليب الأحمر، مواجهة الكوارث الطبيعية: دور المجتمع والعاملين الصحيين المحليين، (الإسكندرية: المكتب الإقليمي لشرق البحر المتوسط – منظمة الصحة العالمية، 1990).

– موران. إدغار، في مفهوم الأزمة، ترجمة بديعة بوليلة، (بيروت، دار الساقي، 2018).

– هيكل. فتوح، عالم ما بعد «كوفيد – 19»، حدود التغيير المحتمل في النظام العالمي، اتجاهات استراتيجية العدد 2 (أبوظبي: مركز تريندز للبحوث والاستشارات، 2020).

– هينروتين، جوزيف وآخرون. حرب واستراتيجية، نهوج ومفاهيم (الجزء الثاني)، ترجمة أيمن منير، سلسلة عالم المعرفة، العدد 473، (الكويت: المجلس الوطني للثقافة والفنون والآداب، يونيو/ حزيران 2019).

– ومور، كريستوفر. عملية الوساطة، استراتيجيات عملية لحل النزاعات، ترجمة فؤاد سروجي، (عمان: الأهلية للنشر والتوزيع، 2007).

2. المجلات

– إبراهيم بن عبدالعزيز إبراهيم اللحيدان: «دور المؤشرات الرئيسية في الإنذار المبكر للأزمات»، المجلة الدولية لأبحاث الأزمات، جامعة نايف العربية للعلوم الأمنية، الرياض، المجلد 1، العدد التعريفي، 2017.

– إدريس لكريني، «دور المعلومات والاتصال في إدارة الأزمات الدولية»، مجلة رؤى استراتيجية، مركز الإمارات للدراسات والبحوث الاستراتيجية، الإمارات العربية المتحدة، العدد 5، يناير/ كانون الثاني 2014.

– بن لعربي يحيى: «دور الاتصال في إدارة الأزمات»، مجلة الأكاديمية للدراسات الاجتماعية والإنسانية، قسم العلوم الاجتماعية، جامعة حسيبة بن بوعلي، الشلف، الجزائر، العدد 15، يناير/ كانون الثاني 2016.

– جراية الصادق: «تحولات مفهوم الأمن في ظل التهديدات الدولية الجديدة»، مجلة العلوم القانونية والسياسية، كلية الحقوق والعلوم السياسية، جامعة الشهيد حمّة لخضر، الوادي، الجزائر، العدد 8، يناير/ كانون الثاني 2014.

– حسين قادري ومختار جلولي: «معالجة الصحافة الجزائرية الخاصة للأزمات الداخلية، أزمة غرداية أنموذجاً»، مجلة دفاتر السياسة والقانون، الجزائر، العدد 13، يونيو/ حزيران 2015.

– حيتالة معمر: «إلزامية التأمين ضد الكوارث الطبيعية في القانون الجزائري»، مجلة البحوث القانونية والسياسية، جامعة سعيدة، الدكتور مولاي الطاهر، الجزائر، العدد 2، 2014.

– زيتوني طارق: «حول فاعلية التأمين عن الكوارث الطبيعية في القانون الجزائري»، مجلة الدراسات القانونية والسياسية، الجزائر، العدد 06، يونيو/ حزيران 2017.

- سامح راشد: «تفضيل القوة، تغير أدوات الصراعات الإقليمية»، مجلة شؤون عربية، الأمانة العامة لجامعة الدول العربية، القاهرة، العدد 163، خريف 2015.

- صالح زياني: «تحديات إصلاح القطاع الأمني في البلدان المغاربية، من «الأمنوقراطية» إلى احترام الخصوصية»، مجلة الدراسات السياسية والاجتماعية، المغرب، سلسلة ندوات ومنتديات، العدد 2، 2015.

- عبد الناصر علك حافظ: «أثر الحوكمة في معالجة الأزمات التنظيمية، دراسة استطلاعية في الشركة العامة للسكة الحديدية»، مجلة كلية بغداد للعلوم الاقتصادية الجامعة، العدد 42، 2014.

- عزة أحمد عبدالله: «تطبيقات الاستشعار عن بُعد في إدارة الأزمات والكوارث»، مجلة كلية التدريب والتنمية، مصر، العدد 11، 2005.

- فيصل بن معيض القحطاني، «استراتيجيات إدارة الأزمة في القرن الحادي والعشرين، دراسة وصفية تحليلية لاستخدامات الشبكات الاجتماعية الحديثة»، المجلة العربية للدراسات الأمنية، جامعة نايف العربية للعلوم الأمنية، المملكة العربية السعودية، المجلد 28، العدد 55، بتاريخ 30 يونيو/ حزيران 2012.

- محمد إبراهيم منصور: «الدراسات المستقبلية، ماهيتها وأهمية توطينها عربياً»، مجلة المستقبل العربي، مركز دراسات الوحدة العربية، بيروت، العدد 416، أكتوبر/ تشرين الأول 2013.

- محمود شمال حسن: «الخطاب التربوي وإشكالية تشكيل السلوك»، مجلة شؤون عربية، الأمانة العامة لجامعة الدول العربية، القاهرة، العدد 115، خريف 2003.

- مصعب حبيب مرحوم الهاشمي: «دور القوانين والتشريعات الدولية والمحلية في مواجهة أزمات الكوارث»، مجلة العلوم الإنسانية، جامعة السودان للعلوم والتكنولوجيا، السودان، المجلد 18، (1)، 2017.

- معتز سلمان عبدالرزاق، «إدارة الأزمات ونظم المعلومات مديات التأثير والفاعلية، دراسة تطبيقية في عدد من الشركات السياحية المدرجة في سوق المال العراقي»، مجلة كلية بغداد للعلوم الاقتصادية الجامعة، العدد 28، 2011.

- معتصم زكي السنوي: «التحديات الجديدة أمام الدول العربية في عصر الاتصالات الحديثة»، مجلة شؤون عربية، الأمانة العامة لجامعة الدول العربية، القاهرة، العدد 131، خريف 2007.

- مولاي الحسن تمازي، «مكافحة الإرهاب بين المقاربة الأمنية وخطاب القيم الإنسانية»، مجلة الدراسات السياسية والاجتماعية، منشورات حوارات، المغرب، العدد 05، 2018.

- نسرين عبدالله بدوي الجبوري، وعبدالوهاب عبدالفتاح عبدالوهاب الألوسي: «دور التخطيط الاستراتيجي في إدارة الأزمات»، مجلة الفنون والأدب وعلوم الإنسانيات والاجتماع (JALHSS)، كلية الإمارات للعلوم التربوية، دبي، العدد 24، مايو/ أيار 2018.

- نظام جبار طالب وطيبة حبيب ظاهر: «المسؤولية الاجتماعية للشركات الأجنبية تحت مظلة الاتفاقات الإدارية الدولية، دراسة تحليلية»، مجلة المستنصرية للدراسات العربية والدولية، مركز المستنصرية للدراسات العربية والدولية، العراق، العدد 59، المجلد 59، 2017.

3. الأطاريح والرسائل الجامعية

– بوزيـاني زبيـدة. (2013 – 2014). القيـادة والاتصـال ﭼ المؤسسـة الصناعيـة الجزائرية: مؤسسـة SOITEX بتلمسان أنموذجاً، دراسة أنثروبولوجية، أطروحة لنيل شهادة الدكتوراه ﭼ الأنثروبولوجيا، غير منشورة، جامعة أبي بكر بلقايد، كلية العلوم الإنسانية والعلوم الاجتماعية، تلمسان، الجزائر.

– عبدالسلام مرابط. (2018 – 2019). الأمـن الصحـي ﭼ العلاقـات الدوليـة، بـين الضـرورة الإنسانية والرهانات التجارية، مذكرة مقدمة لنيل الماجستير ﭼ العلوم السياسية، غير منشورة، جامعة 08 مـاي 45–قالمـة، كلية الحقوق والعلوم السياسية، قسم العلوم السياسية، الجزائر.

– عبدالعلي المتوكل. (2017 – 2018). مسـاهمة التكنولوجيا المعلوماتية ﭼ تطويـر المـوارد البشـرية، جامعة القاضـي عياض أنموذجاً، أطروحة لنيل الدكتوراه، غير منشورة، كلية الآداب والعلوم الإنسـانية، جامعة القاضـي عياض، مراكش، المغرب.

– فاطمـة الزهـراء التلـوت. (2016 – 2017). التهديدات العالميـة الجديدة للأمن الإنسـاني ﭼ المنطقة العربية، أطروحة لنيل الدكتوراه ﭼ القانون العام والعلوم السياسية، غير منشورة، جامعة محمد الخامس، كلية العلوم القانونية والاقتصادية والاجتماعية، سـلا، المغرب.

– مليكـة الزخنيني. (2017 – 2018). النظام الدولي الراهن وإشكالية ضمان الأمن الدولي، أطروحة لنيل الدكتوراه ﭼ القانون العام والعلوم السياسية، غير منشورة، جامعة الحسن الثاني بالدار البيضاء، المغرب.

– هامـل مهديـة. (2008 – 2009). اتصـال الأزمـة ﭼ المؤسسـة الجزائريـة، دراسـة حـالات لوحدات مـن المؤسسـات الصناعيـة والخدميـة، أطروحة لنيل الدكتوراه، غير منشورة، فـرع تنمية وتسـيير المـوارد البشـرية، كلية العلوم الإنسـانية والعلوم الاجتماعية، قسم الاجتماع، جامعة منتوري، قسنطينة، الجزائر.

– يونس الغايسي. (2015 – 2016). تأثير عدم التحديد ﭼ القواعد الدولية على السلم والأمن الدوليين، أطروحة لنيل الدكتوراه ﭼ القانون العام، غير منشورة، جامعة محمد الخامس، كلية العلوم القانونية والاقتصادية والاجتماعية، سـلا، المغرب.

4. التقارير والوثائق

– إدارة مخاطر الظواهـر المتطرفة والكوارث للنهوض بعملية التكيف مـع تغير المنـاخ، ملخص لمقرري السياسـات، تقرير الفريقين العاملين الأول والثاني، التابعـين للهيئة الحكومية الدولية المعنية بتغير المناخ، 2009، الهيئة الحكومية الدولية المعنية بتغير المنـاخ، جنيف، سويسرا (نسخة إلكترونية).

– الاتحاد الأفريقـي: الإطار المُنَقَّح لسياسـة الهجـرة ﭼ أفريقيـا وخطـة العمـل (2018 – 2027) نسخة إلكترونيـة.

– الاتحاد الدولي لجمعيـات الصليب الأحمر والهـلال الأحمر، دليل لتعميم الحد مـن مخاطـر الكوارث والتكيف مـع التغير المناخي، جنيف، 2013.

– الاتحـاد الدولـي للاتصالات، قطـاع تنمية الاتصالات، لجنة الدراسـات 2: استعمال الاتصالات/ تكنولوجيا المعلومـات والاتصـالات مـن أجل التأهـب للكوارث والتخفيف مـن آثارها والتصدي لهـا، (تقريـر 2014 – 2017).

– الاتحـاد الدولـي للجمعيـات الصليـب الأحمـر والهـلال الأحمـر، شـرح مسـودة الإرشـادات المتعلقة بتسـهيل وتنظيـم المسـاعدات الدوليـة للإغاثة والانتعـاش الأولي على الصعيـد المحلي في حالات الكوارث، بتاريخ 26 أكتوبـر/ تشـرين الأول 2007، (نسـخة إلكترونيـة).

– الأمم المتحـدة 2030: تجديـد النظـام في عالـم متفـرق، تقريـر رئيـس اللجنـة المسـتقلة المعنيـة بتعدديـة الأطـراف، المعهـد الدولـي للسـلام، نيويـورك، الولايـات المتحـدة الأمريكيـة، 2016.

– الأمم المتحدة: إطـار «سـنداي» للحـد مـن مخاطـر الكـوارث للفتـرة 2015 – 2030، مكتب الأمم المتحـدة للحـد من مخاطـر الكوارث (نسـخة إلكترونيـة).

– الأمم المتحدة: تقريـر عن الأهداف الإنمائية للألفية، عام 2010، نيويورك 2010.

– الأمم المتحدة: تقرير لجنة القانون الدولي، الدورة السادسة والستون 2014، وثيقة رقم 10/A/69.

– الأمم المتحـدة، الجمعيـة العامـة: التقريـر الثاني عن حماية الأشـخاص في حالات الكوارث، لجنـة القانون الدولـي، الـدورة الحاديـة والسـتون جنيـف، 2009، وثيقـة رقـم 4 CN./A/615.

– الأمم المتحـدة، الجمعيـة العامـة: التنميـة المسـتدامة، الاسـتراتيجية الدوليـة للحد من الكـوارث، تقرير الأميـن العـام، الـدورة الحاديـة والسـتون، وثيقـة رقم 229/A/61، بتاريـخ 08 أغسـطس 2006.

– الأمم المتحـدة، الجمعيـة العامـة: نظـام إدارة المرونـة في المنظمة: إطار إدارة حالات الطوارئ (تقريـر الأميـن العـام)، الـدورة السـابعة والسـتون، 07 أغسـطس/ آب 2012، وثيقـة رقـم 266/A/67.

– الأمم المتحدة، الجمعيـة العامـة، الـدورة السـبعون، قـرار اتخذتـه الجمعيـة العامـة بشـأن خطـة التنميـة المسـتدامة لعـام 2030، بتاريـخ 25 سـبتمبر/ أيلـول 2015، وثيقـة رقـم RES/70 / A / 1.

– الأمم المتحـدة، الجمعيـة العامـة، لجنـة اسـتخدام الفضـاء الخارجـي في الأغـراض السـلمية، أنشطة الدعم الاستشاري التقنـي المنفذة في عام 2013 في إطار برنامـج الأمم المتحدة لاستخدام المعلومات الفضائية في إدارة الكوارث والاستجابة في حالات الطوارئ، 5 ديسـمبر/ كانون الأول 2013، وثيقة رقم 1056/A/AC.105.

– الأمم المتحدة، الجمعيـة العامـة، لجنـة اسـتخدام الفضـاء الخارجـي في الأغـراض السـلمية: الفضاء في خدمـة الصحـة على نطاق العالم، التقريـر الخـاص للاجتماع المشـترك بين الوكالات بشـأن أنشطة الفضاء الخارجـي عـن اسـتخدام علـوم وتكنولوجيـا الفضـاء في إطار منظومة الأمم المتحدة في خدمـة الصحـة على نطـاق العالـم، بتاريـخ 30 إبريـل / نيسـان 2015، وثيقـة رقـم 1091/A/AC.105.

– الأمم المتحـدة، الجمعيـة العامـة، لجنـة اسـتخدام الفضـاء الخارجـي في الأغـراض السـلمية، تقريـر عـن مؤتمـر الأمم المتحـدة الدولـي بشـأن اسـتخدام التكنولوجيـات الفضائيـة في الحـد مـن مخاطـر الكـوارث: المنظور السياسـاتي، والاحتفـال بذكرى مـرور 10 أعوام على إنشاء مكتب برنامـج «سبايدر» في بيجيـن، 11 - 12 سـبتمبر/ أيلـول 2019، وثيقـة رقـم1221/A/AC.105، بتاريـخ 11 أكتوبـر / تشـرين الأول 2019.

– الأمم المتحدة، مجلس الأمن، السنة الخامسة والخمسون، نيويورك 2000، وثيقة رقم S/Pv.4172.

– الأمم المتحدة، مجلس حقوق الإنسان: الـدورة السـابعة والعشـرون، تقريـر مرحلـي عـن التقريـر القائـم على البحـث الذي تعدّه اللجنة الاستشارية لمجلس حقوق الإنسان بشـأن الممارسـات الفضلى والتحديـات الرئيسـية في مجـال تعزيـز حقـوق الإنسـان وحمايتها في حالات مـا بعد الكـوارث وما بعد النزاعـات، وثيقة رقـم 57/A/HRC/27.

- البنك الدولي للإنشاء والتعمير (البنك الدولي): أطلس أهداف التنمية المستدامة 2018، واشنطن 2018.

- البنك الدولي: التقرير السنوي 2016، (نسخة إلكترونية).

- المعهد الديمقراطي الوطني: صنع القرار السياسي أثناء الأزمات، دليل عملي للسياسيين خلال جائحة فايروس كورونا المستجد «Covid-19»، مايو / أيار 2020 (نسخة إلكترونية).

- المنظمة الدولية للتقرير عن الديمقراطية (DRI): تقرير الديمقراطية التشاركية على المستوى المحلي (دون تاريخ).

- النزوح الناجم عن الكوارث: كيفية الحد من الخطر، معالجة الآثار وتعزيز القدرة على التكيف، إصدار المشاورات العامة عام 2018، مكتب الأمم المتحدة للحد من مخاطر الكوارث.

- الهيئة الحكومية الدولية المعنية بتغير المناخ: تغير المناخ والأراضي، تقرير خاص لهيئة (IPCC) عن تغير المناخ، والتصحر، وتدهور الأراضي، والإدارة المستدامة للأراضي، والأمن الغذائي، وتدفقات غازات الاحتباس الحراري في النظم الأيكولوجية الأرضية، ملخص لصانعي السياسات، نسخة إلكترونية، جنيف، سويسرا 2020.

- برنامج الأمم المتحدة الإنمائي: بناء القدرة على مواجهة الأزمات، المكتب الإقليمي للدول العربية التابع لبرنامج الأمم المتحدة الإنمائي، الأردن، فبراير/ شباط 2015.

- برنامج الأمم المتحدة الإنمائي، المكتب الإقليمي للدول العربية: تقرير التنمية الإنسانية العربية لعام 2009، تحديات أمن الإنسان في البلدان العربية، لبنان، 2009.

- تقرير الهجرة الدولية لعام 2015: الهجرة والنزوح والتنمية في منطقة عربية متغيرة؛ الأمم المتحدة والمنظمة الدولية للهجرة عام 2015؛ طبعة بيروت؛ لبنان.

- كوفي ع. عنان: مواجهة تحديات عالم متغير، التقرير السنوي عن أعمال المنظمة عام 2006، الأمم المتحدة عام 2006.

- مفاهيم الأمن: تقرير الأمين العام الأممي رقم 553 /40 A، نيويورك، الأمم المتحدة، إدارة شؤون نزع السلاح، عام 1986.

- مفوضية الأمم المتحدة لحقوق الإنسان: العمل مع برنامج الأمم المتحدة لحقوق الإنسان، دليل للمجتمع المدني، نيويورك وجنيف، عام 2008.

- مكتب الأمم المتحدة للحد من مخاطر الكوارث: تمكين المدن من القدرة على الصمود دليل قيادات الحكومات المحلية، مساهمة في الحملة العالمية 2010 – 2020، مدينتي تستعد، مكتب الأمم المتحدة، جنيف، عام 2017.

- مكتب العمل الدولي: إطار ترويجي للسلامة والصحة المهنيتين، مؤتمر العمل الدولي، الدورة 2005/ 93، التقرير الرابع (2)، سويسرا، عام 2005.

- منظمة الأغذية والزراعة، وبرنامج الاستثمار في السكان الريفيين (الصندوق الدولي للتنمية الزراعية)، والبنك الدولي، وبرنامج الأغذية العالمي: أثر فيروس كورونا المستجد (كوفيد– 19) على الأمن الغذائي في العراق (تقرير)، يونيو / حزيران، عام 2020.

- منظمـة الأمـم المتحـدة للتربيـة والعلـوم والثقافة: إطار العمـل الاستراتيجي لليونسكو للتعليـم في حالات الطوارئ في المنطقـة العربية (2018 – 2021)، مكتب اليونسكو الإقليمـي للتربية في الـدول العربيـة، لبنـان، عـام 2017.

- منظمة الأمم المتحدة للتربية والعلوم والثقافة، اليونسكو: إدارة مخاطر الكوارث للتراث العالمي، اليونسكو، عام 2016.

- منظمـة الأمم المتحـدة للطفولة (اليونسيف): الأطفـال في الأزمـات الإنسـانية: ما تستطيع الأعمال التجارية أن تقـوم به، سبتمبر/ أيلول 2016.

- منظمة الصحـة العالميـة: الصحـة في خطة التنمية المستدامة لعـام 2030، المجلس التنفيـذي، الدورة الثامنة والثلاثون بعد المئة، 11 ديسـمبر/ كانون الأول 2015، وثيقة رقم 14/EB138.

- منظمـة العفـو الدوليـة: الولايـات المتحـدة الأمريكية، مذكـرة إلى النائـب العـام الأمريكي، بواعـث قلـق منظمة العفـو الدولية المتعلقـة بالتحقيقـات الجارية عقب أحداث 11 سبتمبر/ أيلول، وثيقـة رقـم AMR 51/170/2001، بتاريـخ 1 نوفمبـر/ تشرين الثانـي 2001.

- منظمـة العفـو الدوليـة: بواعـث قلـق منظمـة العفـو الدوليـة في أوروبا (تقريـر)، يوليو/ تمـوز– ديسـمبر/ كانـون الأول 2001، وثيقـة رقـم EUR 01/002/2002، بتاريـخ 30 مايو/أيـار 2002.

- مؤتمـر الأمـم المتحـدة للتجـارة والتنميـة، كشف البيانات المتعلقة بتأثير الشركات على المجتمع، الاتجاهات والقضايـا الراهنة، الأمم المتحـدة نيويورك وجنيـف عـام 2004.

- ميادة الزغبي (وآخرون): دور الخدمـات الماليـة في الأزمـات الإنسـانية، منتدى توفير سبل الوصـول إلى الخدمـات الماليـة، صنـدوق بنـاء الدولة والسـلام، البنـك الدولـي، المجموعة الاستشارية لمسـاعدة الفقراء (سيجاب) وشـركاؤها، رقـم 12، إبريـل / نيسـان 2017، واشـنطن.

- نظـم الإنـذار المبكر بالأخطـار المتعـددة: قائمـة مرجعيـة، نتائـج المؤتمـر الأول للإنـذار المبكـر بالأخطـار المتعـددة 22 – 23 مايو / أيار 2017 – كانكون، المكسـيك، إعداد شـركاء الشبكة الدولية لنظم الإنذار المبكر بالأخطـار المتعـددة، المنظمـة العالميـة للأرصـاد الجويـة 2018.

- وكالـة الأمم المتحـدة للهجرة: تقريـر الهجرة في العالـم لعـام 2018، المكتب الإقليمـي للشـرق الأوسط وأفريقيـا، المنظمـة الدوليـة للهجـرة، سويسـرا عـام 2017.

المواقع الإلكترونية

- الاتحـاد الأفريقي: https://au.int

- الاتحاد الدولي لجمعيات الصليب الأحمر والهلال: https://www.ifrc.org

- إذاعة صوت ألمانيا الدولية: https://www.dw.com/ar/

- أموال الغد: https://amwalalghad.com

- إندبندنت عربية: https://www.independentarabia.com

- البنك الدولي: http://worldbank.org

- جامعة الزيتونة الأردنية: https://www.zuj.edu.jo/
- جامعة نايف العربية للعلوم الأمنية: https://repository.nauss.edu.sa
- جريدة هسبريس: https://www.hespress.com
- رؤى ماكنزي: https://www.mckinsey.com/
- سكاي نيوز عربية: https://www.skynewsarabia.com
- شبكة الأنباء الإنسانية: http://newirin.irinnews.org
- عمليات الأمم المتحدة لحفظ السلام: https://peacekeeping.un.org
- العين الإخبارية: https://al-ain.com/
- قناة فرانس 24: https://www.france24.com/ar
- مجلة «ساينتفك أمريكان»: https://www.scientificamerican.com/
- مجموعة الأزمات الدولية: www.crisisgroup.org
- مجموعة البنك الدولي: https://www.albankaldawli.org
- محاماة.نت: https://www.mohamah.net
- مدونات البنك الدولي: https://blogs.worldbank.org
- المركز الألماني للإعلام: https://almania.diplo.de
- مركز الدراسات الأمنية في زيوريخ: https://ethz.ch/en.html
- مركز السياسات من أجل الجنوب الجديد: https://www.policycenter.ma/
- مركز المستقبل للأبحاث والدراسات المتقدمة: https://futureuae.com/ar-AE
- مركز بحوث (برغهوف) للإدارة البناءة للنزاعات: https://berghof-foundation.org
- معهد «إلكانو» الملكي للدراسات الدولية والاستراتيجية في مدريد: http://www.realinstitutoelcano.org/
- معهد «لووي»: https://interactives.lowyinstitute.org/
- المعهد الديمقراطي الوطني: https://www.ndi.org
- المعهد المصري للدراسات: https://eipss-eg.org/
- المفكرة القانونية: https://legal-agenda.com

- المفوضية السامية للأمم المتحدة لشؤون اللاجئين: https://www.unhcr.org

- مكتب الأمم المتحدة للحد من مخاطر الكوارث: https://www.unisdr.org

- منتدى فكرة: https://www.washingtoninstitute.org/ar/

- منظمة «هيومان رايتس ووتش»: https://www.hrw.org/ar/

- منظمة أطباء بلا حدود: https://www.msf.org

- المنظمة الدولية للتقرير عن الديمقراطية: http://democracy-reporting.org

- منظمة الصحة العالمية: https://www.who.int

- منظمة العفو الدولية: https://www.amnesty.org/

- منظمة العمل الدولية: https://www.ilo.org

- مؤسسة مؤمنون بلا حدود: https://www.mominoun.com/

- موسوعة الاقتصاد والتمويل الإسلامي: http://iefpedia.com/arab

- موقع https://mpra.ub.uni-muenchen.de (Munich Personal RePEc Archive - MPRA):

- النسور للمحاماة والاستشارات القانونية: https://alnesoor.com

- هيئة الأمم المتحدة: https://www.un.org

- الهيئة الحكومية الدولية المعنية بتغير المناخ: https://archive.ipcc.ch

- الوطن أون لاين: https://www.alwatan.com.sa/

- اليابان بالعربي: https://www.nippon.com/ar

ثانياً: باللغات الأجنبية

- Allison Graham: Conceptual models and the Cuban Missile Crisis, The American Political Science Review, 1969, vol. lxiii, No 3.

- Bernard Pénisson: Histoire de la pensée stratégique : de Sun Zi au nucléaire, Ellipses, Paris 2013.

- Driss Belmahi: Gouvernance sécuritaire et réforme législative au Maroc: piste de travail, dans Gouvernance securitaire et etat de droit au Maroc de la constitutionnalisation a la mise en oeuvre, Konrad-Adenauer-Stiftung e.V, Maroc 2013.

- Emmanuel Bloch: Communication de crise et médias sociaux. Dunod 2012, Paris.

- Équipe spéciale de lutte contre le terrorisme, Groupe de travail sur la promotion et la protection des droits de l'homme et de l'état de droit dans le contexte de la lutte antiterroriste: Guide de référence sur les droits de l'homme fondamentaux, Infrastructure de sécurité Deuxième édition mise à jour mars 2014 Haut-Commissariat des Nations Unies aux droits de l'homme, Nations Unies, New York, 2015.

- Gestion de la securité des organisations de la société civile, guide pratique pour les organisations locales, Initiative des volontaires de l'aide de l'union Européenne - EU aid volunteers, Alianza por la Solidaridad, España 2019.

- Jamal Machrouh: Coronavirus, Risque Global et Ordre Mondial, Policy Center for the New South, Morocco, April 14, 2020.

- Julien Serre: Les états Fragiles, studyrama, France 2016.

- Marie Lyan: La gouvernance, un outil pour limiter les risques, Les Affaires, Canada, 01/03/2014 (Version Electronique).

- Mario Nasr: Gestion psychologique De la lutte contre le terrorisme, Comment Un Etat de droit peut gérer de manière efficace sa lutte contre le terrorisme, Center for Security Studies, Zurich, Suisse, Septembre 2014 (Version Numérique).

- Office des Nations Unies contre la drogue et le crime, Vienne: Programme de formation juridique contre le terrorisme, Module 2 cadre juridique universel contre le terrorisme, Nations Unies, Vienne, 2018.

- Olivier Hassid: La gestion des risques, 2e édition, Dunod, Paris, 2008.

- Patrick Lagadec: La gestion des Crises, Outils de reflexion a L'usage des Décideurs, McGraw-Hill, France, Mars 1991.

- Paul Robrechts et Jeroen Wils: Gestion de Crise Guide Pratique, Fédération des enterprises de Belgique, Graphius, JUIN 2015.

- Philippe Bonditti, Colombe Camus. Et Autres: Le rôle des militaires dans la lute contre le terrorisme, Centre D'Études en sciences sociales de la défence, France 2008.

- Rapport de la conférence de haut niveau des des Nations Unies sur la lutte contre le terrorisme 28-29 juin 2018, Siège des Nations Unies New York.

- Sarah Wolff: Migration and Refugee Governance in the Mediterranean: Europe and International Organisations at a Crossroads, IAI Working Papers 15, Istituto Affari Internazionali (IAI) Italy, 42 - October 2015.

- Sous la direction de Christophe Bertossi: Dossier Emigration, Ramses, Rapport Annuel Français des Relations Internationales (IFRI), DUNOD 2011.

- Tsunami, lessons learnt from Japanese story: inamura no hi, Asian Disaster Reduction Centre (ADRC), Japan 2005.

- William Dab: Gestion des crises sanitaires, Techniques de l'Ingénieur, France, 10 juillet 2017.

- Zeïni Moulaye / Mahamadou Niakaté Friedrich: Gouvernance partagée de la sécurité et de la paix L'expérience Malienne, Friedrich-Ebert-Stiftung, Abuja, Nigeria 2012.

نبذة عن المؤلف

د. إدريس لكريني

حصل إدريس لكريني على الدكتوراه في العلاقات الدولية تخصص إدارة الأزمات، من جامعة محمد الخامس في الرباط (2001)، وهو يشتغل حالياً أستاذاً للتعليم العالي (بروفيسور) في كلية الحقوق بجامعة القاضي عياض، بمراكش، ومديراً لمختبر الدراسات الدستورية وتحليل الأزمات والسياسات، كما يرأس منظمة العمل المغاربي منذ عام 2015.

وهو مدرّب متخصص في مجال إدارة المخاطر والأزمات، حصل على شهادة تدريب المدرّبين في مجال القانون الدولي الإنساني من جامعة الدول العربية واللجنة الإقليمية للصليب الأحمر، كما شارك في عدد من المؤتمرات الوطنية والدولية، ونشرت له مجموعة من الدراسات في مجلات محكّمة مغربية وعربية.

كما صدرت للباحث كتب عدة من بينها: «التداعيات الدولية الكبرى لأحداث 11 سبتمبر»، و«إدارة الأزمات في عالم متغير»، و«قضية لوكربي بين متاهات الاستبداد وتحولات النظام الدولي»، و«تدبير أزمات التحول الديمقراطي»، كما أسهم في إنجاز موسوعة المفاهيم الأساسية في العلوم الإنسانية والفلسفة، ونسق مجموعة من المؤلفات الجماعية ذات الموضوعات المتنوعة.

والدكتور إدريس لكريني هو كاتب رأي بصحيفة الخليج ومجلة الدراسات الاستراتيجية (درع الوطن) أيضاً، وحاصل على إحدى جوائز العدالة الانتقالية من مركز الكواكبي في تونس عام 2010، وجائزة محمد مزالي للعمل الديمقراطي والتكامل المغاربي والعربي، من المعهد العربي للديمقراطية في تونس، عام 2019.